© Hachette Livre (Marabout), 2010

Aucune partie de ce livre ne peut être reproduite sous quelque forme que ce soit ou par quelque moyen électronique ou mécanique que ce soit, y compris des systèmes de stockage d'information ou de recherche documentaire, sans autorisation écrite de l'éditeur.

KIRAN VYAS

Propos recueillis par Danielle Belforti

par ...véda

...ure ayurvédique

PHOTOGRAPHIES DE BRIGITTE BAUDESSON

MARABOUT

Avant-propos

L'ayurvéda, pratique millénaire en Inde, nous apporte un nouvel éclairage sur la santé, peut-être même une définition radicalement différente.

Cette « science de la vie » – qui, au-delà de la pratique médicale est avant tout une philosophie et un art de vivre – envisage l'homme dans sa globalité. Elle considère que l'être humain n'est pas seulement un corps physique, mais avant tout un être qui vibre de sentiments, de passion, de créativité, un être affectif, un être mental, avec ses pensées, sa raison, son intelligence, un être psychique et spirituel, en quête de l'invisible, de l'imperceptible, consciemment ou inconsciemment.

Cet être complet est porteur de sa propre histoire de vie, et cherche au plus profond de lui l'équilibre, l'harmonie, le progrès. Il doit en permanence s'adapter aux différentes conditions de vie, naturelles, sociales, familiales, tout en recherchant le bonheur et l'accomplissement. Il est le maillon d'une longue chaîne – composée de parents, enfants, ancêtres –, mais aussi un élément particulier dans la Création à laquelle il participe. L'existence apparaît alors non plus comme quelques dizaines d'années qu'il faut traverser sans trop souffrir, mais comme un projet beaucoup plus large, un véritable projet de vie.

Les connaissances des védas, textes sacrés dont est issu l'ayurvéda, sont extrêmement approfondies et précises dans des domaines physiques ou plus « subtils » (science des mantras, astronomie, physique, chimie, etc.). Si certaines disciplines ne sont parfaitement connues et pratiquées que par des érudits et des initiés, les innombrables trésors de bien-être, de prévention et de guérison que l'ayurvéda recèle sont aussi à la portée de chacun, conseils et pratiques simples transmises de génération en génération, au sein même des familles et dans la vie quotidienne.

Bien qu'il puise ses racines dans l'Inde ancienne et qu'il soit coloré par la culture indienne, ce que propose l'ayurvéda est parfaitement accessible et adaptable aux modes de vie occidentaux, La compréhension de ses principes fondamentaux permet d'en extraire la « substantifique moelle » et de la transposer dans n'importe quel endroit du globe. Le bon sens, la connaissance de l'humain, l'aspiration au bonheur et à la santé n'ont pas de frontières !

Gardons en mémoire que chaque fois le terme de « santé » sera utilisé, il faudra mettre de côté sa définition habituelle d'« absence de maladie », et l'élargir à une notion beaucoup plus vaste, celle d'équilibre, d'épanouissement et de progrès dans tous les domaines de la vie : physique, affectif, intellectuel, spirituel. En attendant qu'il existe un mot plus adapté !

Les pratiques et conseils de santé seront donc abordés par le biais particulier des cures ayurvédiques : temps privilégié de soins, de massages, accompagnés d'une alimentation adaptée, de pratiques physiques et respiratoires, de contact avec la nature, de repos et de détente.

Cette approche particulière des cures est le fruit de plus de 25 ans d'expérience, qui j'ai développée à partir des connaissances traditionnelles de l'Inde et mises en pratique en Europe.

Parce qu'il a fallu pour cet ouvrage privilégier certains thèmes et les aborder de façon simple et synthétique, la profondeur de l'ayurvéda est apparue de façon encore plus évidente. En réalité c'est une encyclopédie complète qui permettrait de rendre compte de ce qu'est l'ayurvéda et d'enseigner de façon aussi précise que possible tous ses raffinements.

Puisse ce livre donner l'envie à ses lecteurs d'approfondir ce sujet passionnant !

Kiran Vyas

AVERTISSEMENT

Si en Inde, la cure ayurvédique peut revêtir des aspects médicaux, comportant des soins conséquents en milieu hospitalier, destinés à soigner de véritables pathologies, nous n'aborderons en détail dans cet ouvrage que la cure dite de « bien-être », celle que nous pouvons pratiquer en France. C'est une cure de remise en forme et de prévention, destinée aux personnes bien portantes. Si elle n'a pas vocation à guérir des problèmes de santé physiques ou psychologiques qui sont du ressort de spécialistes du milieu médical et paramédical, elle peut cependant être un complément précieux et efficace.

sommaire

Ce qu'il faut connaître sur l'ayurvéda   9

Donner un sens nouveau à votre santé   41

La cure bien-être   61

Prolonger les bienfaits de la cure   203

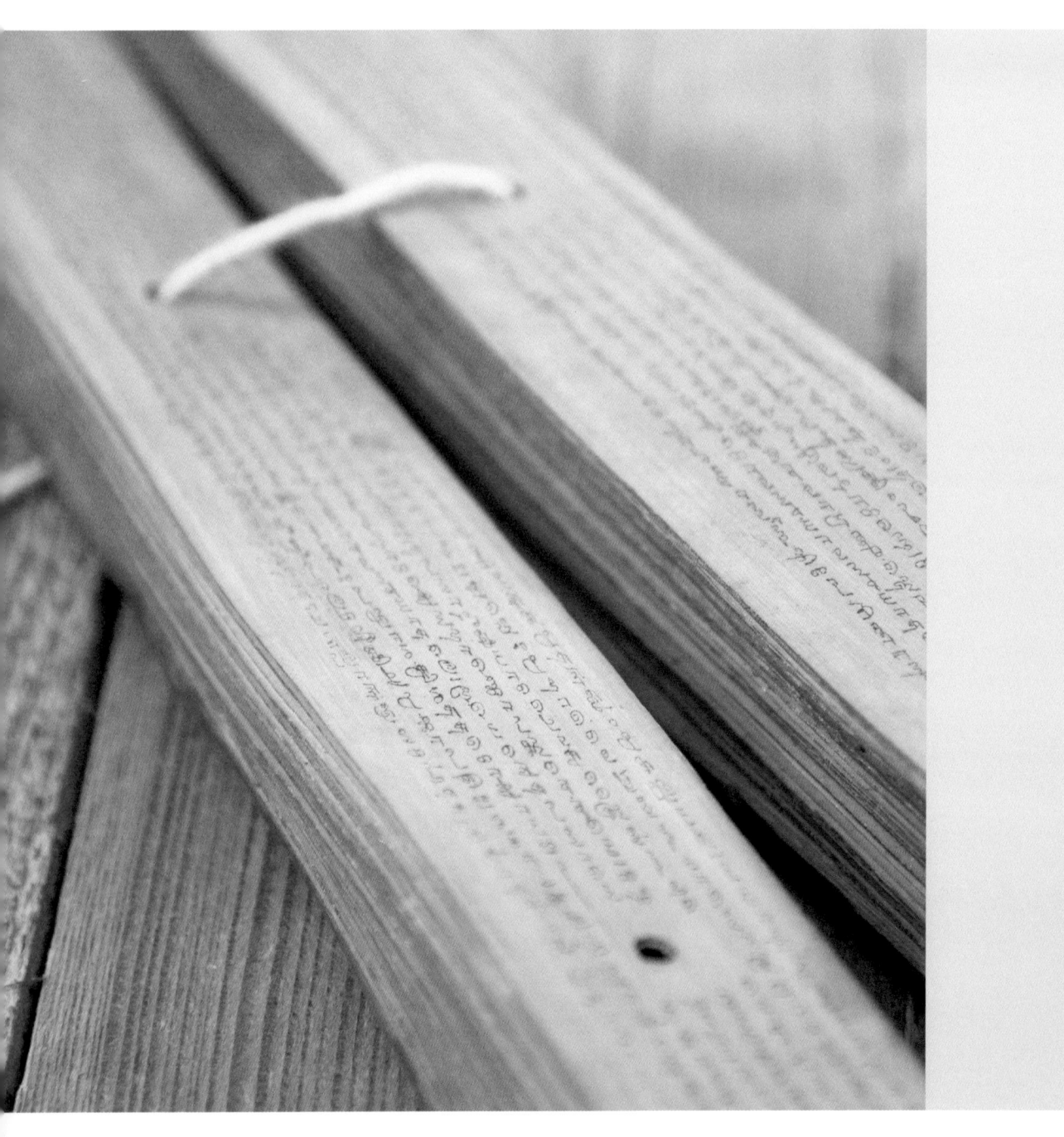

Ce qu'il faut connaître sur l'ayurvéda

Pour comprendre ce que représente une cure ayurvédique, entrons dans l'histoire, dans les racines et les fondements de l'ayurvéda, science millénaire de la santé, originaire de l'Inde ancienne, et découvrons les principes et concepts de base qui nous permettront d'envisager la santé sous un angle nouveau.

Histoire de l'ayurvéda

Le mot *ayur*, en sanskrit, signifie « vie » ou « force vitale ». Le mot *veda* se traduit par « connaissance ». *Ayurveda* signifie « connaissance de la vie » (de la force vitale, ou encore de l'élan vital). L'ayurvéda est donc la science de la vie.

Le terme « science » est pris ici dans son sens le plus noble, non seulement « technique » et « rationalité » mais aussi « art de vivre » et « philosophie ». L'ayurvéda apporte des éléments pour améliorer la longévité et la qualité de la vie. Là aussi, « vie » ne désigne pas simplement un processus métabolique et biologique, mais un état d'être et une ouverture vers une perspective plus profonde.

L'ayurvéda, issu de la civilisation de la vallée de l'Indus, existe depuis environ 5 000 ans : son origine date des années 2 500 avant J.-C. et il a connu son apogée entre 500 avant J.-C. et 1 000 après J.-C. Malgré les aléas de l'Histoire, cette civilisation et cette tradition ayurvédique restent vivantes de nos jours, tout comme la médecine traditionnelle en Chine. Elles ont été transmises par la langue sanskrite, langue ancienne (mais pas langue morte, car le sanskrit est encore utilisé) et les védas, textes sacrés de l'hindouisme. Les bases de l'ayurvéda se trouvent essentiellement dans *Atharvaveda*, le quatrième des védas.

Les védas et autres textes sacrés de l'Inde

Les védas sont les textes fondateurs de la culture indienne, selon laquelle ils sont des textes éternels, qui ne peuvent être d'origine humaine et auraient été révélés à de grands sages, les *rishis*. Leur révélation daterait, selon les historiens, de 30 000 à 10 000 ans avant J.-C., et leur écriture de 1 500 à 1 000 ans avant J.-C. environ. Pour les uns, ils sont les textes sacrés de l'hindouisme, les plus anciens écrits religieux. Pour d'autres, ce sont des recueils de connaissance et de sagesse, et pour d'autres encore, de simples œuvres poétiques.

Les védas ont d'abord été chantés ou lus à haute voix et transmis de génération en génération au fil de siècles de tradition orale. Différents auteurs sont à l'origine des védas, mais, selon la tradition, les textes ont été rassemblés, codifiés et compilés par Vyasa, qui est également l'auteur et l'un des protagonistes de l'épopée du *Mahabharata*. Il existe donc autour de ce nom, Vyasa, un aspect à la fois mythique et historique, et il est très difficile de retrouver des sources, des dates précises ou d'autres éléments concernant le personnage historique.

Devant l'ampleur du travail de rédaction des textes sacrés de l'Inde, il est parfois mentionné que Vyasa désignerait une fonction, au-delà de l'existence très probable d'un écrivain.

Les quatre grands védas étaient, et sont encore aujourd'hui, des livres de base de la civilisation indienne.

Rigveda, ou « louange des Dieux », le plus ancien, contient l'essentiel de la connaissance (et déjà quelques concepts fondamentalement ayurvédiques). *Rig* signifie « verset ». Autrefois, *Rigveda* était récité par le brahmane élite, ou prêtre principal. Il compte 1 028 hymnes répartis en 10 462 stances.

Yajurveda contient les pratiques rituelles. *Yajur* signifie « formule sacrificielle ». *Yajurveda* était chanté et récité par d'autres prêtres, lors de cérémonies de mariage ou de bénédictions de toutes sortes (achat d'une terre, construction d'une maison, demande de succès, de richesse, d'amour, etc.).

Samaveda est un livre de chants qui ouvre au domaine du son et de ses vibrations. *Sama* signifie « hymne », « mélodie ». *Samaveda* contenait des *mantras* (terme sanskrit qui veut dire « outil de l'esprit »), formules sacrées chantées. Les sons et le rythme, créés par l'alternance des voyelles et des consonnes, ont ainsi la capacité de susciter des énergies subtiles.

Atharvaveda, du nom du sage Atharvan, contient principalement les connaissances des sciences physiques et occultes : par exemple astronomie et astrologie, chimie et alchimie, physique, science de l'habitat, mathématiques, science du combat, diététique, cuisine et, enfin, ayurvéda, science de la vie. *Atharvaveda* contient aussi différentes formules sacrées pour rechercher le *soma*, ou nectar d'immortalité, des charmes magiques pour allonger la vie ou pour lutter contre les possessions démoniaques et les maladies.

Pour mieux comprendre les védas, il y eut ensuite les *upanishadas*. Le terme vient du sanskrit *upa* qui signifie « près de », de *ni*, qui signifie « à l'endroit juste », et de *sad*, « assis ». *Upanishadas* signifie ainsi « être assis dans un endroit précis », à côté de son maître qui indique et révèle les connaissances cachées des védas. Dans les écoles d'*upanishadas*, cela impliquait non seulement que les élèves écoutaient ce que leurs maîtres leur expliquaient oralement, mais aussi que ces derniers transmettaient la lumière de la connaissance et de la sagesse par leur simple présence. Les élèves, à leur tour, devenaient aptes à partager cela avec d'autres.

LE GAYATRI MANTRA
Le Gayatri Mantra, donné par le sage Vishwamitra, (*Rigveda* III : 62 : 10), est chanté au lever du soleil.

Om bhur, bhuvah, svah
tat savitur varéṇyam
bhargo dévasya
dhīmahi
dhiyo yo nah
prachodayāt

Terre, Air, Ciel !
Que nous méditions sur le Créateur-Soleil
Sur la splendeur de son éclat divin
Qu'il nous inspire et nous conduise vers l'intelligence juste.

LE MANTRA « OM »

Au commencement était le verbe, au commencement était un *mantra*.

Un *mantra* est une combinaison de syllabes mystiques. L'incantation de cette formule étend la conscience, pacifie le mental, l'amène au calme et induit un état de méditation.

Le son « Om » est un *mantra*, un son qui possède une certaine énergie de calme, de paix, de stabilité et de créativité. C'est le *mantra* des *mantras*. Il est composé de trois sons : le son A, le son OU et le son M, nasal, qui continue de résonner.

Ces trois sons symbolisent les trois dimensions et au-delà : les dimensions de l'espace (la longueur, la largeur, la hauteur) et les dimensions du temps (le passé, le présent, le futur). Remarquons que l'on retrouve le concept de trinité dans la plupart des mythologies, qu'elles soient occidentales ou orientales. Dans la mythologie indienne, la trinité est représentée par Brahma, le créateur, Vishnou, le conservateur et Shiva, le destructeur, celui qui permet de recommencer un nouveau cycle.

Le son « Om » est répété depuis des milliers d'années, depuis l'époque des védas et même avant, c'est-à-dire depuis au moins 10 000 ans.

Ce sont les *rishis*, grands sages indiens, qui ont su donner leur propre énergie aux différents *mantras*, et particulièrement au son « Om ». Des sonorités semblables, dans les chants grégoriens ou d'autres chants religieux, créent également une énergie particulière.

Plus tard sont apparus les *puranas*, qui contiennent une narration de l'histoire de l'univers, la généalogie des rois et héros de la cosmologie hindouiste et une description détaillée de la géographie des sous-continents indiens. L'Inde s'étendait alors jusqu'à l'Indonésie à l'est, à l'Afghanistan à l'ouest, au Sri Lanka au sud et au Tibet au nord. Les connaissances sur la création de l'univers étaient transmises par le biais d'histoires épiques : *Mahabharata*, *Ramayana* et les *Panca Tantras*, qui ressemblent un peu aux *Fables* de La Fontaine.

Les grands traités d'ayurvéda

Les traités anciens les mieux formulés concernant plus particulièrement l'ayurvéda sont au nombre de six. Ils portent le nom des six grands médecins qui ont mis en forme des connaissances ancestrales, s'appuyant également sur leur expérience de praticiens. L'un d'entre eux, Sushruta, avait par exemple étudié à partir de l'observation des cadavres.

La *Triade Majeure*, ou *Triade des Anciens*, est constituée de *Charaka*, ou *Caraka*, *samhita* (400 à 200 avant J.-C.), *Sushruta samhita* (600 av. J.-C.) et *Ashtanga Hrydayam de Vagbhata* (Vᵉ siècle après J.-C.). Le premier est un traité de médecine générale, écrit en versets, comportant l'essentiel des connaissances théoriques de l'ayurvéda. Les domaines de la physiologie, de l'étiologie, de l'embryologie, du métabolisme et de la génétique, entre autres, y sont décrits. *Sushruta samhita* est un traité de chirurgie, également rédigé en versets. Il aborde l'anatomie physique et subtile (notamment les *marmas*, voir p. 37). *L'Ashtanga Hridayam de Vagbhata* est une synthèse des deux premiers et rassemble des informations sur la médecine et la chirurgie.

La *Triade Mineure* est plus récente (800 avant J.-C. à 100 après J.-C.). Elle rassemble les écrits de Kasyapa, qui traitent essentiellement de la maternité et de la petite enfance, ceux de Sharangdhara, qui a étudié en particulier les plantes, les formulations pharmaceutiques et leur préparation, et enfin les textes de *Madhava Nidana,* qui abordent les causes des maladies, les symptômes, les complications. Encore aujourd'hui, on pourrait utiliser sa méthodologie pour avoir une idée très précise et très complète des origines de la maladie, de son évolution, selon chaque individu. Par exemple, Madhava suggérait que le diagnostic d'un malade soit vérifié à différentes heures de la journée et confirmé par différents praticiens afin de garantir la meilleure interprétation possible.

L'étymologie du mot « druide » vient du sanskrit : *dru* signifie « profond », « essentiel » et *vid*, qui a la même racine que *veda*, désigne la connaissance. Dans l'Inde ancienne, des groupes de sages avaient pour mission de quitter l'Inde et d'aller dans les contrées lointaines pour répandre la connaissance. L'histoire dit que ces sages avaient aussi la capacité de communiquer par télépathie et qu'ils restaient ainsi en contact permanent avec leurs maîtres et avec leurs contemporains chercheurs, restés en Inde.

Les huit branches de l'ayurvéda

Il y a 5 000 ans déjà, l'ayurvéda définissait huit branches ou disciplines médicales. Elles sont plus ou moins abordées dans tous les ouvrages cités précédemment, certains y accordant parfois une place plus importante, mais sans jamais de cloisonnement entre elles.

Ces huit branches sont les suivantes : *Kaya chikitsa*, la médecine générale ; *Shalya chikitsa*, la chirurgie, y compris la chirurgie plastique et les pratiques rendues nécessaires entre autres par les combats ou par les guerres ; *Shalakya chikitsa*, la médecine ORL, l'ophtalmologie et tout ce qui concerne les parties du corps au-dessus des clavicules ; *Agada chikitsa*, la toxicologie ; *Bhuta vidya*, la psychiatrie ; *Kaumara bhritya*, la pédiatrie, domaine dans lequel de nombreuses connaissances ont malheureusement été perdues ; *Rasayana chikitsa*, la gériatrie et les thérapies de rajeunissement ; *Vajikarana chikitsa*, la science de l'énergie et des aphrodisiaques, et la sexologie.

La thérapie par les *panchakarmas*, nettoyages et purifications (voir p. 81), est applicable à ces huit disciplines.

L'ayurvéda de nos jours

Pendant la colonisation anglaise de l'Inde, l'ayurvéda était une médecine illégale. Mais l'allopathie, qui gagnait du terrain petit à petit, ne suffisait pas pour soigner la totalité de la population. L'ayurvéda continuait donc à être pratiqué dans les coins les plus reculés du pays. Des médecins ayurvédiques et des érudits en ont ainsi soigneusement conservé la connaissance. Depuis l'Indépendance, en 1947, l'ayurvéda est devenu une médecine légale et reconnue. Actuellement, la formation d'un médecin ayurvédique nécessite six ans d'études supérieures, deux ans d'internat et deux ans de spécialisation. Enfin, deux années de pratique sous la direction d'un médecin expérimenté parachèvent un cursus de douze années au total. Et si, aujourd'hui, en Inde, la médecine allopathique est prépondérante, de nombreuses personnes ont recours régulièrement à l'ayurvéda.

L'ayurvéda est pratiqué au Sri Lanka, au Népal, au Bhoutan, à l'île Maurice, etc. Les pays de l'Est comme la Hongrie, la Roumanie, la Russie commencent à s'y intéresser très sérieusement. En Grande-Bretagne, à l'Université de Londres, l'ayurvéda est enseigné comme une médecine alternative et peut être pratiqué légalement, même si les soins ne sont pas remboursés par les assurances.

Actuellement, en Inde, au sein de l'University of Health and Family Wellfare, une commission nommée AYUSH (terme qui signifie « durée de vie » ou « longévité ») fédère différentes approches :
A comme Ayurvéda,
Y comme Yoga,
U comme Unani (technique d'origine iranienne, proche de l'homéopathie),
S comme Sidha (traitement par les *marmas* – voir p. 37, – les *mantras*…) et H comme homéopathie.

Les concepts de base de l'ayurvéda

L'ayurvéda décrit un certain nombre de termes et de concepts qu'il est nécessaire de bien expliquer afin de constituer un socle de connaissances qui permettra d'en saisir tous les raffinements.

Les cinq Éléments

L'ayurvéda est fondé sur la théorie des cinq Énergies, ou cinq Éléments, les *pancha maha bhutas*. Ce sont l'Éther, l'Air, le Feu, l'Eau et la Terre.

Ces cinq grands Éléments, même s'ils ont un lien avec la matière que nous connaissons dans la nature (l'eau des rivières, la terre du jardin, etc.), sont plutôt des concepts énergétiques, qui englobent des notions plus larges, situées bien en amont de la réalité physique ou physiologique.

Selon Albert Einstein, tout est énergie. La masse peut se transformer en énergie et vice versa, selon la fameuse équation $E=mc^2$ où E est l'énergie, m est la masse et c la vitesse de la lumière. L'ayurvéda postule depuis des siècles que tout est énergie, une énergie qui se manifeste sous différentes formes, de la plus subtile à la plus concrète.

L'énergie se manifeste tout d'abord sous forme étherique. C'est l'énergie de l'espace, du cosmos ou *Akasha*, l'Éther.

Puis, elle se condense, tout en restant toujours invisible, et devient l'énergie dispersée de l'Élément Air ou *Vayu*, l'état gazeux. *Vayu* contient 1/5 d'*Akasha* et 4/5 d'Élément Air. Se condensant plus encore, elle devient l'énergie du Feu, *Agni* ou *Tejas*. C'est l'énergie de la lumière, ascendante, visible mais intangible. *Agni* est composé d'1/5 de *Vayu* et de 4/5 de Feu. À l'étape suivante, vient le concept de l'Élément Eau, *Apas* ou *Jala*. L'énergie est alors liquide, fluide ; elle se voit, se touche, mais elle n'a pas encore sa propre forme, elle épouse la forme de ce qui la contient. Elle reste souple, coule du haut vers le bas. *Jala* contient 1/5 d'*Agni* et 4/5 d'Eau. En dernier lieu, vient l'Élément Terre ou *Prithivi*, qui est la matière, le solide, le stable, la structure et la forme, la rigidité. C'est aussi l'immobilité, l'inertie ou l'énergie potentielle. *Prithivi* contient 1/5 de *Jala* et 4/5 de Terre.

> Nous distinguerons les Éléments en tant que concepts par une majuscule.

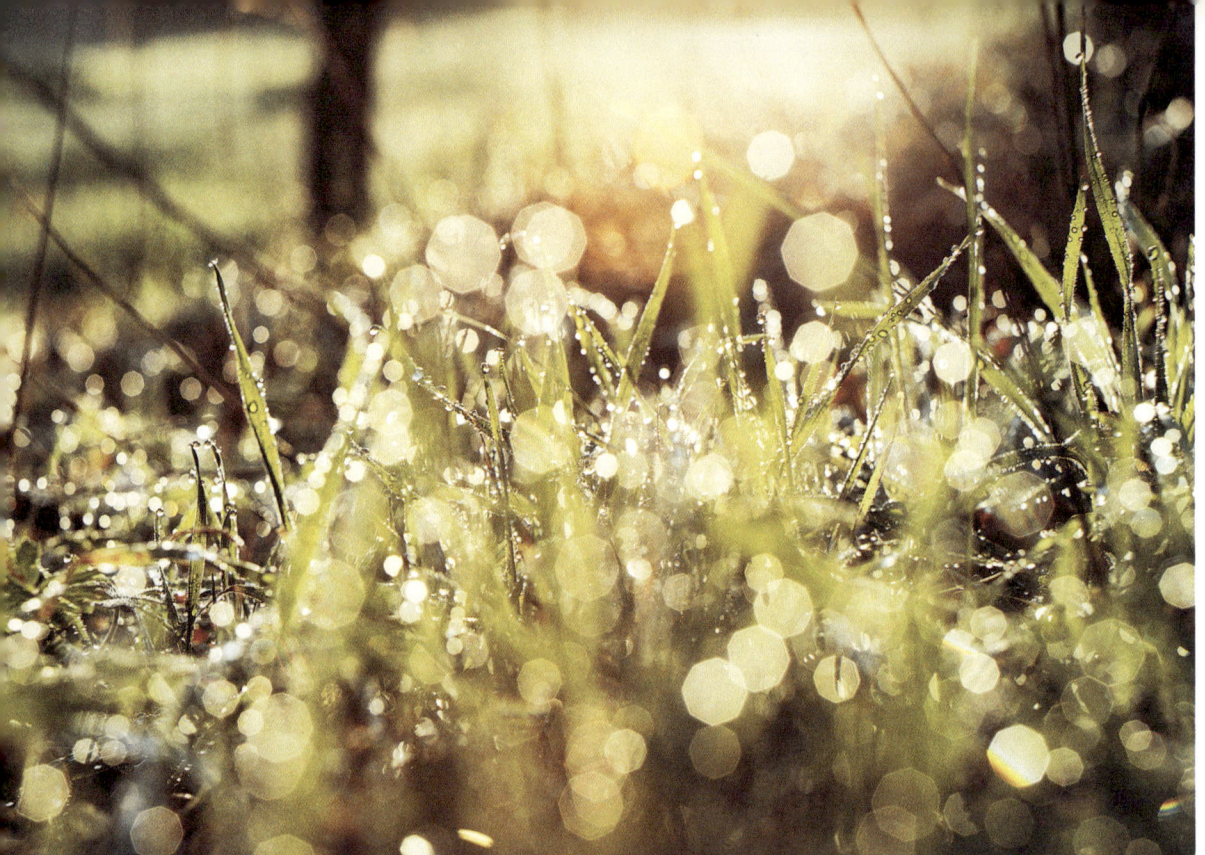

Le corps, la Terre et l'Univers tout entier fonctionnent à partir de la même énergie. Pour l'ayurvéda, l'énergie qui fait bouger toute une galaxie est la même que celle qui tend tout son effort pour faire éclore une fleur dans un désert. C'est pourquoi les énergies qui régissent le macrocosme sont identiques à celles à l'œuvre dans le microcosme. L'homme est un microcosme de la Nature. Ainsi, les cinq Éléments de base régissent le cosmos comme le corps humain. Et finalement, c'est l'unité, l'harmonie entre ces cinq Éléments, leur interpénétration profonde et leur communication permanente qui font l'ayurvéda : c'est la vie en mouvement.

Les Éléments peuvent être décrits par différents qualificatifs. Les garder en permanence à l'esprit nous aidera pour la suite.

Akasha, l'Éther

Akasha est comme un vide apparent, comme l'espace entre les planètes ou entre les cellules. Il est transparent, léger, libre, en mouvement. Il est clair, frais. Il est hors du temps, impalpable, subtil ; il n'oppose aucune résistance. Il n'a pas de limites finies, il est expansif, c'est-à-dire qu'il se répand partout. Il est

> On remarque que l'Élément Éther, le principe le plus subtil, est contenu dans tous les autres Éléments et que l'Élément Terre, le plus concret, contient un peu de tous les autres Éléments.

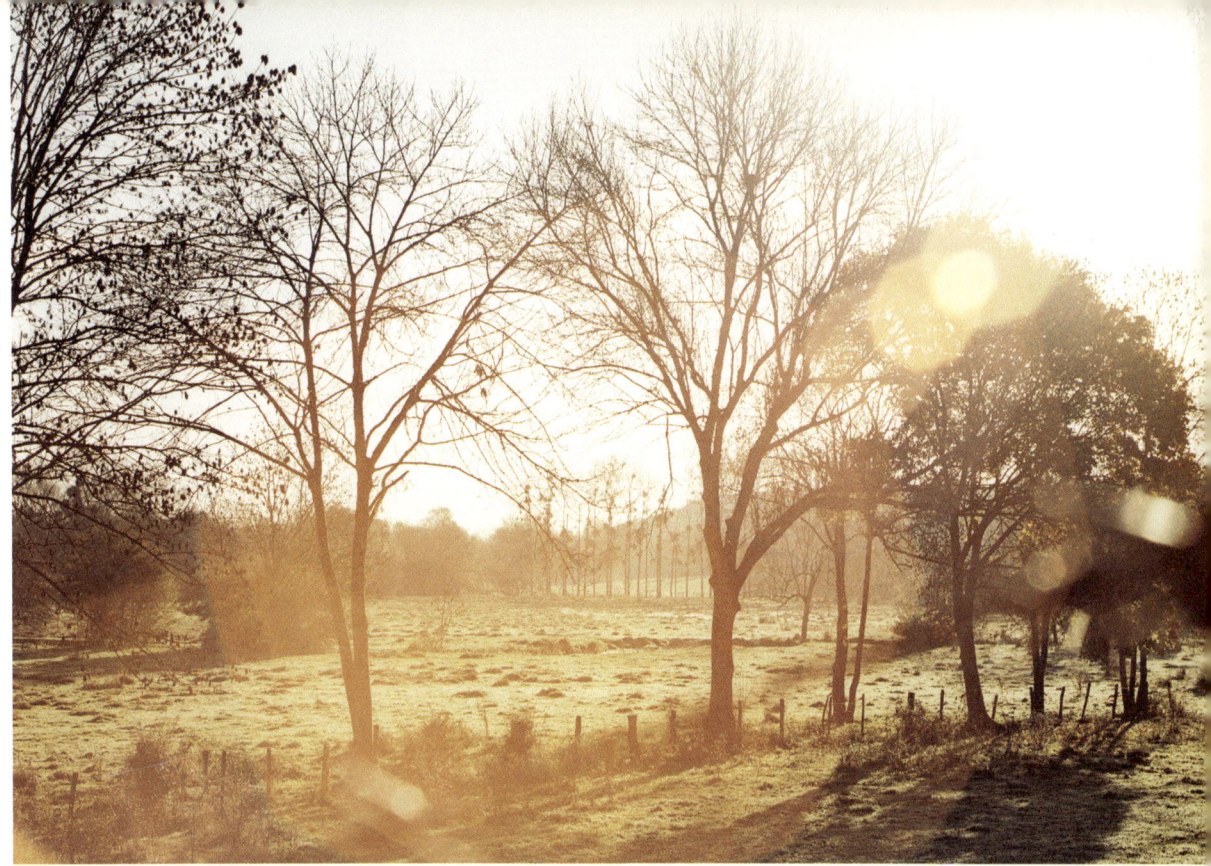

omniprésent. C'est l'Élément le plus difficile à décrire car il n'existe pas de comparaison aisée.

Vayu, l'Air

Vayu est mobile, dynamique, rugueux, sec, en mouvement, érosif, vibrant, clair, transparent, subtil (mais moins qu'Éther). *Vayu* est frais (au sens énergétique, pas au sens de la température — l'air, en tant qu'élément naturel pourrait être glacial ou chaud). Il est légèrement palpable (comme du vent) et il peut être contenu dans des limites, comme un gaz dans une bouteille. C'est l'air de notre corps (poumons), mais aussi l'air qui circule dans les galaxies. Il ressemble un peu au vent, même si cette comparaison reste approximative.

Agni, le Feu

Agni est une nature chaude. Il est tranchant, sec, rayonnant, intense, pénétrant, lumineux, léger, brillant, radiant, fougueux et dynamique, comme une flamme dans une cheminée. Son mouvement va vers le haut. Il a la capacité de transformer (état de la matière, cuisson, métabolisme, etc.), mais aussi de détruire s'il est en excès.

Jala, l'Eau

Jala est caractérisé par sa fluidité, sa liquidité. Son mouvement va vers le bas. Elle est fuyante et adaptable (sa forme s'adapte à son contenant). *Jala* est de nature fraîche (indépendamment de sa température en tant qu'élément naturel). Elle est humide, lourde. Elle semble ronde, tendre, douce. Elle agit à la fois comme solvant et comme agent de cohésion. Elle a une action dans les processus de capillarité. Selon les circonstances, et associée à d'autres Éléments, elle peut être aussi tranchante et dure (projetée à grande vitesse), sombre ou claire (comme l'eau d'une mare ou une cascade). Sa vitesse est variable (stagnante comme dans un marais ou vive comme un ruisseau).

Prithivi, la Terre

Prithivi est lourde, solide, froide, fixe, rigide, stable, dure, statique, lente, grossière, dense. Elle est résistante, elle donne leur forme aux choses. C'est l'Élément qui a le plus de limites extérieures. C'est le côté le plus tangible et le plus concret.

Les trois doshas : vata, pitta, kapha

Doshas et Éléments

L'ayurvéda associe les cinq Éléments – Éther, Air, Feu, Eau, Terre – deux par deux pour créer trois *doshas* : *vata*, *pitta* et *kapha*. Les *doshas* sont ainsi les trois concepts d'énergie, les trois concepts de la Nature, ou encore les trois concepts de notre propre nature, de notre trame de base. On les appelle parfois « humeurs », ce qui nous renvoie à nos connaissances des humeurs selon Hippocrate ou à la notion de « terrain ». Cette référence peut nous aider à approcher le concept de *dosha*, même s'il ne s'agit pas tout à fait de la même chose. Ces termes seront utilisés pour décrire la constitution de l'être humain, mais aussi pour parler de l'alimentation et pour décrire tout l'environnement de l'homme.

Chacun d'entre nous possède en lui les cinq Éléments, dans des proportions différentes. Ce sont ces proportions qui nous donnent notre tendance, notre nature profonde, *vata*, *pitta* ou *kapha*.

Quand l'Élément Éther est associé à l'Air, on parle du *dosha vata* (Air majoritaire).

Quand l'Élément Feu est associé à l'Eau, on parle du *dosha pitta* (Feu majoritaire).

Quand la Terre est associée à l'Eau, on parle du *dosha kapha* (Terre majoritaire).

Les caractéristiques des doshas

Si l'on reprend les caractéristiques des Éléments vues plus haut et qu'on les combine entre elles, on en déduit les caractéristiques composées des *doshas*. (Voir aussi p. 19).

VATA

Vata est associé au mouvement. Il est l'énergie qui fait bouger, marcher, éliminer, parler. C'est lui qui donne la vitesse, le mouvement. *Vata* se déplace dans le corps. Il gouverne le système nerveux et « donne les ordres ».

Quand l'énergie de *vata* fait défaut, plus rien ne bouge, tout stagne et les éliminations ne se font plus. Dans le corps, *vata* permet à l'influx nerveux et aux fluides de circuler (sang, lymphe, etc.). Il permet l'élimination, l'expulsion (des déchets métaboliques, mais aussi du bébé au moment de l'accouchement).

Dans la nature *vata*, l'air prédomine. La personne est aérienne, elle a tout le temps envie de bouger (le regard, les mains, etc.), son imagination est débordante, elle fait beaucoup de rêves. Elle peut être volatile, irrégulière dans ses rythmes et dans ses actions, avoir tendance à exagérer, à parler beaucoup.

Sur le plan physique, une personne *vata* aura les caractéristiques associées, comme la sécheresse (peau sèche, gerçures, constipation), la légèreté (corps généralement mince), la rugosité (articulations qui craquent).

PITTA

Pitta est associé à la transformation. Il est chaud, corrosif, léger mais avec une odeur forte. Il est glissant et liquide. Dans la nature *pitta*, l'intelligence est aiguë, la personne a l'amour de la musique et des arts, elle est chaleureuse, généreuse et fait preuve de compréhension. Elle est énergique, enthousiaste. Elle peut être susceptible, colérique si *pitta* est en excès, rancunière et jalouse.

Sur le plan physique, le métabolisme est puissant ; il peut y avoir des sensations de chaleur, voire des inflammations. *Pitta* est associé à la peau, à la vue.

KAPHA

Kapha est associé à la structure. Il est visqueux, froid, lourd, lent, très lisse. Il est collant au toucher.

La nature *kapha* a, elle, un corps physique aux angles arrondis ; elle aime la stabilité, l'immobilité qui tend à la paresse. Une personne de nature *kapha* fera preuve d'amour, de compassion, de stabilité, de fidélité, de respect des promesses. Sur le plan physique, *kapha* permet l'assimilation et assure les écoulements.

Localisation et action des doshas dans le corps

Chaque *dosha* a un « siège social », une localisation prioritaire dans le corps.

Vata est localisé essentiellement dans le gros intestin (côlon, rectum), la rate, le squelette. Il agit dans le bas du corps (jambes, pelvis, etc.).

Pitta est localisé dans le système digestif, la valvule iléo-cæcale, le pylore, le système circulatoire, le sang, la lymphe, les cellules, la sueur. Il agit dans le milieu du corps.

Kapha est surtout localisé dans l'appareil respiratoire, dans l'estomac, le système lymphatique, la tête, les articulations, le cou, les tissus adipeux, le mucus et les sérosités. Il agit dans le haut du corps et dans la poitrine.

De façon simplifiée, dès qu'un dysfonctionnement apparaît dans l'organisme, il est la conséquence du déséquilibre d'un *dosha* ; ainsi, par exemple, une douleur est liée à un déséquilibre de *vata*, la chaleur (fièvre) est en relation avec un déséquilibre de *pitta*, une démangeaison est due à un déséquilibre de *kapha*.

Il existe deux méthodes simples pour rééquilibrer les *doshas* ; la première, c'est de calmer, d'apaiser (par exemple, en cas de problème digestif, on absorbe quelque chose pour mieux digérer) ; la seconde est la purification, qui doit être suffisamment efficace pour éliminer le *dosha* en excès dans le corps (jeûne ou purification par les *panchakarmas*, voir p. 81).

La constitution : prakruti et vikruti

Pour mieux vivre, l'ayurvéda nous invite à bien comprendre notre nature profonde. Comme nous l'avons vu, chaque individu possède une constitution propre, la combinaison en différentes proportions de *vata*, *pitta* et *kapha* qui le caractérise. Sans pouvoir les quantifier exactement, il s'agit de repérer chez un individu quels sont les paramètres dominants qui le définissent.

Il existe huit constitutions. Tout d'abord, celle où *vata* est dominant, celle où *pitta* est dominant, celle où *kapha* est dominant. Mais parfois, la dominance d'un *dosha* n'est pas évidente. Alors la constitution peut être : *vata-pitta, vata-kapha, pitta-vata* ou *pitta-kapha*. La constitution la plus rare est celle où *vata, pitta* et *kapha* sont en proportions équivalentes.

> *Vata, pitta* et *kapha* sont décrits ici de façon succincte, pour une première approche. En réalité chaque *doshas* possède cinq sous-doshas et les détails augmentent ainsi que la complexité.

On considère, pour un être humain, deux aspects. En premier lieu la constitution de base de l'individu, la proportion des *doshas* qu'il a à sa naissance, notion qu'on pourrait assimiler au « terrain », à une forme d'hérédité, un ensemble de caractéristiques de base. Cette nature est inchangeable. On l'appelle *prakruti*. La *prakruti* est déterminée en partie par les parents au moment de la conception.

Puis vient l'influence d'un certain nombre de critères, de paramètres extérieurs (climat, mode de vie) et intérieurs (alimentation, hygiène de vie, émotions, etc.) et de variations (saisons, âge, événements, etc.) à un moment donné de l'existence. En effet, l'être humain est sans cesse au contact des cinq Éléments de l'Univers. Chaque fois que nous mangeons, nous introduisons une certaine proportion de ces Éléments dans notre corps ; chaque fois que nous écoutons quelqu'un, que nous lisons quelque chose, certains Éléments sont captés et absorbés. Or, ce contact est en évolution constante. Ainsi, l'échange, le contact et la fusion de notre être avec l'environnement modifient le rapport des Éléments et par conséquent des *doshas* dans notre corps ; par exemple, l'humidité de la Nature augmente *kapha* en nous, ou bien, si notre entourage est constitué de personnes colériques (Élément Feu), il influencera notre *pitta*. Cette influence modifie (augmente ou diminue) *vata, pitta, kapha* et l'on se retrouve avec un pourcentage de *doshas* différent de celui de notre naissance. Ce changement, cet écart s'appelle *vikruti*.

L'ayurvéda peut nous aider à nous adapter à ces paramètres variables ; certains peuvent être modifiés (l'alimentation), d'autres sont imposés (climat), mais nous pouvons nous y adapter par des mesures correctives, dans une certaine mesure. En revanche, si le déséquilibre est trop important, la voie est ouverte à la maladie.

La notion de *prakruti* et de *vikruti* est très utilisée par les thérapeutes. Par les pouls, les examens cliniques, les questions, ils peuvent connaître la nature profonde de l'instant (*vikruti*) Pour connaître la *prakruti*, les pouls sont pris très

> Il existe plusieurs pouls, liés aux *doshas*. Il ne s'agit pas seulement de la pulsation artérielle, purement rythmique.

Les concepts de base de l'ayurvéda ✱ 21

tôt le matin, avant le petit déjeuner ou même au moment du lever du soleil. Les pouls sont alors beaucoup plus significatifs de la vraie nature d'origine.

Le praticien a aussi un regard sur l'entourage du patient. Il le questionne sur son parcours, son histoire, sur ceux de ses parents et de ses grands-parents. Il examine aussi les paramètres de l'environnement, du travail, de la vie sociale, du climat dans lesquels évolue le patient. Cela permet de donner son juste poids à chaque facteur et de repérer réellement la nature de l'individu (qui parfois se cache sous de faux indices, des projections ou même des adaptations indispensables), d'éviter les interprétations hâtives et approximatives, de dépasser les éléments les plus évidents, qui sont parfois des caractéristiques développées par la personne pour s'adapter à son environnement, à son milieu social, mais qui ne correspondent pas forcément à sa nature réelle.

Les sept dhatus ou tissus

Littéralement, en sanskrit, *dhatu* signifie « soutenir » ou « nourriture ». Une autre traduction pourrait aussi être « tisser ». Les sept *dhatus* sont : *rasa*, le jus nourricier ; *rakta*, le sang ; *mamsa*, les muscles ; *meda*, la graisse ; *asthi*, les os ; *majja*, la moelle ; *shukra*, la semence ou les tissus séminaux, reproducteurs.

Les *dhatus* sont les constituants qui soutiennent la structure du corps physique. Ils sont souvent identifiés comme les tissus, le sang, les muscles, les os, mais la comparaison est incomplète. Car si l'on retient la signification de « nourriture », précisons qu'elle désigne non seulement la nourriture matérielle, l'alimentation, mais aussi la nourriture émotionnelle, mentale, spirituelle, ce que nous voyons, sentons, écoutons, etc. Les *dhatus* vont construire le corps physique, soutenir le mental, l'émotionnel, et donc l'être humain dans toutes ses dimensions.

Selon l'ayurvéda, les *dhatus* doivent être forts, harmonisés, en proportions justes pour conserver une bonne santé. Comme pour les paramètres d'une formule sanguine, ils peuvent varier un peu, mais dans des limites précises.

La fonction de chaque dhatu

Après avoir digéré la nourriture, il y a séparation entre tout ce qui est bon (assimilable) pour le corps et qui va se transformer en *rasa*, et ce qui n'est pas nécessaire dans l'instant, les résidus, ou *mala* (voir pp. 25-26). Les résidus, à force d'accumulation, se transforment en toxines, ou *ama*.

Les sept *dhatus* sont interdépendants, d'où la nécessité qu'ils soient tous équilibrés. Un processus de transformation de l'un à l'autre va permettre à chaque *dhatu* de nourrir le suivant. Ce processus génère des produits d'élimination qui sont spécifiques de chaque *dhatu*.

Rasa est le produit brut, le matériau de base pour préparer *rakta* (le sang) – il apporte le sentiment de satisfaction.

Rakta, le sang, nous maintient en vie, purifie la couleur de la peau, prépare l'énergie des muscles (*mamsa*) et les nourrit. Le sang est considéré comme fluide vital primordial et comme support nourricier.

Mamsa (muscles) est à l'origine de la croissance du corps, il donne la force, il engendre *meda* (la graisse). *Mamsa* concerne les muscles lisses, les muscles striés et le muscle cardiaque.

Meda permet de couvrir le squelette de lipides et de muscles pour donner la forme et la beauté du corps. Les lipides apportent leur structure huileuse à la peau et lui donnent son lustre. À l'intérieur, les lipides apportent la souplesse aux articulations. Le produit d'élimination de *meda* est la sueur. *Meda* nourrit *ashti* (les os).

Ashti permet de construire la charpente du corps, c'est sa structure solide. Ses produits d'élimination sont les cheveux, les ongles, les poils. *Ashti* engendre *majja* (la moelle épinière).

Majja se trouve au milieu des os, donne affectivité et amour, prépare *shukra*. Les produits d'élimination de *majja* sont le mucus, la peau, les selles.

Shukra est ce qui crée l'affectivité et l'attirance. Il aide à la procréation. *Shukra* se développe sous une forme potentielle dans le fœtus, mais ne se manifeste qu'à partir de l'adolescence. *Shukra* est l'essence même de *rasa*, comme la gelée royale serait, par analogie, l'essence tirée des fleurs, du pollen et du miel.

Le concept d'ojas

Au bout de la chaîne de transformation des *dhatus* est produit *ojas*.
Le mot *ojas* signifie « lumière ». Quand le processus de transformation des sept *dhatus* arrive en fin de cycle, l'essence résiduelle de *shukra* – si elle existe – se transforme en *ojas*. C'est *ojas*, lié à la notion d'immunité, qui empêche la dégénérescence du corps et de l'esprit.

Il est toujours important en ayurvéda et dans d'autres approches orientales de ne pas s'attacher à la signification première du mot, mais à toutes les équivalences ou évocations qu'il pourrait contenir.

Par exemple, *rasa*, jus nourricier n'est ni le plasma, ni la lymphe, ni le contenu de l'estomac, c'est l'énergie nourricière au sens large. De même, *rakta*, n'est pas seulement le sang, mais tout ce qui est liquide et qui nourrit le corps. *Asthi* ne désigne pas simplement les os, mais tout ce qui est solide dans le corps.

Ojas circule partout dans le corps, comme une lumière perceptible mais subtile, comme une aura. À l'état pur, *ojas* présente une couleur blanche ou dorée. C'est encore *ojas* qui donne sa personnalité à chaque être humain.

On comprend alors l'importance, pour une bonne santé globale, de veiller à ce que l'ensemble du processus de transformation des *dhatus* se déroule bien.

Les treize agnis ou Feux

Agni désigne le Feu et son pouvoir de vie et de transformation. Selon l'ayurvéda, c'est *agni* qui maintient la température corporelle. C'est lui qui permet de légères variations soit en l'élevant, en cas d'infection bactérienne ou virale (la fièvre est alors un moyen de réaction du corps pour éliminer le corps étranger), soit en l'abaissant pour certaines parties du corps (parties génitales).

Par analogie avec ce que nous voyons du feu, les flammes vives qui réchauffent et réjouissent, *agni* signe aussi émotionnellement les états d'enthousiasme ou de dépression, selon qu'il fonctionne correctement ou qu'il est déficient. Le feu est aussi signe d'amour.

Au Feu sont également associés les concepts de force, de pouvoir, de santé, de longévité. Cette énergie est nécessaire au bon fonctionnement de toutes les activités vitales de l'être humain. Si elle faiblit, la maladie s'installe, pouvant même entraîner la mort. C'est *agni* qui donne la vie et la joie de vivre.

L'ayurvéda définit treize *agnis*. Le plus important, le plus puissant, est *jatharagni*, le Feu digestif. C'est celui qui nous permet de digérer ce que nous mangeons et il pourrait ainsi symboliser le métabolisme digestif. Cette image semble la plus facile à comprendre, mais sur un plan plus émotionnel, *agni* permet également de « digérer » les informations : une parole désagréable qui nous « est restée sur l'estomac », une situation que nous n'avons pas « digérée »… Si notre Feu digestif est puissant, nous pourrons mieux transformer les informations parasites et désagréables, les nourritures un peu lourdes pour notre estomac et nos sentiments ! Le Feu digestif diminue, entre autres, si l'alimentation est inappropriée, de mauvaise qualité, absorbée lorsque l'on n'a pas faim, si on mange trop ou pas assez, si les émotions déstabilisent l'individu, etc.

Viennent ensuite les cinq Feux associés aux cinq Éléments – *agni* de l'Éther, *agni* de l'Air, *agni* du Feu, *agni* de l'Eau et *agni* de la Terre – puis les sept Feux

---

Le concept du Feu, ou *agni*, est une énergie subtile ressentie comme une chaleur, comme une force. Cela peut désigner soit le Feu digestif, soit le Feu émotionnel. Le Feu digestif est alors assimilé à la capacité de digestion, avec les enzymes et toutes les sécrétions digestives qui ont une fonction importante dans le métabolisme, par analogie avec le Feu transformateur. Le Feu émotionnel, lui, donne la passion de l'amour ou la lumière de l'intellect, qui nous apporte la raison, la clairvoyance, l'inspiration.

associés aux sept *dhatus* – *agni* de *rasa*, *agni* de *rakta*, *agni* de *mamsa*, *agni* de *meda*, *agni* de *ashti*, *agni* de *majja*, *agni* de *shukra* – qui permettent de transformer un *dhatu* en un autre.

En ayurvéda, on parle généralement d'une bonne santé quand les *doshas* sont équilibrés. Or, il suffit parfois de stimuler simplement le Feu digestif pour un retour rapide à la normale. Un bon remède ayurvédique utilise beaucoup le concept d'*agni*.

Pour stimuler *agni*, le jeûne est une approche possible (avec toutes les prudences qu'exige cette technique, bien sûr). Souvent, l'organisme est surchargé, comme un feu de cheminée que l'on a encombré de grosses bûches. Les flammes n'en viennent pas à bout. Le jeûne, en éliminant les surcharges, permet une reprise du feu. Les techniques de *panchakarma* (les purges, voir p. 81), s'apparentent à un ramonage de cheminée, en facilitant la circulation et le bon déroulement des processus métaboliques.

Agni, dans sa dimension Feu de l'enthousiasme, du courage, de la volonté peut également être associé aux processus de guérison. Il agit comme une flamme intérieure qui monte vers le haut et qui contrebalance déprimes, négativité, etc.

On peut considérer qu'un Feu qui fonctionne bien sait gérer l'information : dans les processus métaboliques, il participe au tri entre ce qui est bon pour l'organisme et ce qui ne l'est pas.

Les trois malas ou éliminations

Mala signifie « résidu » ou quelque chose à éliminer. C'est tout ce qui n'est pas utile à notre corps à un moment donné. *Mala* a une composante très physique, mais aussi un aspect plus subtil. Une parole méchante que nous gardons en mémoire et qui nous « empoisonne » est *mala*. Les trois *malas* principaux sont *purisha*, les selles, *mutra*, l'urine, et *prasweda*, la transpiration.

Une fois la nourriture digérée, tout ce qui est nécessaire au corps, à cet instant, est absorbé ; le reste est éliminé. La plus grande partie de cette élimination est effectuée par *purisha*. L'excès d'eau à l'intérieur du corps est éliminé par l'urine. Elle emporte avec elle des déchets métaboliques, filtrés par le rein. Quant à la transpiration, elle aide à équilibrer la température du corps. Elle influe également sur la production d'urine. En effet, en hiver, le corps transpire moins, et

> On peut préciser cependant qu'il existe autant de possibilités d'élimination des *malas* que d'orifices dans le corps (nez, oreilles, bouche, yeux, anus, orifices génitaux, orifice urinaire).

la production d'urine est plus importante ; tandis qu'en été, le corps transpire plus, et la production d'urine est plus faible. *Prasweda* aide au maintien du système pileux du corps.

Les végas ou besoins physiques

Les végas physiques sont les treize besoins naturels qu'il faut éviter de réprimer, sous peine d'accumuler des toxines dans le corps. Ce sont l'envie d'éternuer, de tousser, d'uriner, d'aller à la selle, d'avaler, de bâiller, de dormir, de pleurer, de chercher son souffle, d'éliminer les gaz intestinaux, d'éructer, de vomir, d'éjaculer.

Les cinq koshas ou corps

L'ayurvéda postule que l'être humain est composé de cinq corps, ou *koshas*, et qu'il n'est pas simplement un être physique constitué de peau, de muscles, de graisse, d'os, d'organes ; un sujet que nous avons déjà évoqué en filigrane, en abordant les différents concepts de l'ayurvéda. Ainsi, l'homme possède un corps physique subtil où circulent des énergies, des courants, un corps affectif – ou corps des énergies vitales –, un corps mental (*manas*, voir p. 29) et un corps psychique ou spirituel (l'âme).

Les cinq enveloppes, ou cinq corps énergétiques, sont : *annamaya kosha*, l'enveloppe physique, le corps physique ; *pranamaya kosha*, le corps vital, ou corps bioénergétique ; *manomaya kosha*, l'enveloppe mentale ; *vijnanamaya kosha*, l'enveloppe de la connaissance intuitive ; *anandamaya kosha*, l'enveloppe de la béatitude, de la joie éternelle et immense.

Le corps physique

Cela pourrait apparemment se passer de commentaires… Il s'agit de ce que nous touchons, ce que nous voyons de notre corps, son anatomie, ses organes. Notons cependant que pour l'ayurvéda, le corps physique comprend le corps physique subtil (voir p. 26), les circuits et centres énergétiques (les *nadis* que l'on pourrait assimiler aux méridiens, voir pp. 36-37, ou les *chakras*, les plexus énergétiques, voir p. 32).

C'est le corps physique (santé, beauté) qui fait essentiellement l'objet de cet ouvrage.

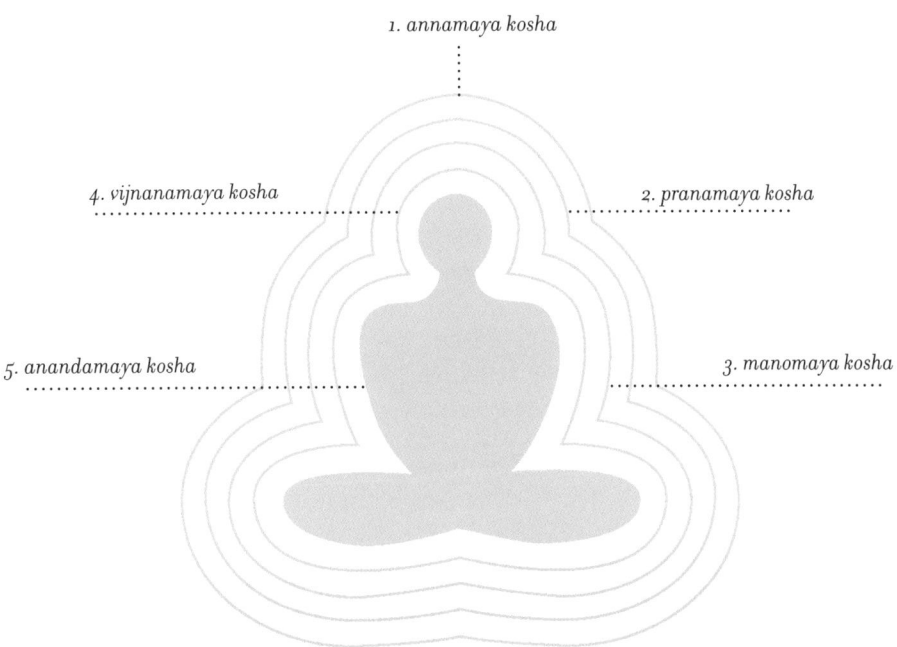

1. annamaya kosha
2. pranamaya kosha
3. manomaya kosha
4. vijnanamaya kosha
5. anandamaya kosha

Le vital ou affectif

L'équilibre de la vie affective est indispensable à l'homme et à sa santé. L'affectif, ou vital, c'est l'énergie de l'enthousiasme, le dynamisme réalisateur, le pouvoir, la beauté, la créativité, l'amour, etc. C'est une énergie qui, en relation avec notre idéal, fait progresser et évoluer. C'est cette énergie vitale qui forme le caractère, la personnalité. Lorsque l'affectif est en « bonne santé », l'énergie de guérison, l'énergie de la vie, l'énergie de l'épanouissement, l'énergie de la joie sont mobilisées et soutiennent ce que l'on entreprend. Dans le même temps, cette énergie vitale et affective peut être comparée à un tyran despotique, exigeant, qui ne veut être dirigé, ni par le mental ou par l'intellect, ni par la raison ou par la pensée, ni par le corps, et qui établit sa propre loi. Dès qu'il est déçu, il tente de brouiller les repères, dans tous les domaines et à tous les niveaux.

Ce corps affectif, ou vital, dépend de l'Élément Eau. Et comme l'eau, il peut soit se répandre, s'étaler, « couler » vers le niveau le plus bas, soit jaillir comme une cascade. Ainsi, une personne dominée par un vital peu équilibré se sentira faible, manquera d'enthousiasme ; mais si le vital est équilibré, elle sera pleine de mouvement, de vivacité, de fraîcheur et de joie.

Le corps affectif est également est lié aux cinq sens (voir, entendre, goûter, toucher, sentir). Selon l'ayurvéda, le bien-être et la santé des cinq sens ne peuvent être obtenus qu'au moyen d'une pédagogie particulière, qui permet d'acquérir une discipline personnelle, à la fois rigoureuse et souple.

Cette pédagogie peut se décliner selon trois axes principaux.

En premier lieu, la pédagogie de l'affectif doit commencer par une éducation générale des sens et de leur fonctionnement, à laquelle vient s'ajouter la culture du discernement et du sens esthétique. Ce cheminement conduira à une santé psychologique, où l'affectif rercherchera de lui-même la beauté, l'harmonie, la simplicité, la pureté. Les activités artistiques, la musique et les arts, en général, donneront leur essence et leur forme à cette énergie vitale de l'affectif.

Le deuxième axe consiste à maintenir une relation permanente avec les cinq Éléments. Ainsi, toute activité permettant le contact avec la Terre – comme creuser, casser des cailloux, arracher les mauvaises herbes – va calmer, apaiser les bouleversements intérieurs et affectifs. L'eau vive, qui court, qui jaillit, a une bonne influence sur notre état d'esprit, elle régénère le corps et entraîne avec elle les soucis et contrariétés du quotidien. Ainsi, on peut se calmer en prenant une douche ou un bain de mer, ou mieux encore, en marchant pieds nus dans l'eau vive d'un ruisseau. La présence de l'Élément Feu, sous toutes ses formes, influence positivement l'affectif. En hiver, un feu de cheminée est une excellente thérapie, les flammes ayant la capacité de brûler les vibrations négatives et d'émettre des positrons. On peut aussi tout simplement regarder la flamme d'une bougie, la lumière du soleil, la beauté de la nature, lesquelles introduisent dans le cœur un soleil intérieur qui brûle les pensées négatives.

Les bienfaits de l'Élément Air sont utilisés surtout avec le souffle et la maîtrise de la respiration profonde. Faire de grandes promenades à l'air pur permet une meilleure maîtrise de l'affectif. La pensée est liée au souffle, à la respiration. Ainsi les lieux où l'air est pur, loin de toute pollution, nous rechargent petit à petit.

On peut aussi chercher à recréer l'harmonie par la présence de l'Élément Éther. Les vibrations du son « Om » (voir p. 12) et des chants sacrés, la fumée de l'encens, la présence d'un grand maître spirituel ou toute autre approche spirituelle peuvent créer cet Élément et toucher le corps affectif.

Enfin, le troisième axe pour apaiser notre affectif est tout simplement de laisser agir le temps. Le temps saura guérir des déceptions, des échecs et des douleurs.

Ainsi, rester en contact avec les Éléments et laisser agir le temps en s'efforçant de rester bien stable permet de retrouver l'équilibre perdu.

Le mental

Notre mental est le siège de nombreuses pensées plus ou moins utiles, plus ou moins parasites, que nous aimerions pouvoir écarter pour accéder au calme. Or, pour arriver à calmer notre mental, pour arriver à mieux l'utiliser, il est important de connaître sa structure subtile, sa psychologie intérieure et cachée.

Le mental, *manas*, que l'on peut décrire à l'aide des trois *doshas vata*, *pitta*, *kapha* (voir p. 18), possède, tout comme le corps physique, trois *gunas*, ou qualités, qui déterminent la constitution mentale : *satva*, *rajas* et *tamas*.

Satvaguna, le principe de mouvement, est la qualité de l'être qui recherche la pureté, la légèreté, la connaissance et l'harmonie.

Rajoguna, le principe d'énergie, est la qualité des êtres débordant d'énergie, d'enthousiasme, d'organisation, de force et de vitalité, plus facilement guidés par les désirs, les pulsions, la passion.

Tamoguna, le principe de stabilité, est la qualité des personnes ayant tendance à se tourner vers le repos, l'inertie, l'inaction, la paresse, l'obscurité.

Tamas est aussi l'énergie à l'état potentiel. Cette énergie tamasique est néanmoins nécessaire. Cette forme d'inaction permet le sommeil, le repos, non seulement pour un aspect bénéfique mais aussi par nécessité de se régénérer.

Chacun d'entre nous possède une certaine proportion de *satva*, de *rajas* et de *tamas*. L'importance de chacune de ces qualités varie d'un individu à l'autre, selon les moments de la journée, tout comme *vata*, *pitta* et *kapha* au niveau du corps physique. Chacune des trois qualités, *satva*, *rajas*, *tamas* est importante, mais pour développer l'harmonie, la perfection, il est préférable de vivre de moins en moins dans *tamas* et dans *rajas*, pour privilégier de plus en plus *satva*.

En outre, le mental est composé de quatre couches : la première est le réservoir des impressions, celle où l'on emmagasine toutes les informations, sans sélection, ni tri ; dans la deuxième s'effectue un tri, une organisation des informations brutes — on y trouve des pensées et des réflexions ; la troisième concerne la connaissance intuitive, sans réflexion, comme une lumière directe ; la qua-

LES SENS ET LES ÉLÉMENTS
Les Éléments sont associés aux cinq sens. L'Éther est associé au son. L'Air est associé au toucher. Le Feu est associé à la vue. L'Eau est associée au goût et la Terre est associée à l'odorat.

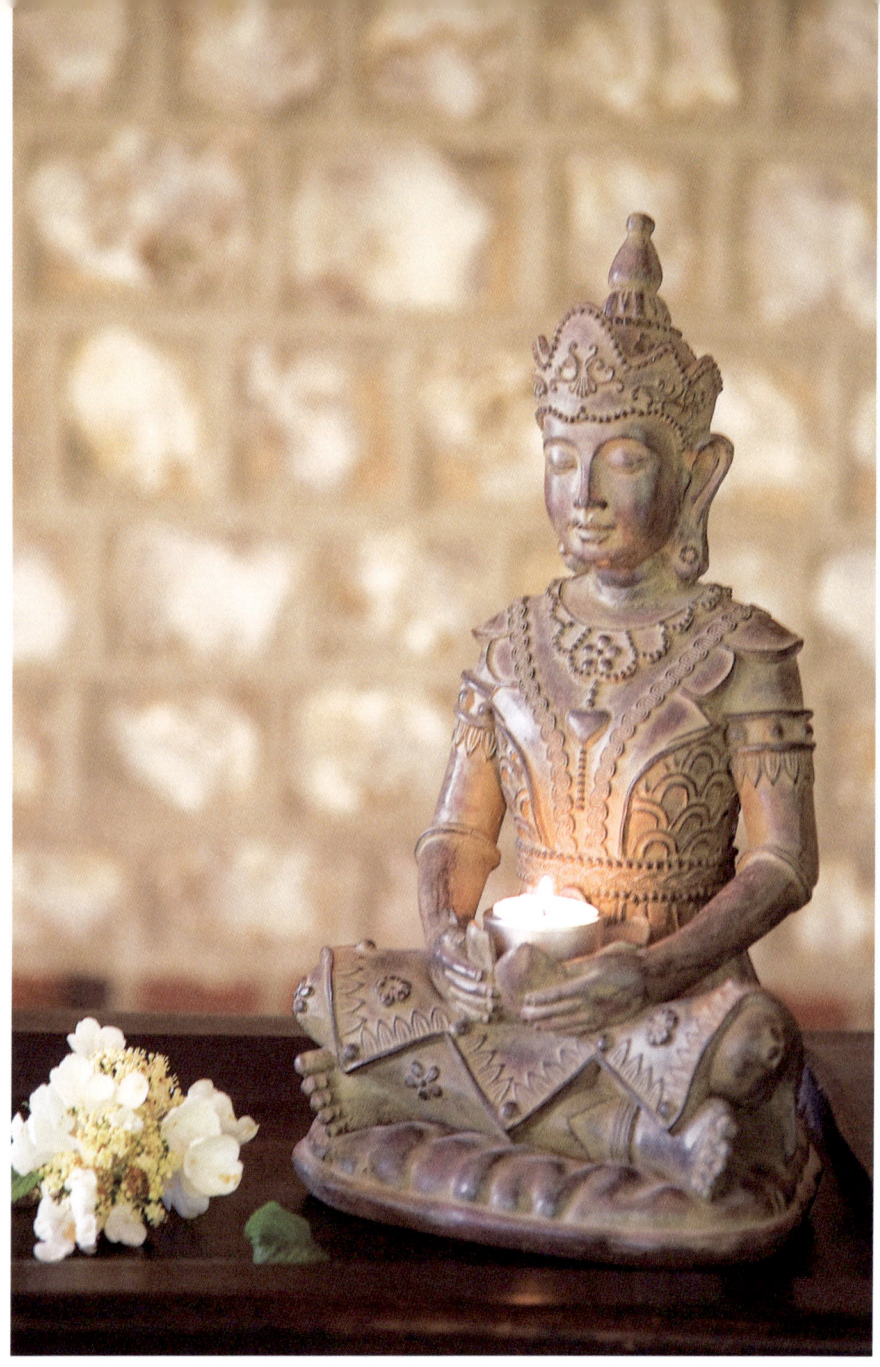

trième, la plus élevée, contient des concepts et des idées qui peuvent faire évoluer le monde — c'est l'esprit de génie.

Ces quatre « stades » existent potentiellement chez tous les êtres humains. Mais chacun d'entre eux n'en utilise qu'un tout petit pourcentage, essentiellement dans les deux premiers stades du mental.

De grands philosophes et sages indiens proposent des approches pour éduquer notre mental, en particulier par la méditation (voir p. 200). C'est seulement en travaillant dans cette direction que le mental pourra s'ouvrir à l'intuition, accueillir des influences plus nobles et plus constructives, comprendre la vie au-delà de la conscience ordinaire et limitée, et qu'il ne se laissera plus emporter par la ronde incessante de ses pensées inutiles.

L'âme

Le terme « âme » est quasi systématiquement associé à des concepts mystiques ou religieux. Pour l'ayurvéda, l'âme est notre vraie réalité, notre conscience, notre véritable raison d'être, le vrai JE ou le vrai SOI. Dans la tradition indienne, on distingue l'âme individuelle, en constante évolution (*jiva atman*) et l'âme universelle ou cosmique (*parma atman*), plus en lien avec *anandamaya kosha*, le cinquième *kosha*, l'enveloppe de la béatitude et de la joie éternelle.

Ceux qui sont peu sensibles à la notion d'âme telle que les religions la considèrent peuvent néanmoins admettre une approche plus philosophique, proche de la découverte du soi, de la découverte essentielle de la vérité, une recherche de l'absolu.

L'ayurvéda nous dit que lorsque l'âme, cet être intérieur ou psychique, est éveillée, sa lumière irradie vers l'extérieur. Il n'y a alors plus de maladies, plus de souffrances, simplement la béatitude, la conscience élargie, l'expérience indescriptible d'une fusion totale avec plus grand que nous, la perfection, l'harmonie, au-delà de toute imagination, une expérience de lumière.

LES VÉGAS ÉMOTIONNELS
Outre les végas, ou besoins physiques (voir p. 26), il existe aussi des végas émotionnels qu'il est nécessaire de contrôler pour accéder à l'épanouissement : ce sont la peur, la colère, la tristesse, la jalousie, l'avidité, les désirs et les doutes. Les végas émotionnels sont généralement liés au déséquilibre d'un *agni* (voir p. 17). Si l'ayurvéda conseille de laisser les végas physiques s'exprimer naturellement, il suggère de travailler sur les végas émotionnels pour les transformer, les canaliser par les méthodes appropriées comme le yoga, les respirations, la méditation, la diététique, le contact avec la nature. Des méthodes qui permettent de les éliminer en douceur, dans les proportions justes, en évitant les pressions qui peuvent être dangereuses pour soi-même et pour autrui.

Anatomie subtile du corps physique

De nombreuses personnes ne considèrent comme réel que le corps physique et matériel, le seul qui soit accessible à la plupart d'entre nous avec le développement limité de nos cinq sens. Pourtant, les philosophies orientales nous parlent de niveaux plus subtils et invisibles, en particulier de *prana*, cette énergie vitale qui se trouve derrière toute action humaine, ou de *chi* ou *ki*, une énergie similaire dans la terminologie chinoise.

Le niveau de conscience de chaque chose, de chaque être vivant dépend de sa capacité à absorber le *prana*, à l'emmagasiner pour l'utiliser et surtout à le faire circuler en lui. Le *prana* aide à évoluer en élevant le niveau de conscience, lequel n'a par ailleurs pas cessé de s'affiner tout au long de l'évolution, depuis l'état unicellulaire jusqu'à l'homme actuel. Ce n'est pas seulement la forme physique qui a changé au cours des millénaires, mais aussi une dimension plus profonde.

Le concept d'énergie, cher à la tradition indienne, nous amène à aborder d'autres notions et des termes particuliers de l'anatomie subtile comme les *nadis*, les circuits d'énergie, les *srotas*, canaux de circulation, en passant par de grandes stations appelées *chakras* et des points clés appelés *marmas*.

Les chakras

Le terme *chakra* désigne quelque chose qui tourne sans fin comme une roue. Les *chakras* sont des centres d'énergie, ou centres symboliques, souvent représentés par des lotus. Ils font partie du corps physique subtil invisible et constituent un sujet d'étude exceptionnellement vaste.

Les *chakras* sont liés aux glandes endocrines et au système nerveux. Par ailleurs, chacun d'entre eux est lié à un *nadi*, à un organe, à un *marma*, ainsi qu'à une couleur et à un système biologique du corps. Les *chakras* émettent leur lumière et leur couleur autour du corps, sous forme d'aura.

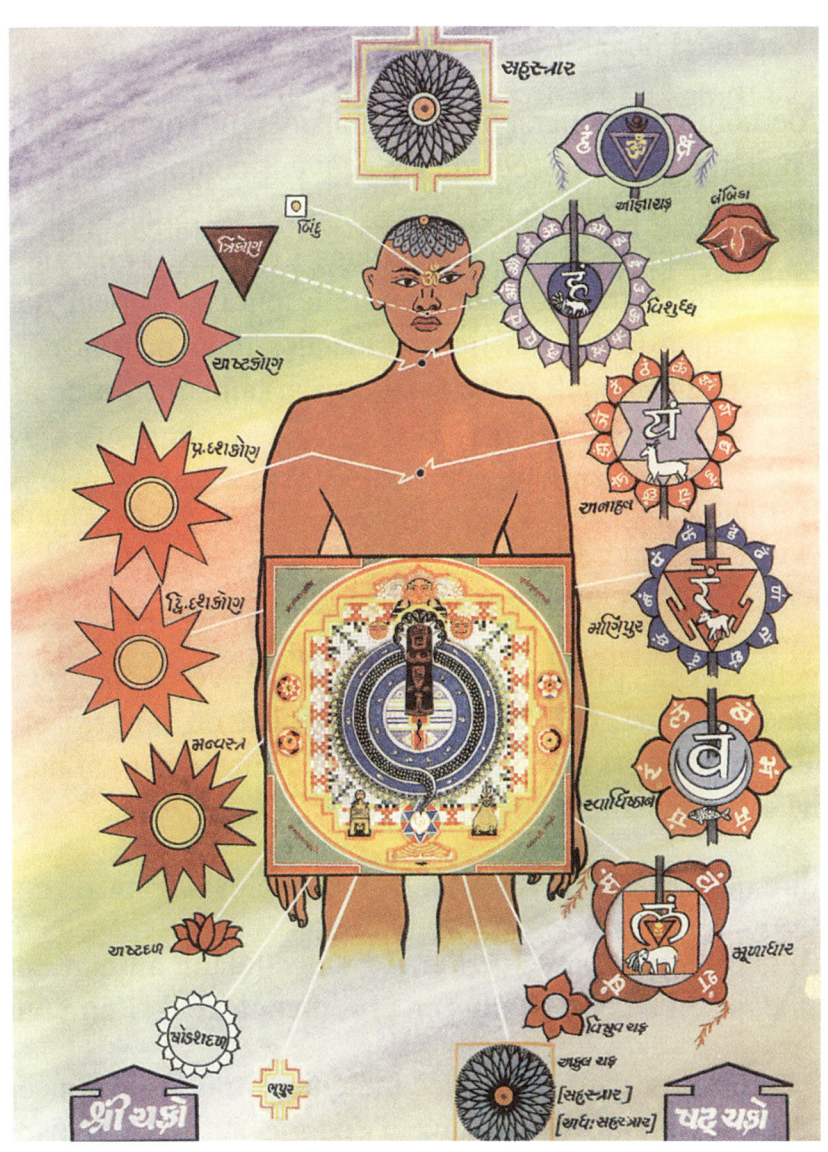

Muladhara chakra

Mul signifie « racine » et *adhara* « celui qui soutient », « support » ; littéralement *muladhara* est la terre qui est le soutien des racines. *Muladhara* signifie donc « enracinement », « donner la substance aux racines » ou encore « donner la stabilité aux racines », « laisser l'enracinement se faire ». Il est lié à l'Élément Terre et au système d'élimination. Au niveau des organes, il est aussi lié à l'odorat. La couleur qui lui est associée est le rouge.

Swadhisthana chakra

Lié à l'Élément Eau, il est d'une part associé au goût, à la langue, et d'autre part au système urogénital, à la procréation et à la création, à la créativité. La couleur qui lui est associée est l'orange.

Manipura chakra

Lié à l'Élément Feu, il est associé au nombril, à la vision, aux yeux, aux pieds (plus particulièrement à la plante des pieds) et au système digestif. C'est l'énergie, le pouvoir, la force, l'ambition. La couleur qui lui est associée est le jaune.

Anahata chakra

Il est lié à l'Élément Air, au toucher, à la peau et aux mains, et au système circulatoire. *Anahata chakra*, c'est le cœur, l'amour et la passion. La couleur qui lui est associée est le vert.

Vishuddhi chakra

Lié à l'Élément Éther, il est associé à la gorge, à la parole, aux oreilles, à la vibration sonore et au système respiratoire. *Vishuddhi chakra* est la purification : purification de la parole, du corps et de l'esprit. La couleur qui lui est associée est le bleu.

Ajna chakra

C'est le troisième œil, l'esprit, la perception intérieure au-delà des cinq Éléments. Il est lié au système nerveux et à la colonne vertébrale. *Ajna chakra*, c'est la clairvoyance, l'intuition, la clarté d'esprit. C'est comprendre la vérité et savoir se diriger sur le chemin de la connaissance et du chemin intérieur. La couleur qui lui est associée est l'indigo.

Sahasrara chakra

Il est lié à la conscience cosmique, au cerveau, à la conscience et à l'énergie subtile. *Sahasrara chakra*, c'est l'évolution, la relation de l'individu avec l'au-delà, la rencontre du microcosme et du macrocosme. La couleur qui lui est associée est le violet.

Les *chakras* se trouvent dans le corps physique subtil et sont en relation directe avec l'énergie cosmique. En réalité, on considère qu'il y a à la racine de la colonne vertébrale – à la racine de *muladhara chakra* – une énergie nommée *kundalini*. Cette énergie de vie, inépuisable et qui ne peut pas être mesurée, est une nécessité fondamentale de notre existence, dont seule une infime part circule dans les *chakras*. Les yogis, par la pratique des postures, des respirations, des concentrations et des méditations, se préparent sur le plan physique et nerveux, afin que leur corps puisse supporter, à travers les canaux d'énergie, la force de *kundalini* le jour où elle s'éveillera, car si cette force se manifeste et traverse un système nerveux incorrectement préparé, elle provoquera de nombreux dommages.

Selon les sages indiens, même la quantité infime de *kundalini* qui circule en nous est capable de nous donner santé, bien-être et joie de vivre. L'objectif du yoga et de l'ayurvéda est de la développer en s'entourant des protections requises, afin de permettre à notre force vitale de se développer pour une vie meilleure.

Les srotas

Selon *Charaka samhita*, un des grands traités d'ayurvéda (voir p. 13), toute circulation se fait à travers un certain nombre de canaux visibles ou invisibles parcourant la totalité des tissus et du corps. Ainsi, les *shiras* sont les veines, les *dhamanis* sont les artères, les *rasavahinis* sont les canaux lymphatiques, et les *nadis* sont les canaux d'énergie, par lesquels chemine *prana*, l'énergie de la conscience.

Les *srotas* sont quant à eux de grands canaux de circulation, de grandes rivières dans lesquelles circulent diverses sortes de fluides. En fonction de chaque *srota*, le fluide qui circule sera soit celui des *doshas* (voir p. 18), soit celui des *dhatus* (voir pp. 22-24) ou des *malas* (voir pp. 25-26). Dans la thérapie ayurvédique, le médecin cherchera lequel des *srotas* est obstrué ou bloqué et comment refaire circuler les fluides à l'intérieur du corps.

Pranvaha srota est le canal d'énergie qui fait circuler le *prana*, le souffle, la source de vie, l'énergie vitale. *Vaha* signifie « qui coule », « qui fait circuler », « qui porte ». *Srota* signifie « chemin », « rivière ». *Srota* désigne aussi les berges qui limitent la rivière où le fluide circulant ne reste jamais le même puisqu'il est en mouvement.

Annavaha srota est le *srota* du système digestif. *Anna* signifie « nourriture ». Ce *srota* assure la circulation de la nourriture de la bouche jusqu'à l'anus.

Ambudavaha srota (ou *udakavaha srota*) assure la circulation de l'eau et de toutes sortes de fluides et de liquides. *Ambuda* signifie « eau ».

Puis viennent les *srotas* qui transportent les sept *dhatus* (voir pp. 22-24) : *rasavaha srota*, où circule le jus nourricier, qui part du cœur et des dix vaisseaux sanguins et dont la circulation lymphatique fait également partie ; *raktavaha srota*, le *srota* du système circulatoire, qui prend naissance dans le foie et la rate et transporte le sang dans tout le corps ; *mamsavaha srota*, qui concerne tout ce qui est ligaments, tendons, muscles et peau ; *medavaha srota*, qui prend son origine dans les reins et les tissus adipeux de l'abdomen ; *ashtivaha srota*, qui commence à l'os iliaque ; *majjavaha srota*, le *srota* du système nerveux, qui concerne le cerveau et la moelle épinière ; *shukravaha srota*, dont l'origine se situe dans le système reproducteur, les testicules ou les ovaires.

Les *srotas* liés à la circulation des *malas* (voir pp. 25-26) sont : *purishavaha srota*, dont l'origine se trouve dans le côlon et le rectum ; *mutravaha srota*, qui commence dans les reins et passe par la vessie ; *swedavaha srota*, dont l'origine se trouve dans les tissus adipeux et dans les follicules pileux.

Deux autres *srotas* sont propres à la femme : *artavavaha srota* (*artava* signifie « menstruations ») et *stanyavaha srota* (*stanya* signifie « ce qui vient des seins », le lait maternel).

Le dernier *srota* décrit par les textes est *manovaha srota*, l'énergie mentale ou de la pensée, ou tout simplement le chemin parcouru par les pensées.

Les nadis

Il existe plus de 72 000 *nadis*, qui sont les méridiens ou canaux d'énergie. Douze d'entre eux – les *khostanga nadis* – sont associés aux organes, les mêmes que ceux décrits en médecine chinoise pour l'acupuncture : *hridaya*, le cœur ;

kloman, le poumon ; *yakrut*, le foie ; *sthulantra*, le gros intestin ; *amashaya*, l'estomac ; *vrikkau,* les reins ; *basti*, la vessie ; *pittashaya,* la vésicule biliaire ; *pliha*, la rate ; *ksudantra,* l'intestin grêle ; le péricarde ; *tridosha*. On trouve aussi *amatya,* le *nadi* gouverneur, et *janma,* le *nadi* de conception ou de naissance.

Autrefois, quand l'acupuncture se pratiquait en Inde, les médecins utilisaient beaucoup la connaissance de ces *nadis*. Mais avec le temps, d'autres *nadis*, qui font le lien entre les organes, les *srotas* et les sous-*doshas* (voir p. 21) ont pris le dessus dans la pratique médicale ayurvédique.

Les marmas

Les *marmas* sont des points clés, des lieux de rendez-vous, où se retrouvent la conscience et le corps. Les cent sept *marmas* principaux, qui portent chacun un nom et possèdent une fonction, sont considérés comme des sous-*chakras*. Mais, si les *chakras* se trouvent dans le corps physique subtil – et n'ont donc aucune existence matérielle –, les *marmas*, eux, sont des points ou des zones physiques tangibles, mais en relation avec le subtil. Pour mieux comprendre ce concept, on peut faire le parallèle avec ce que l'on appelle le centre de gravité : il est bien réel, mais nous ne pouvons pas le voir, il n'est pas visible. C'est exactement la même chose pour les *marmas*.

Physiologiquement, les *marmas* sont dans la grande majorité des cas, des points de correspondance entre les muscles, les tendons, les os, les nerfs, etc. tout en restant en relation avec la conscience. Ce sont les intermédiaires entre le visible et l'invisible, entre le tangible et l'intangible, entre l'énergie finie et l'infini.

La science des *marmas* était surtout utilisée pour l'anesthésie pendant les opérations, en particulier pendant les traitements dentaires, mais aussi dans les huit branches de l'ayurvéda. Les *marmas* sont les clés du massage ayurvédique.

Santé et maladie selon l'ayurvéda

Après avoir présenté les notions indispensables à la compréhension des concepts de base de l'ayurvéda, nous pouvons aborder une définition de la santé beaucoup plus large que la simple absence de maladies, une santé qui concerne tous les aspects de l'être humain.

Être en bonne santé

Selon les principes de base extrêmement détaillés dans les védas et les *upanishadas* (voir p. 11), la véritable dimension de la santé est atteinte lorsque les conditions suivantes sont réunies : les trois *doshas* (*vata, pitta, kapha*) sont en équilibre, en harmonie ; les treize *agnis*, les treize Feux, fonctionnent ; les sept *dhatus* sont bien forts ; les trois *malas* (selles, urines, sueur) s'éliminent bien ; les cinq sens fonctionnent bien ; l'affectif, l'émotionnel, s'épanouit ; le mental est calme et apaisé ; l'âme, ou être psychique intérieur, se trouve en état de bien-être, de joie et de béatitude, sur le chemin de l'évolution.

Quand le corps n'a aucune douleur, on se sent enthousiaste et vigoureux, la capacité d'endurance est presque illimitée, la maladie est inconnue et le terrain est solide. Quand l'affectif est épanoui, les sentiments sont nobles. Quand émotionnellement la colère, la jalousie et le doute sont maîtrisés, on se sent rempli d'énergie, créateur de beauté, d'harmonie et d'amour. Quand le mental est paisible, il peut se concentrer plus facilement ; alors la capacité intellectuelle est vive et efficace. Quand l'âme est dans la conscience de vérité, l'être intérieur, spirituel, poursuit son évolution sur le chemin qui lui est propre. Alors, et alors seulement, on peut vraiment dire que l'on est en bonne santé.

La maladie comme signal d'alarme

La maladie n'est rien d'autre que le travail du corps et de l'esprit pour rechercher un meilleur équilibre.

Les causes de déséquilibre sont multiples : pollution de la terre, de l'air, de l'eau, mauvaise hygiène de vie, nourriture pauvre en nutriments essentiels, mode de vie en dysharmonie avec soi-même, changement de saison, excès de stress et

---

L'IMMUNITÉ
La notion d'immunité est un axe important de l'ayurvéda, qui considère que la maladie ne peut s'installer que dans un terrain affaibli. L'ayurvéda s'attache donc en priorité à développer l'immunité, la résistance de l'organisme, plutôt qu'à lutter contre les symptômes ou les agents pathogènes, ce qui revient à renforcer les points positifs pour que les aspects négatifs n'aient plus de place. Un principe que l'on peut transposer dans d'autres disciplines, comme la psychologie ou la pédagogie.

de fatigue, émotions perturbées, choc affectif ou psychologique, contrariétés et déceptions résultant d'échecs ou d'insatisfaction.

Le déséquilibre agit sur le plan physique et psychologique, sur les plans visibles et invisibles. Lorsqu'il est perturbé dans les plans subtils, ce dysfonctionnement envoie des signaux au corps et à l'esprit. Si, malgré ces avertissements, rien n'est entrepris pour tenter de corriger ce déséquilibre, la maladie commence à se manifester par des symptômes primaires : manque d'enthousiasme, manque d'envie, tristesse, irritabilité ou colère, etc. Puis, apparaissent les symptômes physiques tels que fièvre, maux de tête, de gorge ou de ventre, etc. Ainsi, selon l'ayurvéda, la douleur et la fièvre sont des manifestations du système d'alarme du corps indiquant qu'une maladie va se déclarer et que, si rien n'est fait, ce corps se « mettra en grève » en laissant s'installer la maladie.

Les étapes qui conduisent à la maladie

Les textes anciens décrivent sept étapes pour que la maladie s'installe. La première étape est le déséquilibre des *doshas,* mais il est encore possible d'agir pour le corriger. La deuxième étape est celle de l'accumulation : la circulation d'énergie commence à être gênée, par excès de toxines, provoquant la malnutrition des tissus périphériques. La troisième étape est l'aggravation : l'accumulation devient plus importante, la circulation est totalement bloquée. Puis vient la propagation : l'énergie ne pouvant plus circuler dans son canal habituel, emprunte d'autres circuits, emportant avec elle les toxines. L'étape suivante est celle de la localisation : le déséquilibre s'installe dans d'autres zones que la zone d'origine et des signes avant-coureurs de la maladie apparaissent. C'est à l'étape de la manifestation qu'apparaissent les symptômes divers. À celle de la différentiation ou de la complication, ces symptômes dessinent le tableau d'une pathologie déterminée.

Ainsi, la médecine allopathique ne reconnaît la maladie que lorsque l'on atteint le cinquième stade, celui de la localisation ! On comprend quel champ immense peut ouvrir l'ayurvéda en termes de connaissance de l'être humain, de prévention et de guérison. Il ne tient qu'à nous d'identifier les premières étapes, d'y faire barrage et d'agir avant que la maladie ne frappe !

Cependant, l'ayurvéda ne traite pas toutes les maladies. En cas de maladies graves ou incurables, son objectif n'est pas forcément de guérir mais d'améliorer le bien-être et l'esprit positif du malade (voir ci-contre).

LES MALADIES KARMIQUES

Les Indiens croient à la notion de *karma* et au concept de vies antérieures. Les maladies incurables sont considérées comme des maladies karmiques par l'ayurvéda, qui recommande de chercher des solutions plus subtiles que le recours à des remèdes, et conseille ce que l'on peut appeler le « management de la maladie ». En font partie la méditation, la prière, la répétition de *mantras*, les échanges avec des êtres exceptionnels ou l'intervention de guérisseurs qui connaissent ces aspects dans leur profondeur.

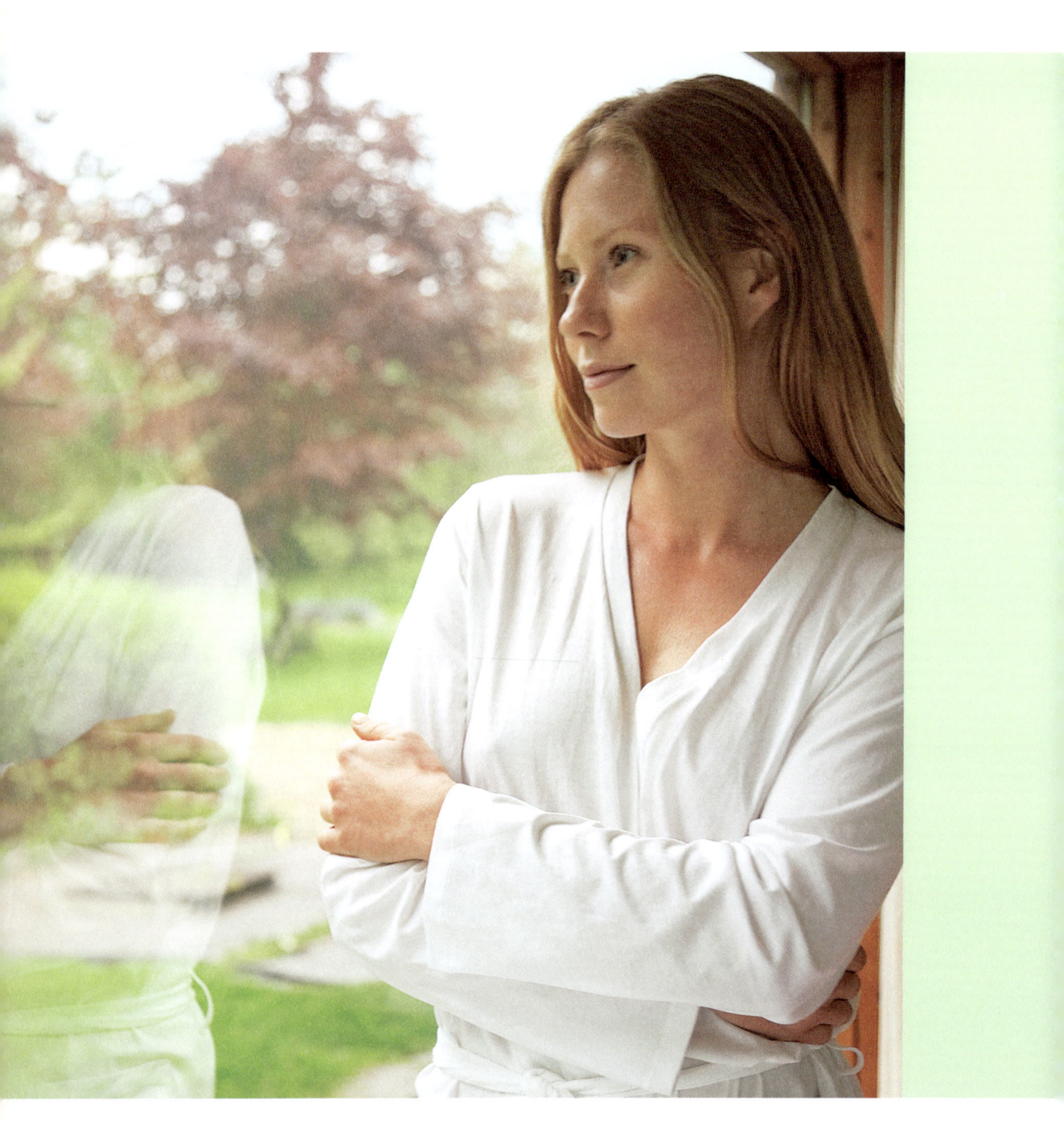

Donner un sens nouveau à
votre santé

Quelles que soient nos origines, notre niveau culturel, économique ou social, nous avons tous un corps — réalité absolue — et un désir profond de bien-être et de santé. En prêtant attention aux trois paramètres présentés dans ce chapitre (diététique, mode de vie, pensées), nous pouvons prendre le chemin qui nous permettra d'y accéder.

Pour mieux vivre, pour vivre en bonne santé, l'ayurvéda préconise d'adopter un véritable mode de vie en harmonie avec notre propre nature. Qu'il s'agisse de l'heure du coucher ou du lever, de l'activité professionnelle ou des loisirs, ou encore de l'alimentation, les recommandations varieront d'une personne à l'autre. Tout repose sur la connaissance de ce qui est juste pour chaque individu, de ce qu'il doit éviter ou de ce qu'il doit adapter pour être en bonne santé.

L'ayurvéda proposera des recommandations au quotidien ainsi qu'un programme « annuel », qui évoluera selon les saisons et les climats de notre environnement comme de ceux de notre existence. Ainsi, l'enfance et l'adolescence seront considérées comme le printemps de notre vie, l'âge adulte comme l'été… et des adaptations seront nécessaires dans notre mode de vie selon ces différentes étapes. Le froid, la chaleur, les températures, les changements soudains ou les catastrophes naturelles seront des facteurs avec lesquels nous devrons composer au mieux, tout comme avec les tourbillons émotionnels et affectifs : qu'il s'agisse d'événements malheureux ou de joies immenses, ils peuvent bouleverser notre vie. Selon l'ayurvéda, l'apprentissage de l'équilibre malgré ces changements qui rythment notre vie est essentiel.

La prévention joue un rôle primordial dans cette démarche et la cure ayurvédique que nous présenterons dans la troisième partie de cet ouvrage en est l'essence.

Selon certains sages indiens, le corps se porte bien lorsque nous avons une alimentation équilibrée, un sommeil paisible, que nous pratiquons des mouvements et des exercices appropriés, que notre mental et notre état affectif sont en paix. C'est une nécessité quotidienne.

Pour l'ayurvéda, être en bonne santé, c'est prendre en compte les concepts suivants : *ahara* ou la diététique ; *vihara* ou la façon d'être, la façon de vivre le quotidien ; *manovyapara* ou la gestion des pensées et du mental. Ce sont ces concepts que nous allons développer dans les pages qui suivent.

Ahara, la diététique

L'ayurvéda accorde une importance majeure à l'alimentation pour la santé de l'être humain. Il décrit en détail ce qu'il faut manger et ce qu'il faut éviter, selon les natures individuelles et selon les circonstances, selon l'environnement de la personne (âge, saisons, interactions, etc.). Nous tenons donc à accorder une place de choix à ce sujet dans cet ouvrage. Nous aborderons en détail les notions de diététique, fondamentales pendant la cure bien-être – que nous allons développer plus loin –, et qui font la différence entre une approche complète et sérieuse et de simples soins isolés : qualité des aliments, attention portée à leur préparation, équilibre des saveurs, etc.

Alimentation et santé

L'importance aujourd'hui accordée aux modes de culture comme à la qualité des produits ou à l'indispensable équilibre de ce que nous consommons répond à une nécessité qu'il est fondamental de redécouvrir, alors même qu'elle est connue depuis déjà fort longtemps. En Occident, nombreux sont ceux qui ont en mémoire la phrase d'Hippocrate : « Que ton aliment soit ta seule médecine ! », et Avicenne avait lui aussi mis en avant le rôle de l'alimentation pour une bonne santé.

L'ayurvéda décrit de nombreuses connaissances traditionnelles sur les aliments, la façon de les préparer et de les associer. Nous vous proposons d'en découvrir les fondements. Des principes qui, s'ils peuvent paraître nouveaux, font souvent également partie de la culture occidentale sous des formes différentes.

Ouvrir notre regard sur le passé de notre propre culture et sur les cultures d'autres pays apporte une grande richesse. Enrichir nos connaissances par tous les moyens permet de progresser dans l'acquisition du bien-être et de la santé pour tous.

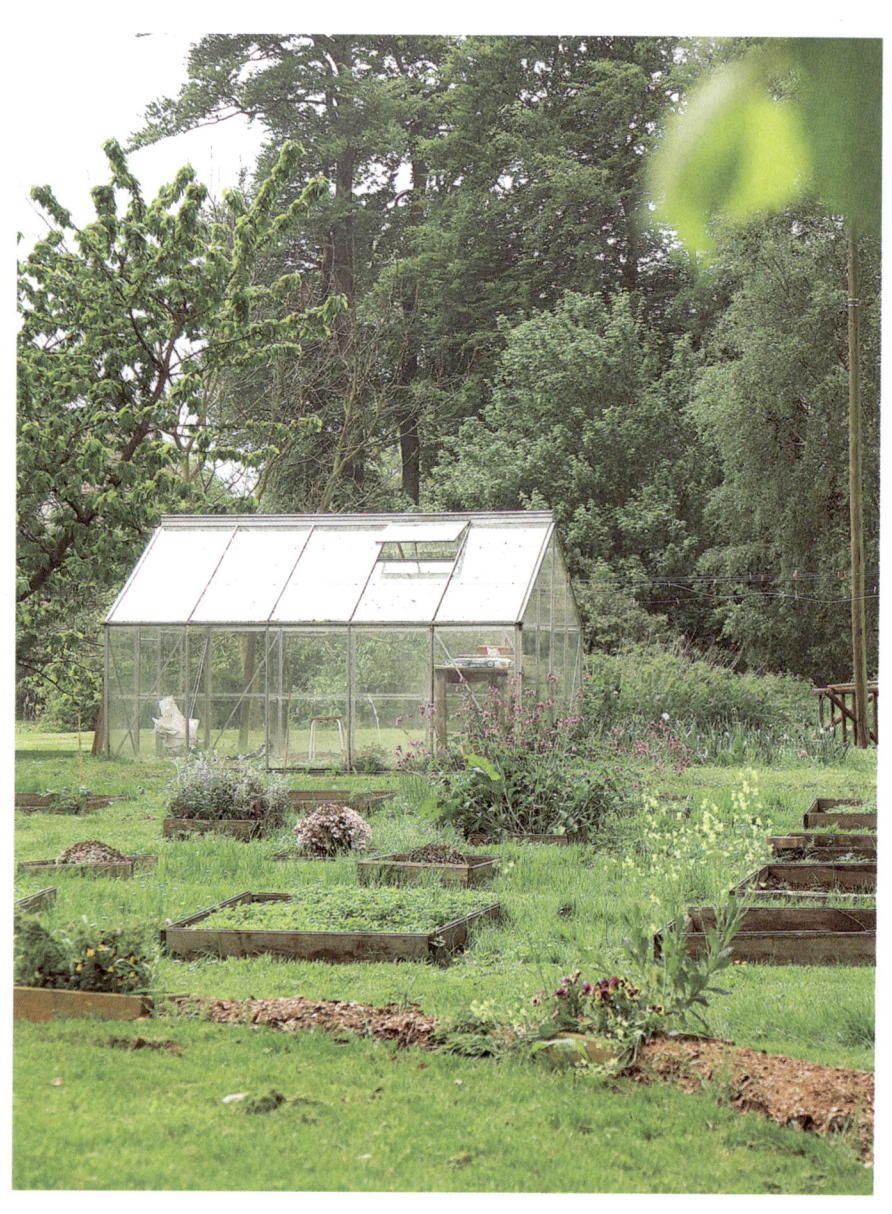

Des aliments sains et bien préparés

La qualité d'un aliment tient à son mode de culture et de conservation : on ne peut que conseiller de consommer des aliments sans pesticides ou produits de synthèse, dont on imagine aisément que l'organisme n'est pas fait pour les métaboliser et dont les effets à long terme ne sont pas toujours connus. Les produits bio, de plus en plus accessibles, sont ainsi à privilégier. Le comportement des consommateurs ne peut qu'influencer leur disponibilité et le changement progressif des mentalités. Si la différence de prix, qui reste réelle, est un obstacle, on peut se donner pour objectif d'avoir au moins quelques produits de base bio : c'est particulièrement important pour les corps gras (huiles, beurres, etc.).

Un produit frais n'a bien entendu pas les mêmes qualités nutritionnelles qu'un produit « vieilli ». Consommer les fruits et légumes rapidement après leur cueillette, en évitant un long séjour dans le réfrigérateur, implique de privilégier ceux cultivés dans sa propre région : ils ont été cueillis à maturité, leur mode de culture correspond au climat et au biotope où nous vivons. Inutile de revenir sur les traitements que subissent les aliments importés, cueillis avant maturité… le plaisir gustatif n'est pas le même, la qualité non plus. Il est également conseillé de manger un plat cuisiné peu de temps après sa préparation, de ne pas le laisser plusieurs jours au réfrigérateur, sous peine de voir se perdre les qualités des produits avec lesquels il a été réalisé.

On évitera de manger les aliments réfrigérés (le froid limite l'action du Feu digestif, le métabolisme de digestion) et on choisira les modes de transformation les plus respectueux de l'aliment (en limitant l'utilisation d'une chaleur trop importante, par exemple, qui détruit les qualités nutritionnelles). Encore une fois, il n'y a pas lieu de se décourager devant les difficultés d'approvisionnement, le manque de temps… Consommer au moins un aliment préparé à la maison par repas sera déjà une bonne chose.

Les gunas, qualités intrinsèques des aliments

Dans les védas, les sages indiens définissent une classification des sources nutritives. Toutes ont une action particulière, indispensable au bon fonctionnement de notre organisme.

LES ALIMENTS SATVIQUES (*SATVAS*) : LA VITALITÉ
Ce sont les fruits frais et secs, les graines germées, les légumes. Ils sont chargés de lumière, de légèreté, de fluidité, de pureté. Ils apportent à l'organisme ces mêmes qualités : la force, la joie, la conscience, le calme. Ce sont les aliments à privilégier.

LES ALIMENTS RAJASIQUES (*RAJAS*) : L'ÉNERGIE
Ce sont les laitages, les céréales, les légumineuses, les sucres et les graisses (aliments glucidiques et lipidiques). Ils donnent énergie, puissance, résistance, rapidité, mouvement.

LES ALIMENTS TAMASIQUES (*TAMAS*) : LA STRUCTURE
Ce sont les sucres raffinés, certaines viandes riches, les aliments qui manquent de fraîcheur ou qui ont été cuisinés trop « violemment » (voir p. 45). Ils sont lourds, dépourvus de vitalité, conduisent à la paresse, à l'immobilité. En revanche, ils sont importants pour la structure et la stabilité.

Selon l'ayurvéda, les aliments « s'imprègnent » de ce qui les entoure et en acquièrent les qualités particulières, le rayonnement, la lumière. Les graines germées, les jeunes pousses, par leur grand potentiel vital, possèdent des propriétés éthériques et aériennes ; les aliments mûris naturellement portent l'énergie solaire ; les tubercules ont capté l'énergie de la Terre. La viande porte en elle la nature de l'animal, laquelle dépend de son mode de vie (lourde si c'est un bovin sédentaire qui rumine, plus légère si c'est un animal qui gambade) et de son type d'alimentation (carnivore ou herbivore). Mais elle enregistre aussi la mémoire du processus par lequel elle est parvenue jusque dans notre assiette : conditions d'élevage, alimentation, stress de l'abattage… – facteurs auxquels sont sensibles de nombreuses personnes. Pour finir, la nourriture emmagasine d'une certaine façon le « rayonnement humain », c'est-à-dire l'état d'esprit de ceux qui cultivent ou élèvent, comme de ceux qui cuisinent puis servent les plats.

La qualité ayurvédique des aliments
Selon l'ayurvéda, la qualité d'un aliment est déterminée par les points suivants : *rasa*, le goût ou la saveur ; *guna*, la qualité (voir ci-dessus) ; *virya*, la polarité ; *vipaka*, l'effet post-digestif, et *prabhav*, l'effet inexpliqué.

Rasa : le goût, la saveur

L'ayurvéda s'appuie sur les six saveurs, ou goûts, des aliments : sucré/doux, acide, salé, piquant, amer et astringent. Ces six goûts, s'ils sont inégalement répartis dans notre alimentation, sont tous utiles. Veillons à n'en oublier aucun ! Remarquons que certains aliments possèdent plusieurs saveurs — le pamplemousse est acide mais aussi un peu amer, l'abricot est doux mais aussi acide ; quant à l'ail, il possède toutes les saveurs sauf la saveur acide.

Nous aborderons pour chaque goût son lien et son impact avec et sur les cinq Éléments et les *doshas*, *vata*, *pitta*, *kapha* — que nous désignerons désormais par V, P et K —, ses bienfaits et son action sur l'organisme, les problèmes liés à un excès d'une saveur.

RASA ET LES DOSHAS

Le tableau ci-dessous, simplifié pour faciliter la compréhension, récapitule les différents liens entre les *doshas* — *vata*, *pitta* et *kapha* — et les six saveurs telles que nous les avons définies plus haut. Les cases blanches mettent en évidence les goûts qui apaisent les *doshas* (diminution), celles en couleur ceux qui les stimulent (augmentation). Par exemple, le doux apaise *vata* et *pitta*, et augmente *kapha*.

VATA (Éther, Air)	PITTA (Feu, Eau)	KAPHA (Terre, Eau)
doux	doux	doux
acide	acide	acide
salé	salé	salé
piquant	piquant	piquant
amer	amer	amer
astringent	astringent	astringent

LES ACTIONS DE RASA SUR L'ORGANISME

Le tableau que vous trouverez aux pages suivantes récapitule les actions et les effets de chaque saveur sur l'organisme, lesquels peuvent être déduits assez logiquement d'après les liens entre saveurs, *doshas* et Éléments. Il ne s'agit ici que d'exemples basiques de simplification et de classification qui permettent d'en comprendre les mécanismes, mais qui ne reflètent pas en totalité la richesse et la subtilité de l'ayurvéda.

GOÛTS ET SENSATIONS

Le goût sucré remplit la bouche et donne du plaisir au cinq sens. L'acide fait saliver, donne la chair de poule, agace les dents délicates et fait plisser les yeux. Le salé fait également saliver et relève la saveur des aliments ; en excès il brûle la gorge. L'amer reste longtemps présent en bouche et domine pendant ce temps tous les autres goûts. Le piquant brûle la gorge et le palais, fragilise la langue et peut la faire enfler ; il fait pleurer, moucher, saliver. Quant à l'astringent, il dégage sa saveur doucement et efface les sensations de tous les autres goûts ; il a également pour effet de ralentir le passage de la nourriture dans le tube digestif, et peut rendre la respiration irrégulière.

SAVEUR	ACTION GÉNÉRALE SUR L'ORGANISME	PROBLÈMES EN CAS D'EXCÈS
DOUCE	• équilibre et adoucit • apaise les inflammations (muqueuses) et les sensations de brûlures (acidités gastriques, ulcères) • soulage la soif • nourrit globalement tous les tissus (anabolisant) • nécessaire pour les enfants en période de croissance • favorise la formation du tissu adipeux • donne une forme de stabilité • augmente le niveau d'énergie, notamment au niveau musculaire • procure rapidement la sensation de satisfaction des sens • procure une sensation d'harmonie • prolonge la vie (force et longévité)	• affecte la rate et le pancréas • à éviter en cas de diabète, d'obésité, de tumeurs, de vomissements, de fièvre, de rhume ou de tout autre type de refroidissement, de congestions, d'urticaire, de maux de tête, etc.
ACIDE	• énergétisante, anabolisante • réduit gaz et ballonnements • stimule le transit intestinal (action sur les muscles péristaltiques) • stimule l'appétit • aide à percevoir les goûts • accélère la croissance des tissus, à l'exception des organes reproducteurs • réchauffe (en absorption interne) • rafraîchit en application externe • augmente le « Feu digestif »	• atteint le foie et le cœur • donne soif • provoque des irritations (eczéma, acné, psoriasis, etc.) et des inflammations (maladies en « ite ») • favorise les hémorragies.
SALÉE	• sédative • légèrement laxative • stimule la digestion (en petite quantité) • purgative (en quantité moyenne) • dissout les toxines accumulées dans les tissus • stimule la salivation • nettoie les canaux d'énergie • resserre les tissus (gencives) • diminue les spasmes du côlon • maintient le processus électrolytique du corps	• déséquilibre les reins • attention en cas d'hypertension, d'hyperacidité, d'hémorragies, de maladies oculaires. • annule l'effet des autres goûts s'il est en trop grande quantité • augmente la viscosité du sang

SAVEUR	ACTION GÉNÉRALE SUR L'ORGANISME	PROBLÈMES EN CAS D'EXCÈS
PIQUANTE	• réchauffante, permet de lutter contre le froid • asséchante • aide à lutter contre les œdèmes et les éruptions cutanées urticantes • stimule toutes les fonctions organiques • stimule les perceptions gustatives • nettoie la bouche et les sinus • favorise la circulation sanguine et l'élimination des toxines • augmente les perceptions (légèreté)	• attaque les poumons • à éviter en cas de fièvre, de vertiges, de tremblements, de brûlures • provoque fatigue, soif, inflammations, tremblements, insomnies, douleurs • affecte les cellules reproductrices
AMÈRE	• détoxifiante et reconstituante • améliore le fonctionnement mental (légèreté de l'esprit) • calme la soif • chasse les vers intestinaux • lutte contre les démangeaisons, les nausées et les brûlures • raffermit la peau et les muscles • réduit le volume des selles et des urines • refroidit l'organisme (bon pour la fièvre) • augmente la perception des goûts • tonique, digestive, carminative	• agressive pour le cœur • à éviter dans toutes les manifestations de sécheresse : constipation, peau et cheveux secs, sécheresse des muqueuses, etc. • réduit le volume des fluides (sang, sperme, plasma)
ASTRINGENTE	• resserre tous les tissus et accélère la cicatrisation • dessèche, neutralise les écoulements liquides (diarrhée, transpiration excessive, rhume) • accélère la cicatrisation des tissus • contribue à la coagulation sanguine • sédative	• affecte le côlon • à éviter en cas de flatulences, de constipation, de mauvaise circulation, de fragilité des parois veineuses et artérielles, de paralysie • provoque des spasmes

Virya, la polarité

À cette classification des aliments selon les *gunas* s'ajoutent les deux polarités présentes dans toute source d'énergie : l'énergie du soleil, ou énergie positive, qui prodigue au corps de la « chaleur », et l'énergie de la lune, ou énergie réceptive, qui prodigue au corps du « froid ». On donne donc le qualificatif de « solaire » aux aliments réchauffants (comme le poivre) ou de « lunaire » aux aliments rafraîchissants (comme la banane).

Vipaka, l'effet postdigestif
Le goût, *rasa*, évoqué plus haut, se manifeste au moment où nous absorbons un aliment. La perception est assez immédiate. Mais, au cours des douze heures suivant son ingestion, l'aliment peut avoir un « effet » qui diffère du goût de départ. C'est ce qu'on appelle l'effet postdigestif, ou *vipaka*. Ainsi, une substance douce a un effet postdigestif doux, les saveurs salées et acides se transforment en saveur acide dans le tube digestif, et les saveurs piquantes, amères, astringentes ont un effet postdigestif piquant.

Prabhava, l'effet inexpliqué
Prabhava désigne les exceptions, cas particuliers et effets inexplicables. Ainsi, le *prabhava* du citron vert est doux et non acide, celui du gingembre frais est doux (mais piquant lorsqu'il s'agit de gingembre sec), et celui de la banane est acide, bien qu'au départ la saveur soit douce.

La préparation des aliments
Nous avons vu que de nombreuses caractéristiques s'appliquent aux aliments et que l'on peut jouer sur une multitude de facteurs pour cuisiner, se nourrir et se soigner. La méthode de préparation des aliments va apporter encore un certain nombre de paramètres. Un bon cuisinier dispose alors d'une palette très large d'éléments pour composer un repas qui soit en adéquation avec chaque personne, pour son plaisir gustatif et sa santé. L'art de la cuisine prend ainsi toute sa dimension : faire plaisir, prendre soin, apporter une sorte d'équilibre. Dans les familles indiennes, mères et grands-mères connaissaient ces règles et savaient adapter les mets qu'elles préparaient aux saisons et aux personnes.

Couleurs et textures
La couleur et la texture des aliments ont une importance particulière, en lien avec les *doshas* comme avec les Éléments. Ainsi, une huile ou un aliment aqueux, comme une soupe bien épaisse, évoqueront l'Élément *kapha* (lourd, huileux, mouillé, etc.). Un biscuit sec sera plutôt de nature *vata* (sec, craquant, léger, etc.). Les couleurs chaudes sont généralement associées à *pitta* et au Feu, les couleurs froides et sombres à *kapha*, les couleurs claires à *vata*.

Les couleurs ont par ailleurs un impact non négligeable sur l'appétit. Elles déclenchent le phénomène de salivation, qui prépare la digestion : une belle fraise rouge ouvre l'appétit, un aliment verdâtre ou noirâtre provoquera plutôt le dégoût. L'alternance et l'harmonie des couleurs des aliments permettent de composer un « tableau » qui, en plus de séduire la vue, ouvrira l'appétit et préparera le travail de digestion.

Les incompatibilités

Certains aliments, même excellents pris individuellement, ne doivent pas être combinés. Tout l'art du cuisinier sera de connaître ces cas particuliers pour limiter les erreurs dont la digestion ferait les frais. Les incompatibilités alimentaires peuvent également provoquer d'autres effets, comme des problèmes dermatologiques.

L'utilisation de certaines épices et de certains modes de cuisson ou de transformation (voir p. 52) permettent de contrebalancer les incompatibilités alimentaires. Parmi les épices utilisables, citons l'*Asa foetida* qui, incorporée aux préparations, a pour propriété de réduire les ballonnements et les flatulences, une des manifestations des incompatibilités alimentaires, car les aliments insuffisamment digérés fermentent. Si les incompatibilités sont assez facilement gérables pour un organisme jeune et fort, on prêtera une attention particulière aux sujets plus fragiles ou chez lesquels il existe un déséquilibre à traiter.

Parmi les préparations (les *samskaras*, voir p. 52), le *vaghar* (voir ci-contre), un des piliers de la cuisine ayurvédique, est particulièrement précieux. On dit qu'il « donne la culture » au plat, qu'il le « civilise ». Il associe les vertus principales des épices qui le composent, variables selon la recette, et l'aliment cuisiné. Le corps gras employé fixe les arômes délicats et le mode de préparation apporte l'énergie de l'Élément Feu (entre autres, la capacité de digestion).

Il faut également éviter le mélange des produits bruts et des produits cuisinés, car la transformation peut changer radicalement les propriétés des aliments (voir ci-dessous).

Enfin, les fruits (y compris la tomate, l'avocat et les fruits secs) seront mangés en dehors des repas (environ une heure ou une demi-heure avant — ou deux à trois heures au minimum après) et sans aucun autre aliment ni accompagnement. Leur digestion doit être complètement dissociée de celle d'autres substances.

PRÉPARER UN VAGHAR

Dans un peu d'huile de sésame chaude (ou tout autre corps gras, comme le beurre clarifié, ou *ghee,* ou d'autres variétés d'huiles qui supportent bien la chaleur), faire revenir délicatement les épices fraîches (ail, gingembre frais) puis les épices sèches (bâton de cannelle, graines de moutarde et de cumin). Lorsque l'odeur des épices se révèle, incorporer les ingrédients du plat. Les épices en poudre, plus délicates et volatiles, sont incorporées vers la fin de la cuisson (coriandre, curcuma, cumin en poudre, par exemple).

Pour que le *vaghar* soit réussi, il faut être attentif à la préparation. Le corps gras doit être chaud sans brûler (sinon, il libère des composés toxiques). Les épices doivent revenir sans noircir, sans quoi elles perdent leur arôme au lieu de le dévoiler. Un délicat équilibre à trouver...

Samskaras, les transformations des aliments

La cuisson, les associations, la conservation agissent sur les aliments en leur imprimant des caractères particuliers. Les qualités intrinsèques de l'aliment sont modifiées par le type de préparation. L'objectif de la préparation est bien sûr d'en améliorer la subtilité, de faire ressortir ses effets bénéfiques et d'en réduire les effets néfastes. C'est ce que l'on appelle les *samskaras*, un terme qui signifie littéralement « donner la culture à l'aliment », le « civiliser ».

Nous avons déjà évoqué l'action du *vaghar*, mélange d'épices qui apporte son « alchimie » spécifique à un plat. Vient ensuite l'intervention de l'Élément Eau : trempage, bouillon, cuisson vapeur, dilution (par exemple, les fruits secs trempés ont de meilleures qualités nutritives ; le lait dilué est moins lourd à digérer). L'utilisation de l'Élément Feu (cuisson, friture, grillade) est parfois absolument nécessaire pour que l'aliment soit consommable. L'Élément Air intervient dans le barattage et le mixage. Le temps et le lieu de conservation agissent également sur les aliments (saumure, conservation dans l'huile ou dans l'alcool), tout comme l'assaisonnement et les épices, la concentration ou les réductions, ou encore l'écrasement. Même les récipients dans lesquels sont contenus les aliments y impriment leur propre énergie selon le matériau (métal, terre cuite ou cuivre).

Les repas

Les textes anciens de l'ayurvéda conseillent de ne s'alimenter qu'après avoir nourri les divinités, les parents, les adultes, les anciens, les enfants, les employés et les animaux domestiques. Cette attention portée aux autres met en valeur l'importance accordée à ce qu'on mange, à la façon dont on le mange, à l'état d'esprit intérieur.

L'état d'esprit et l'atmosphère

Pour l'ayurvéda, absorber la nourriture, c'est faire comme une sorte d'offrande, une prière. Cela doit être un acte conscient et important, et pas uniquement un réflexe ou une habitude destinée à satisfaire nos besoins physiques. L'ayurvéda recommande ainsi une purification interne et externe, ou, au moins, un état d'esprit respectueux. Chacun pourra trouver dans sa culture une façon de redonner à l'alimentation son importance, ne serait-ce qu'avoir une pensée pour ceux qui ont œuvré pour que l'aliment se retrouve dans notre assiette, du cultivateur au cuisinier.

Il est conseillé de manger après s'être lavé et habillé soigneusement, en particulier après un exercice physique, pour que le repas soit une fête, même au quotidien. L'action extérieure de l'eau fraîche sur le corps permet une concentration vers l'énergie intérieure, vers *jathar agni* (voir p. 24), le Feu digestif.

L'atmosphère des repas est capitale pour en faire un moment heureux. L'alimentation est associée au plaisir du palais, au plaisir du partage en famille ou entre amis. Toute tension, discussion, dispute influencera la digestion, le moral… Manger en silence de temps à autre est une bonne habitude. Le repas devient alors un moment intérieur et méditatif, une occasion de se ressourcer.

Quand manger et boire ?

La logique nous dirait : « Quand on a faim », c'est-à-dire que notre horloge biologique prime sur l'heure des repas fixée à l'avance. Mais la sensation de faim se déclenche parfois à la seule vue d'un mets appétissant, ou encore si nous nous ennuyons ou si nous sommes stressés. C'est ce qui conduit au grignotage, à une forme de dispersion.

La véritable faim est celle qui apparaît lorsque le repas précédent est complètement digéré. Physiologiquement, dès que l'on commence à manger, le système digestif reçoit le message d'une nouvelle « livraison » (goûts, couleurs, odeurs, etc.) et déclenche les actions nécessaires : sécrétions de sucs digestifs, mouvements péristaltiques de l'intestin, etc. Si le système digestif n'a pas fini le traitement du précédent repas, le processus est interrompu pour prendre en compte le nouveau, et il se produit une forme de télescopage dans les différents processus de digestion. Le Feu digestif doit alors fournir des efforts supplémentaires et il arrive parfois qu'il s'éteigne. D'où l'importance d'avoir un Feu digestif vivace pour faire face en toutes circonstances.

L'eau, les liquides seront absorbés de préférence en dehors des repas, selon sa soif, plutôt par petites quantités. Là aussi, la mesure est de rigueur : le rein et la vessie auront un surcroît de travail s'ils ont à traiter de gros volumes ou si la quantité journalière de liquide dépasse leur capacité physiologique. Il n'est pas conseillé de boire pendant les repas, car le liquide dissout les sucs gastriques et affaiblit *agni*, le Feu digestif, au moment où il est le plus nécessaire. Si la soif est trop intense, il est possible de boire une petite quantité plutôt vers la fin du repas. En revanche, boire une demi-heure environ après la fin du repas permet le retour à la normale d'*agni*, qui n'a plus besoin d'être à son maximum.

FORTIFIER LE FEU DIGESTIF
Couper de fines rondelles de gingembre frais, les arroser de jus de citron vert (moins acide que le citron jaune une fois digéré) et saupoudrer de sel de roche (plutôt que de sel marin). Manger un peu de ce mélange avant le repas pour augmenter l'appétit et la capacité de digestion.

L'ÉNERGIE DU SOLEIL
Pour l'ayurvéda, l'énergie de la digestion travaille avec celle du soleil ; c'est pourquoi il conseille de ne manger ni avant le lever du soleil ni après son coucher.

LE SEUIL DE CONTENTEMENT

C'est le seuil physiologique, qui permet à l'organisme de disposer exactement de ce qui convient à son fonctionnement. Mais la perception de ce seuil est parfois brouillée par des paramètres psychologiques qui nous conduisent à manger trop ou pas assez. Apprendre à identifier ce seuil en restant à l'écoute de ses sensations est particulièrement important dans toute recherche d'équilibre alimentaire.

En quelle quantité ?

L'ayurvéda recommande de ne remplir l'estomac d'aliments qu'aux deux tiers de ses capacités. Il faut donc absorber un tiers d'aliments solides, un tiers d'aliments liquides, et laisser le dernier tiers rempli d'air pour que le travail de digestion se fasse correctement.

La nourriture lourde (le beurre, les produits laitiers, les produits d'origine animale, les céréales complètes à l'exception du riz basmati, les légumineuses à l'exception du soja vert) ne doit être consommée qu'en volume égal à la moitié de notre capacité de digestion — par exemple, si un litre de lait est nécessaire pour se sentir rassasié, il ne faut en consommer qu'un demi-litre. En revanche, la nourriture légère doit être consommée en quantité équivalente à un peu plus de la moitié de notre seuil de contentement.

Si l'on mange moins qu'il n'est nécessaire, le corps n'est pas vraiment nourri, il manque d'énergie, et les problèmes de *vata* augmentent. Si l'on mange plus qu'il n'est nécessaire, les trois *doshas* sont en déséquilibre. Or, chaque déséquilibre d'un *dosha* augmente celui des deux autres dans un cercle sans fin.

Dans quel ordre ?

De façon générale, l'ayurvéda conseille de commencer un repas par ce que nous appelons « dessert » ou du moins par la saveur douce, sucrée. Le sucré, consommé en fin de repas, est plus difficile à digérer. Il entraîne alors un excès de graisse et des fermentations. Les plats acides et salés seront consommés en milieu de repas et les mets légers et piquants en fin de repas, car ils sont plus faciles à digérer. Cela revient, selon les caractéristiques des saveurs, à aller du plus lourd au plus léger.

En Inde, tous les plats sont présentés en même temps sur la table. Ainsi, chaque personne apprécie les différents mets par ses cinq sens et son corps peut alors lui dicter ceux qu'il faut choisir et en quelle quantité. Une part est laissée à l'appréciation personnelle, à l'instinct.

La phase de digestion

Il est recommandé de ne pas trop prolonger les repas. Au-delà de vingt à trente minutes, les différentes phases de digestion se « télescopent ». Tout de suite après le repas, c'est *kapha* qui domine. Une légère somnolence s'installe. *Pitta* domine la deuxième phase de la digestion. Il effectue l'essentiel du travail en activant les sucs digestifs. Enfin, pendant la dernière partie du processus, *vata* prend le contrôle du travail d'élimination et de circulation.

Après le repas, il est conseillé de se nettoyer complètement la bouche avec un cure-dent, de faire un léger gargarisme à l'eau salée pour nettoyer la gorge, puis de terminer en mâchant un peu de *mukhavas*, mélange digestif d'épices composé de clous de girofle, de noix de muscade, de réglisse et d'anis vert.

Pendant les quelques minutes qui suivent les repas, il faut éviter de trop parler, de regarder la télévision ou de travailler sur ordinateur, et même de se déplacer en voiture ou d'exercer une activité physique, car cela augmenterait *vata* et gênerait l'action du Feu digestif. Il est préférable de marcher ou de faire une courte sieste d'une vingtaine de minutes, couché sur le côté gauche.

UNE RÈGLE D'OR
« Boire les aliments solides, manger les aliments liquides ». Cette règle signifie que les aliments doivent être bien mâchés, jusqu'à ce qu'ils soient quasiment liquides, et que les liquides doivent être bus aussi lentement que si on les mâchait.

Vihara, le mode de vie

Le concept de *vihara* est rattaché à la notion de mouvement, le mouvement étant ce qui caractérise la vie : dans quel mouvement vivons-nous, avec qui, à quel endroit ? Quel est notre lieu d'habitation, l'endroit où nous mangeons, où nous travaillons, où nous dormons ? Quelles sont notre heure de coucher, de lever, nos pratiques sportives, artistiques ? L'ensemble de ces paramètres influence notre corps et notre comportement.

L'environnement, dans lequel nous évoluons, tant humain que matériel, a une influence non seulement sur notre état d'esprit mais aussi sur notre santé. Le bruit, l'agitation, la désorganisation, le contact avec des personnes au caractère difficile ont des conséquences. Il appartient à chacun de trouver les ressources pour éviter ou gérer les situations qui peuvent être néfastes et trouver l'équilibre qui permettra de constituer et de conserver notre capital santé. Nous avons par ailleurs la possibilité de nourrir notre mode de vie et notre environnement par des exercices et des activités qui contribuent à notre bien-être.

L'ayurvéda conseille également de prendre du temps pour développer les amitiés pour pouvoir se confier, discuter librement, partager ses pensées et points de vue. Ces échanges sont bénéfiques et agissent comme une soupape de sécurité. Il est possible également d'avoir recours à l'aide d'un psychologue, d'un médecin ayurvédique, d'un guide spirituel. Chaque personne selon ses compétences a un rôle à jouer, un conseil à donner sur la façon de s'épanouir.

L'ayurvéda considère également que l'inconscient joue un rôle prépondérant dans nos existences. L'occulter en se noyant dans l'activisme signe souvent une peur de se trouver face à soi-même, de connaître sa propre face cachée.

Le concept de *vihara* nous fait comprendre comment profiter de sa vie, comment organiser son temps de façon intelligente pour son évolution et son épanouissement. Un épanouissement qui n'est pas seulement un aboutissement ou un résultat. Il est un épanouissement sur la durée, que ce soit tout au long de la journée ou tout au long de la vie. L'ayurvéda suggère ainsi de se ménager de micro-moments de détente et de bien-être tout au long de la journée, pour prévenir l'épuisement, en continu et non par à-coups. Cela inclut des moments privilégiés pour profiter de sa famille, de ses amis, du temps pour approfondir une discipline artistique, du temps pour se retirer parfois dans le silence d'une retraite, pour contempler son existence, faire un bilan avant de se lancer en avant.

Manovyapara, les pensées

L'homme est un être pensant. Manas, ou le mental, est la caractéristique de man, l'être humain. Manovyapara est ce qui se passe dans notre mental, les pensées qui nous habitent, que ce soit dans notre vie professionnelle, affective ou spirituelle.

Nous considérons que l'homme est supérieur dans l'échelle de la création car il est capable de penser, de réfléchir, d'organiser. Pourtant, au niveau mental, il a encore de grandes faiblesses, qui rejaillissent sur le corps physique et émotionnel.

L'esprit, ou le mental, devrait être comme une forteresse intérieure, un lieu qui n'appartient qu'à soi. Mais, jour et nuit, nous sommes envahis par toutes sortes de pensées. Et si dans notre maison, nous ne laissons entrer que les personnes qui y sont invitées, elles ne sont pas toujours autorisées à pénétrer dans les pièces les plus intimes. Nos pensées, elles, qu'elles soient positives ou négatives, entrent dans notre esprit intime sans invitation, parfois par effraction.

Nos efforts pour repousser les pensées négatives restent parfois sans effet, et elles reviennent nous déranger avec force et insistance, portant atteinte à notre moral, influençant notre état d'âme, provoquant la tristesse et la perte de notre joie de vivre. Les pensées positives ont, elles, un effet inverse, et nous mettent en état de joie. Les pensées positives nous aident à avancer dans la vie, à améliorer nos relations avec les autres, et, agissant comme une sorte de catalyseur, nous aident à progresser intérieurement.

Selon *manovyapara*, le bonheur se définit par un mental calme et apaisé, la connaissance de son propre monde intérieur, savoir repérer les pensées amies ou ennemies et les gérer – ou pas !

Les techniques de yoga nidra, de méditation (voir p. 200), et toutes les formes de relaxation ou d'intériorité, peuvent nous aider dans cette démarche.

MAINTENIR L'ÉQUILIBRE

En suivant les concepts de *Ahara*, *Vihara* et *Manovyapara*, il est possible d'établir le programme d'une journée idéale, fondé sur une routine journalière appelée *Dincharya*, qui permettrait de maintenir un bon équilibre général. (De même, il existe une routine saisonnière, *Ritusharya*, que nous ne détaillerons pas ici.)

LA ROUTINE JOURNALIÈRE : DINCHARYA PAS À PAS

- Se lever tôt, si possible 2 heures avant le lever du soleil : c'est le moment où *vata* est prédominant, les idées sont claires, le corps est léger, c'est le moment idéal pour méditer (il est plus facile de se lever à ce moment que dans le milieu de la matinée, période de prédominance de *kapha*, qui laisse lourd et embrumé).
- Boire 1 ou 2 verres d'eau cuivrée (voir p. 99).
- Éliminer selles et urines, première action simple de détoxification.
- Pratiquer *gandouche* (voir pp. 166-167) pour éliminer les toxines de la bouche.
- Se laver la langue, les dents, les yeux, le visage, le nez.
- Pratiquer un auto-massage, selon le temps dont on dispose, de 5 à 30 minutes (voir pp. 204-213).
- Pratiquer quelques exercices physiques, par exemple des postures de yoga (voir pp. 170-195).
- Prendre une douche tiède ou fraîche selon la saison (préférez l'eau vive de la douche plutôt que l'eau « stagnante » du bain, l'effet sera meilleur pour évacuer toxines, tensions…).
- Pratiquer quelques respirations calmes qui conduisent tranquillement vers un état de méditation ou de prière.
- Prendre le petit-déjeuner (voir pp. 100-103).
- Prendre soin de ceux qui nous entourent.
- S'habiller pour aller travailler.

- Travailler pour subvenir à ses besoins (la journée est globalement dominée par *pitta*, c'est la période propice à l'activité, les repas...).
- Faire une sieste de 20 minutes après le repas, si possible (ou respiration 8/16/32, voir p. 214).
- Au retour du travail, pratiquer une activité artistique ou sportive.
- Prendre un moment pour le contact avec les cinq Éléments de la nature (voir pp. 15-18).
- Purifier le corps en prenant une douche.
- Prendre du temps pour les contacts familiaux, amicaux, sociaux.
- Faire un bilan intérieur de sa journée.
- Se ménager un instant de relaxation pour entrer en paix dans le sommeil (voir pp. 196-199).

Pour que la pratique de ces résolutions s'intègre dans la vie quotidienne, il faut que les cinq corps (voir pp. 26-31) soient convaincus et collaborent. Appliquer cette routine soudainement alors que l'on n'est pas habitué à ce mode de vie ne serait pas prudent. Choisissez si vous le souhaitez, de pratiquer une journée de ce type une fois par mois pour commencer, puis une fois par semaine, selon vos possibilités. Petit à petit, votre état général s'améliorera.

Néanmoins, que l'on réussisse ou pas à appliquer *Dincharya*, la cure ayurvédique reste une forme d'entretien et permet de rétablir l'équilibre lorsque des écarts ont été commis.

QUAND L'ÉQUILIBRE EST ROMPU

Pour une approche bien-être, nous avons vu qu'un équilibre de *Ahara*, *Vihara* et *Manovyapara* était indispensable. Quand l'équilibre global de notre être est rompu, nous sommes malades. Dans ce cas, les trois facteurs seront adaptés à la situation sur les conseils d'un thérapeute. Les règles et conseils de l'ayurvéda continuent d'être respectées, mais toujours avec discernement et selon les cas particuliers.

Un point supplémentaire et inévitable doit ensuite être considéré: *aoushadhi* qui signifie « médicaments ». Cela signifie qu'il convient de s'adresser à un bon médecin – qui comprend le patient, et de se faire aider avec les moyens thérapeutiques nécessaires.

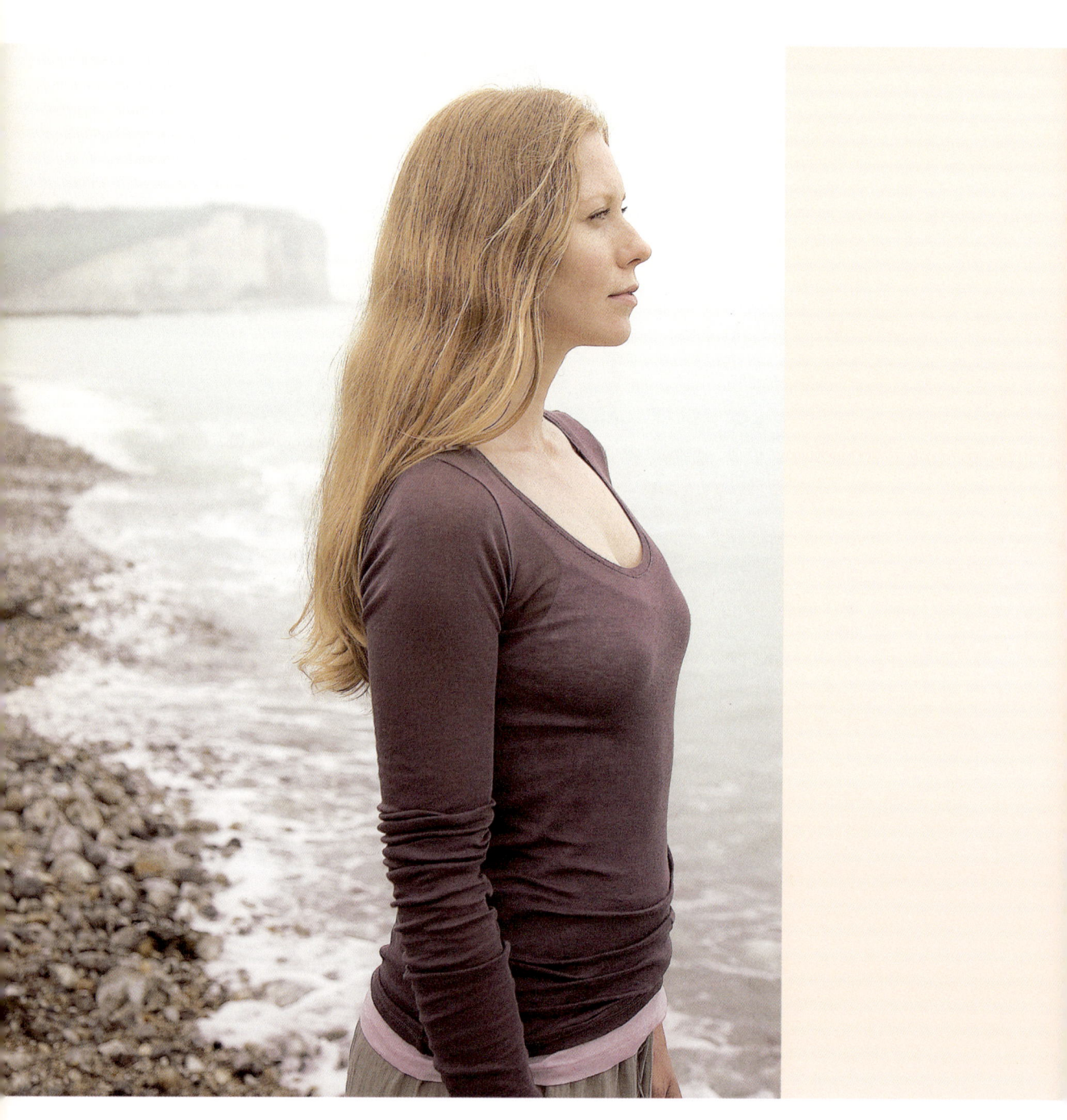

La cure bien-être

Il existe différents types de cures ayurvédiques : les cures médicalisées — qui s'adressent à des personnes malades ou en convalescence —, les cures préventives, qui permettent de « travailler » sur un point particulier, une faiblesse connue, et enfin la cure bien-être, qui permet, en dehors de tout objectif particulier, de renforcer globalement notre « capital santé ». C'est à cette dernière approche que nous allons nous attacher et que nous allons développer.

Les principes généraux

Nous décrirons les principes qui forment une trame standard de la cure, sachant que le « prêt-à-porter » ne peut exister en ayurvéda et que l'approche est forcément personnalisée. Nous détaillerons comment un conseiller ayurvédique étudie le profil d'une personne pour lui proposer un programme adapté.

Philosophie et objectif de la cure

Lorsqu'il est suivi et compris dans toutes ses dimensions, l'ayurvéda permet non seulement d'éviter les problèmes de santé, mais aussi de régénérer le corps, d'éliminer les problèmes chroniques et de prévenir le vieillissement cellulaire. Mais lorsqu'il n'est pas possible de suivre toutes les lois de l'équilibre, la cure que nous allons détailler dans cet ouvrage est un moyen privilégié d'accomplir un « nettoyage » physique, émotionnel et psychique, un renouvellement global qui va toucher les profondeurs de l'être. Son but est d'aboutir à une meilleure compréhension de nos propres mécanismes intérieurs et de favoriser ainsi notre évolution d'une manière positive.

Il est possible de définir les objectifs d'une cure à l'aide de mots clés, qui pourront chacun être interprétés à plusieurs niveaux : celui de l'organisme et de son fonctionnement physique, et celui de nos comportements.

Détoxification, élimination, nettoyage, purification

C'est l'élimination des toxines du corps et des tensions intérieures, du stress, de la fatigue, de l'état de saturation, des idées noires, des déséquilibres et dysfonctionnements divers, peut-être des mauvaises habitudes alimentaires et des comportements inadaptés au maintien de notre bien-être.

Régénération, récupération, rajeunissement

La cure régénère et renforce les tissus comme le moral. Elle renouvelle l'être, offre un nouveau départ, un nouvel élan, permet de se reposer, de faire le point.

Endurance, stabilité, prévention :

L'endurance du corps physique permet de faire face à la fatigue, aux à-coups. L'être intérieur a aussi besoin d'endurance et de courage pour faire face aux aléas plus ou moins agréables de la vie, pour maintenir le cap en toutes circonstances.

Se renforcer permet de mieux résister aux variations du milieu naturel et aux agents pathogènes. Il est alors plus facile de faire face à ses responsabilités, familiales ou professionnelles.

Augmentation du capital santé, de l'immunité, des capacités

La cure donne l'opportunité de mieux découvrir le fonctionnement des cinq sens ; les perceptions sont plus fines, les idées plus claires. Cela peut conduire à développer la sensibilité artistique, l'intuition. La capacité à choisir, à décider, à se remettre en question dans ses rythmes et objectifs de vie augmente. La cure offre le calme nécessaire pour mieux s'organiser et s'adapter, sans heurts.

L'ayurvéda est la science de la prévention des maladies et de l'épanouissement de l'être. La cure ayurvédique est donc un moyen efficace pour atteindre ces objectifs. Elle est conçue de façon plus globale, pour l'épanouissement des cinq sens, pour le bien-être de la santé émotionnelle et pour l'apaisement de l'esprit. Pour ceux qui font la démarche d'une recherche plus intérieure et plus profonde, la cure est également un moyen de développement personnel ou un cheminement intérieur.

Quand faire une cure ?

Au cours d'une vie, l'individu expérimente une multitude de cycles divers, dans la vie familiale, sociale ou professionnelle, avec des phases de naissance ou de démarrage, des phases d'activité, de production, d'expansion, des phases de stagnation, de déclin, avant la fin puis la renaissance d'un autre cycle. La cure peut ainsi être d'une grande aide lors de ces phases particulières, lorsque la résistance ou les capacités d'adaptation sont particulièrement sollicitées : les épreuves, les changements imprévus, agréables ou non, ou les grandes étapes de la vie comme l'adolescence, les périodes d'examens intenses, l'entrée dans la vie active, la naissance d'un enfant (grossesse, accouchement, retour à la maison), le mariage, les deuils, et globalement tous les changements de vie et les chocs émotionnels ou physiques.

Mais idéalement, en dehors de tout événement, il serait souhaitable de faire une cure par an à titre d'entretien. Après 42 ans, cela devient presque indispensable : deux cures par an seraient un idéal, ou au moins des mini-cures de temps en temps et des massages réguliers.

LES CURES DE ROIS

Dans l'Inde ancienne, les rois et empereurs avaient pour habitude de s'éclipser, laissant leurs responsabilités entre les mains de leur fils ou de leurs ministres. Ils faisaient construire une hutte spéciale pour suivre au moins cinq semaines de cure. Le gouvernant se consacrait entièrement à son bien-être, recevant différents soins, pratiquant yoga et méditation.

La cure était aussi un « must » pour tous ceux qui assumaient des responsabilités, sociales ou politiques, les artistes et écrivains, qui en retiraient de meilleures aptitudes pour accomplir leur mission.

Les différentes étapes de la cure

La préparation
Afin de profiter au mieux de la cure, il est recommandé d'effectuer une préparation progressive, en adaptant son alimentation et son mode de vie et en prévoyant quelques phases de détente pour « décélérer » en douceur.

Il s'agit surtout de prendre conscience de l'expérience de bien-être à venir et de se préparer à aller à la rencontre de soi-même, comme lorsque l'on se prépare pour un grand voyage.

Le cœur de la cure
Le cœur de la cure comprend différentes phases. L'oléation interne, à l'aide de différentes substances, va dissoudre les toxines liposolubles de l'organisme et les amener dans le tube digestif pour être ensuite éliminées, alors que les différentes techniques de sudation vont permettre de dissoudre les toxines hydrosolubles. Mais la cure s'organise essentiellement autour de cinq axes :

- la diététique équilibrée, prise avec conscience et concentration (voir pp. 84-115) ;

- les massages, généralement à l'huile, qui constituent l'oléation externe et participent également à rassembler les toxines dans le tube digestif (voir pp. 116-162).

- les soins, qui agissent au niveau des *doshas* en les équilibrant en douceur, grâce à un protocole précis et un déroulé progressif correspondant à une logique particulière ;

- les exercices physiques, le hatha yoga, les promenades, le contact avec les cinq Éléments et les respirations participent à la détente, à la circulation énergétique. Ils ont une action sur l'ensemble de l'organisme et constituent comme une « toile de fond » de la cure (voir pp. 170-195).

- le repos, la relaxation et le sommeil, nécessaires à l'organisme pour intégrer les bienfaits des soins et qui régénèrent le corps et l'esprit (voir p. 196).

La stabilisation ou postcure

La cure ayurvédique est l'occasion de découvrir une nouvelle approche de la santé et de remettre en question certaines de nos habitudes. Reprendre certaines pratiques de cure une fois rentré chez soi permet de potentialiser les effets de la cure et de les inscrire au plus profond de notre façon de vivre (voir pp. 41-59).

Si pour des facilités d'exposé, la présentation de la cure est « découpée » en plusieurs phases, il est important de préciser que, dans son déroulement, ces phases ne se succèdent pas mais sont alternées et s'entrecoupent. Chaque action s'intègre aux autres et toutes les pratiques interagissent entre elles.

Le lieu

Tout au long de cet ouvrage est évoquée l'importance des cinq Éléments, du contact avec la nature, du repos, du bien-être émotionnel, de la beauté et de la qualité de l'environnement. Respecter la nature qui nous nourrit, nous soutient, nous ressource, participe à une vision à long terme.

La santé de l'homme dépend de la santé de la Terre. Sa responsabilité est de veiller à ne pas polluer son univers, ce qui signifie de ne polluer aucun des cinq Éléments : ne pas polluer la Terre (par des cultures irrespectueuses, par du tourisme mal géré qui viole les espaces naturels), ne pas polluer l'Eau (nappes phréatiques, eaux de pluies atteintes par les engrais, pesticides…), ne pas polluer la Lumière (par l'éclairage de nos villes), ne pas polluer l'Air (gaz industriels, pollutions chimiques…), et ne pas polluer l'Éther. L'Éther représente soit l'espace autour de la Terre, que l'homme peut perturber par la présence des satellites (et notamment l'usage qui en est fait, qu'il soit militaire ou scientifique), soit notre propre espace subtil, avec l'influence des pensées négatives que nous générons.

La localisation et la construction du lieu de cure sont aussi importantes. Il doit si possible se trouver loin de la ville et de l'agitation citadine – campagne, bord de mer, forêt, partout où les cinq Éléments sont présents –, et son architecture doit s'intégrer harmonieusement dans son environnement naturel. En Inde, le *vastu shastra*, science de l'habitat, définit les meilleures orientations possibles

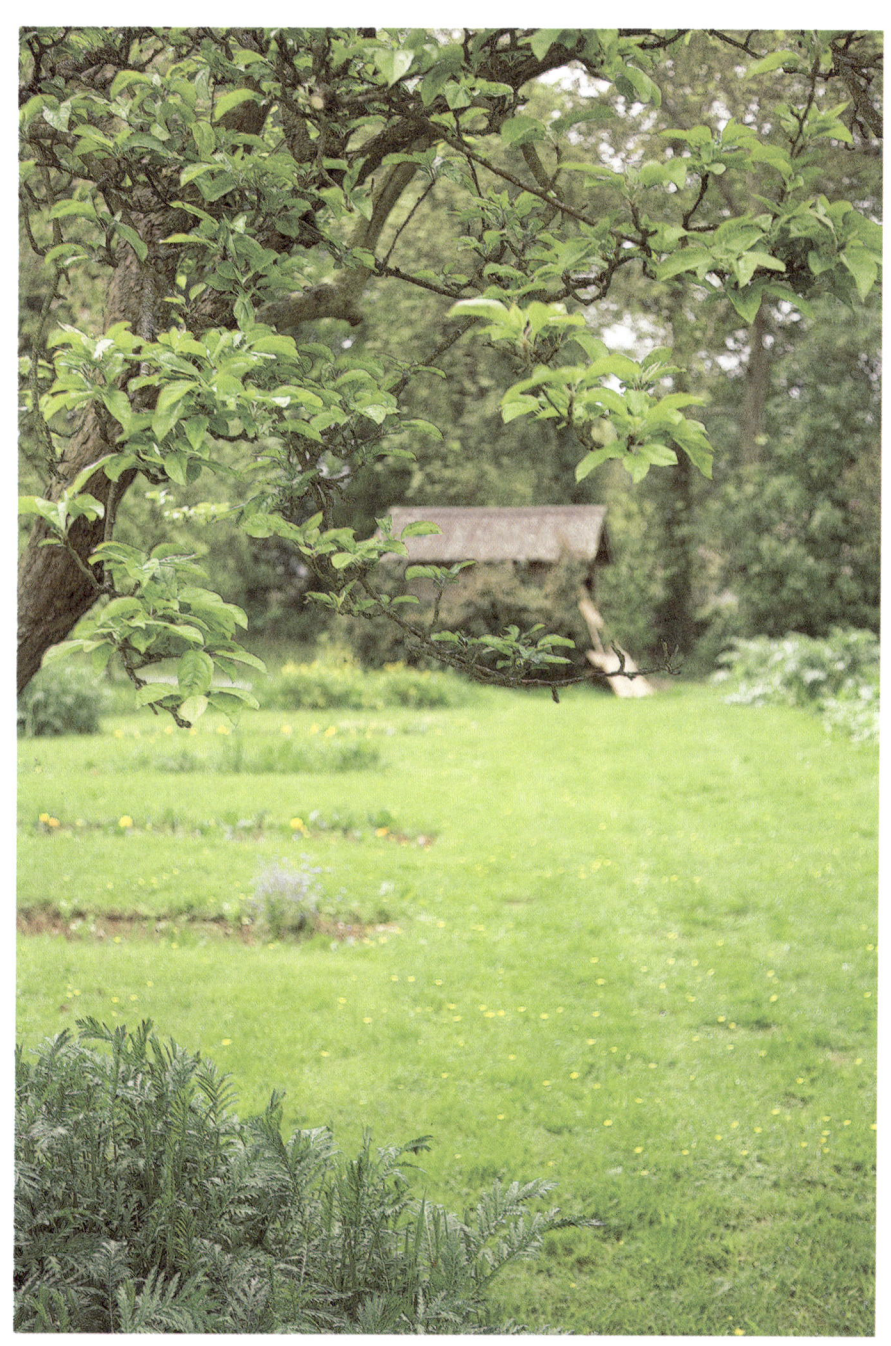

des bâtiments, ouvertures, organisation des pièces, il suggère des corrections, des couleurs pour que la circulation énergétique soit bonne. De même, la qualité des matériaux employés est primordiale, tout comme le choix des énergies et leur gestion économique, la gestion des déchets, le recyclage de l'eau, les modes de culture des potagers et jardins d'ornement.

S'il est fondamental de respecter l'existant et la beauté naturelle des lieux, créer de nouveaux espaces l'est tout autant. Jardins et espaces verts rendent visibles les différentes saisons qui rythment notre vie intérieure et extérieure. Un jardin travaillé avec amour et aspiration est une grande aide pour filtrer les énergies négatives, les mauvaises pensées. La présence des différentes vivaces et fleurs annuelles va faire vivre à la nature son plein épanouissement, et, en retour, participe à notre bien-être.

Chaque jardin ayurvédique comporte différentes plantes médicinales, des arbres fruitiers, des légumes, dans un grand mélange des parfums, de couleurs, de plantes grimpantes et tapissantes, de bosquets et d'arbres immenses. Les arbres, les lacs ou mares, les chemins sont des chemins initiatiques pour nous faire progresser à chaque instant. Le jardin nous apporte le recueillement, la sérénité, le calme et le silence intérieur. Le curiste est ainsi invité à s'occuper de la Terre, à sa façon, une vingtaine de minutes par jour au moins. C'est une façon de participer à la beauté de la Terre, de ne pas en être simple consommateur. Cette invitation est valable pour la durée de la cure mais également à tout moment, dans chaque lieu où l'on se rend comme chez soi.

ÊTRE CURISTE

Le curiste idéal sait tout d'abord prendre soin de lui-même, dans le respect de son propre rythme, de son corps, de sa situation. La cure est un moment de retrouvailles avec soi-même, une bulle de calme et de silence au milieu de l'agitation quotidienne. Jouer le jeu n'est pas toujours facile au début, il y a toujours une dernière chose à régler, un dernier coup de téléphone à donner... et voilà encore des pensées et des préoccupations qui prennent la place que nous comptions accorder aux bienfaits des soins et du repos. Laisser chez soi son téléphone, son ordinateur, sa montre tient parfois de l'arrachement, mais cela en vaut la peine !

Se retrouver avec soi-même, c'est aussi accepter que les soins et l'attention que l'on va recevoir ne sont pas « standardisés », et que, par exemple, même si un soin nous fait très envie parce qu'on en parle dans les magazines, il ne nous est peut-être pas adapté, ou alors pas tout de suite ; c'est aussi comprendre qu'un voisin de cure va recevoir un soin que soi-même on ne recevra pas du tout, ou à un autre moment. Être avec soi-même, c'est renoncer à se comparer aux autres, c'est accueillir son propre rythme, c'est accepter peut-être, un jour, de ne pas ressentir ce qu'on imaginait.

En un mot, il faut faire confiance au processus de la cure, à ses effets qui se manifesteront peut-être au bout de deux jours, parfois seulement quelque temps après la cure.

Chaque curiste a sa propre réceptivité, son rythme d'intégration et de maturation, son expérience des soins ayurvédiques, ou simplement son approche du corps et du toucher.

Le déroulement de la cure

L'objectif de la cure est d'augmenter *ayu*, « l'élan vital », et de prolonger la durée de la vie. Ce n'est pas uniquement l'absence de maladie qui guide la démarche, mais aussi la qualité de la vie, le bonheur et l'épanouissement. Cela n'est possible, selon l'ayurvéda, que si les cinq corps sont en harmonie, et que santé et équilibre sont présents à tous les niveaux de notre être.

Les grandes lignes

Au cours d'une semaine de cure, le protocole suit une logique que le curiste ne perçoit pas forcément de premier abord, mais que l'on peut synthétiser : le processus de cure se déroule dans un premier temps de l'extérieur vers l'intérieur, puis se déploie dans le sens inverse, de l'intérieur vers l'extérieur ; les soins proposés vont d'abord prendre en considération le corps physique, le plus tangible, le plus accessible, le plus perceptible : en régulant les *doshas* ; en fortifiant les *dhatus* ; en stimulant les *agnis* ; en facilitant l'élimination des *malas*.

Les massages et soins sont espacés de temps de repos plus ou moins longs, non seulement destinés à la détente physique mais aussi à l'installation d'une atmosphère propice à l'entrée dans *Pratyahara*, étape de « retrait des sens » (voir ci-contre), qui précède *Dharana*, phase de concentration, et *Dhyana*, phase de méditation.

Les soins clés du premier jour

Le curiste bénéficie en douceur d'une action rééquilibrante des trois *doshas* dès la première journée grâce aux soins suivants.

KANSU

La pratique de Kansu (voir p. 124), massage des pieds avec un bol en alliage métallique a pour vertu d'équilibrer *pitta* et de toucher les points réflexes de la plante des pieds, donc d'agir sur l'ensemble du corps et des organes.

MASSAGE DU DOS

Le massage approfondi du dos (voir pp. 116-123) aura pour effet d'éliminer les tensions qui se logent dans cette partie du corps. C'est la zone où toutes les cris-

---

LE RETRAIT DES SENS

Nos cinq sens nous permettent de recueillir des informations du monde extérieur. Ils nous mènent vers une forme d'extériorisation, d'action sur notre environnement, de mouvement. *Pratyahara* est une pratique définie par le grand maître de yoga Patanjali, consistant à inverser ce mouvement, à utiliser les sens pour entrer vers une phase d'intériorisation. C'est une phase que l'on peut comparer au point mort d'une boîte de vitesse, une phase neutre, calme, qui sert de point intermédiaire vers la « marche arrière » (ou « marche intérieure ») qui serait les phases de contemplation et de méditation.

pations et les tensions de la vie quotidiennes vont se loger, dans un premier temps.

SHIRODHARA

Shirodhara, application d'un filet d'huile sur le front (voir p. 155), agit notamment sur *vata*. Après avoir « travaillé » sur les pieds, en relation symbolique avec la Terre, on approche avec ce soin les points clés *adhipati* (au sommet de la tête, lié à l'ouverture de la conscience élargie) et *sthapani*, le « troisième œil ». Grâce à Shirodhara, le cerveau est équilibré par le mouvement de va-et-vient de l'huile de sésame tiède qui va effleurer le côté gauche et le côté droit du front, puis s'écouler doucement au niveau de la tête. Ce mouvement de va-et-vient va agir sur les grands canaux d'énergie décrits dans l'anatomie subtile de l'être (voir pp. 32-37). Les glandes endocrines du cerveau (glande pituitaire, hypothalamus, hypophyse) sont stimulées. La pratique restaure un état de calme, d'équilibre.

On applique également des compresses de sel chaud au niveau de la poitrine, où s'accumule *kapha*, autre zone capitale de tensions, celle où on accumule souvent des souffrances psychiques et émotionnelles profondes. La chaleur sur la poitrine et l'action anti-*kapha* du sel participent également à redonner une meilleure respiration.

MANOVYAPARA

Prodigués au corps physique, les soins clés agissent à un niveau déjà plus subtil. Pour accompagner ces soins, il est indispensable de faire collaborer les pensées, de se relaxer, de méditer, d'apaiser son mental afin de participer aussi à la restauration de son bien-être, notamment à travers le contact avec les cinq Éléments, avec la nature (voir pp. 15-18).

La combinaison de toutes ces approches crée une synergie qui permet à la cure d'être bénéfique, même si individuellement, chaque soin, chaque conseil a son efficacité. C'est l'ensemble qui rend plus perméable et réceptif, qui élargit la conscience et les horizons.

Le reste de la semaine

Après avoir abordé certaines parties du corps le premier jour, les soins du deuxième jour viseront à une plus grande globalité, par des massages tels qu'Abhyanga (voir p. 140) ou Pichauli (voir p. 146). Le corps sera plus abondamment huilé et sollicité du sommet du crâne jusqu'à la pointe des pieds.

Puis les soins et les massages s'étalent tout le long de la semaine, avec une approche progressive. Les premiers jours sont consacrés aux massages doux : les pieds, le dos sont des zones assez faciles à « présenter », même si on a peu l'habitude des massages et des soins du corps. C'est un peu une phase d'apprivoisement où curistes et thérapeutes entrent petit à petit dans une expérience de confiance mutuelle. Les jours suivants, le corps se découvre un peu plus avec les grands massages. Le corps est un peu plus exposé pour un voyage intérieur plus profond. Les curistes qui découvrent ces grands massages sont souvent surpris, ils prennent conscience de parties de leur corps jusque-là ignorées, découvrent des tensions endormies auxquelles ils s'étaient habitués. Un nouveau lien se créée physiquement et intérieurement, on se sent « rassemblé ». C'est aussi une expérience du toucher à laquelle nos modes de vie ne nous ont pas habitués : des textures, des douceurs, des pressions, des rythmes… Tout un monde de sensations inédites s'inscrit sur notre peau.

Au fur et à mesure de l'avancement de la semaine, chaque partie du corps est massée en détail et plus en profondeur. Petit à petit, par l'oléation et la sudation, le corps accède à la détente, la circulation, au relâchement, à la libération.

Au milieu de la semaine, comme après quelques jours d'exercices physiques inhabituels, le corps ressent un petit point de fléchissement dans son énergie. Le soin ré-énergétisant par excellence est alors le massage au riz au lait, Shastishalipindsweda (voir p. 148).

En fin de cure, un dernier massage global récapitule et réunifie l'être entier, après quelques jours intenses.

La durée des soins

La durée des soins est un facteur important de la cure. Dans une cure bien-être, elle est calculée pour produire des effets d'équilibre, d'harmonisation, de retour à la normale, dans un but essentiellement préventif et un objectif de remise en forme.

En Inde, la notion du temps est différente, des soins peuvent s'étaler sur plusieurs semaines. Les traitements sont disséminés au milieu de longues phases

> La durée des massages est variable selon le nombre de soins reçus dans une journée et l'effet recherché. Il est démontré qu'au-delà d'une certaine durée, on sort de l'effet bien-être pour aller plus en profondeur dans l'effet thérapeutique. On veillera donc à ce que le rythme et la quantité des soins soit adaptés aux curistes et au type de cure.

de repos. En Occident, la cure s'adresse à des personnes qui ont généralement peu de culture des soins ayurvédiques. Sa durée est adaptée au temps que les curistes peuvent y consacrer (si possible deux semaines, ou au minimum une semaine) et à leur état général (stress, fatigue, capacité à supporter des soins longs, rapprochés…).

L'approche personnalisée

Retenons bien un point important : en dehors de contextes particuliers thérapeutiques, la cure est réservée aux personnes bien portantes à titre d'entretien, de prévention, de capitalisation de la bonne santé. Pour que l'approche personnalisée prenne sa véritable dimension, l'idéal serait de recevoir une cure bien-être pendant une semaine, pour préparer le corps, le laisser dévoiler sa propre nature, puis de faire une seconde semaine de cure avec des soins « à la carte », en fonction des facteurs révélés au terme de la première semaine.

L'approche personnalisée nécessite de connaître la constitution *vata-pitta-kapha* du curiste pour définir l'objectif à atteindre, qui, quel qu'il soit, doit correspondre à sa nature profonde. Ainsi, une personne de nature *kapha* (prédominance *kapha*) aura tendance à une certaine forme de nonchalance. Elle aura donc intérêt à bouger, à marcher régulièrement, à ne pas se laisser aller trop au repos ou aux seuls soins. Elle gagnera à se lever tôt pour bénéficier de la période *vata* (le matin avant 6 h) pour équilibrer sa nature. Une personne à prédominance *vata* tirera parti de sa cure pour s'apaiser, ralentir son rythme, régulariser ses activités, diminuer l'effervescence mentale en cherchant des lieux d'apaisement, en insistant plus sur la méditation, le silence intérieur et extérieur, en particulier pendant les repas. La personne à prédominance *pitta* pourra apprendre à se contenter de ce qu'elle vit et profiter de ses temps de repos pour se laisser aller à des activités artistiques.

Les soins pourront être nuancés ou adaptés selon le ressenti des thérapeutes. Par exemple, avec une personne *vata*, le thérapeute sera amené à pratiquer des mouvements plus lents, plus doux et enveloppants. Avec une personne *kapha*, les mouvements seront, pour un même type de massage, plus appuyés, plus rapides, plus toniques.

Déterminer la constitution du curiste

Les soins et les massages ne sont pas des suites de gestes exécutés mécaniquement. Le ressenti sera essentiel pour adapter la pratique, en rythme et en profondeur, et selon ce que les mains, avec leur intelligence propre vont percevoir du corps du curiste. Cette approche est la plupart du temps assez intuitive et les thérapeutes la pratiquent sans raisonnement particulier, laissant l'expérience les guider pour s'adapter à chaque personne par une écoute et une flexibilité intérieures.

Cependant, différents types de questionnaires peuvent aider les praticiens ayurvédiques à déterminer la constitution d'une personne et à choisir les soins personnalisés, notamment pour repérer d'éventuelles contre-indications. Aucun soin n'est neutre, et même si la tentation est grande pour le curiste de « tout faire », pour avoir la sensation de n'avoir rien manqué, pour tout découvrir, pour être sûr que l'emploi du temps est bien rempli, il reste indispensable d'être prudent et de choisir les différentes pratiques en connaissance de cause. Que les curistes ne se sentent pas frustrés s'ils ne bénéficient pas de tout le catalogue de soins : c'est parfois pour leur plus grand bien.

Les questionnaires abordent des points de morphologie et de métabolisme, de physiologie, de personnalité, d'habitude de vie. De nombreux facteurs peuvent donner des indices sur la constitution de la personne et c'est l'ensemble qui permet d'en dresser un tableau fiable. Un critère isolé ne doit pas être pris à la lettre ou de façon trop rigide.

Rappelons que selon l'ayurvéda, ce n'est pas la maladie qu'il faut traiter, mais la personne. Le médecin ayurvédique se doit de connaître son patient sous tous ses aspects. Son objectif sera l'équilibre des cinq corps, donc l'équilibre à tous les niveaux, physique, émotionnel, intellectuel et spirituel. Il se peut très bien que deux individus qui souffrent de fièvre ou de rhume, et qui présentent les mêmes symptômes extérieurement, ne soient pas du tout soignés de la même façon par un médecin ou thérapeute ayurvédique.

Rappelons également que deux aspects caractérisent une personne : sa constitution de base, déterminée à la naissance (donc fixe) et l'équilibre/déséquilibre des *doshas* à un moment donné de l'existence (donc variable). Ce sont *Prakruti* et

Vikruti (voir pp. 20-22). Un facteur de correction doit être attribué selon l'âge du patient. Chaque tranche de vie est dominée, à l'état naturel par un *dosha*. Pendant la première partie de la vie, l'enfance, c'est *kapha* qui domine. Puis, pendant l'adolescence et la première partie de l'âge adulte, *pitta* est dominant. Durant la deuxième partie de l'âge adulte et de la vieillesse, *vata* s'installe et domine le corps et les *doshas*. Précisons que ce qui est établi pour les périodes de la vie est également valable au cours d'une même journée.

Les questionnaires ne sont pas considérés par les médecins ayurvédiques comme des outils de diagnostic absolu de *Prakruti*. Ils sont simplement une aide. D'autres examens sont nécessaires comme par exemple la prise de pouls, l'examen des selles et des urines, l'examen de la langue, des ongles, de la peau, des yeux et des caractéristiques morphologiques.

QUESTIONNAIRE D'UN MÉDECIN AYURVÉDIQUE

Taille   Poids   Tension artérielle

Avez-vous des informations particulières à signaler : diabète, surpoids, problèmes de peau, antécédents chirurgicaux et médicaux, même bénins ?
Situation familiale (mariage, veuvage, divorce, enfants)
Niveau d'études

ALIMENTATION
Comment est votre appétit ?
Quelles sont vos saveurs préférées ?
Avez-vous une alimentation végétarienne ?
Combien de repas prenez-vous par jour ?
Consommez-vous de l'alcool ?
Consommez-vous du tabac ?
Décrivez brièvement votre alimentation habituelle
Prenez-vous un traitement particulier ?
Pour quelle affection ?
Avez-vous eu d'autres affections dans le passé ?
Avez-vous été opéré ?

Morphologie

Force physique
Couleur des yeux
Rougeur de la peau avec :
• le soleil • l'alcool • la colère
Couleur naturelle des cheveux
Perte de cheveux
Qualité des ongles (dureté, striures, taches blanches…)
Qualité de la voix (aiguë, grave, cassée, enrouée…)

Métabolisme

Qualité de la digestion (lente, normale, constipation…)
Aspect des urines (abondance, couleur…)
Aspect des selles (fréquence, odeur, couleur, consistance, émises avec bruits)
Nature des menstruations (normales, abondantes, douloureuses, ménopause)
Date des dernières règles

Sommeil

Qualité du sommeil
Avez-vous souvenir de vos rêves ?
Décrivez les principaux thèmes

Personnalité

Projection dans le futur ou le passé ?
Aidez-vous vos ennemis s'ils sont en difficulté ?
Croyez-vous en Dieu ou en une énergie supérieure ?

Le médecin peut être amené à poser un certain nombre d'autres questions comme ci-dessous (volontairement mélangées, pour garantir le maximum de spontanéité). Les réponses, ou vos réactions, lui donneront des indications précieuses sur votre constitution, sur le déséquilibre des doshas. Il aura également des informations sur les sous-doshas (voir p. 21), ce qui permettra d'affiner son évaluation.

Quel est votre rapport à l'argent ?
Quelle est votre rythme, votre vitesse de mouvement ou de travail ?
Appréciez-vous les autres ?

Savez-vous pardonner ?
Vous mettez-vous en colère ?
Avez-vous confiance en vous ?
Aimez vous la franchise ?
Êtes-vous généreux ?
Êtes-vous gourmand ?
Quelle est votre rapidité d'apprentissage ?
Comment résistez-vous à la faim, à la soif, ou à la souffrance ?
Obéissez-vous aux aînés ?
Avez-vous de la patience ?
Quelle est votre capacité de raisonnement ?
Tenez-vous vos promesses ?
Êtes-vous timide ?
Êtes-vous tolérant ?
Avez-vous de la volonté ?
Avez-vous beaucoup de vrais amis ?
Avez-vous la sensation intérieure d'être quelqu'un d'important ?
Quel est votre rapport à la simplicité ?
Quelle est votre vitalité ?
Êtes-vous intrépide ?
Êtes-vous jaloux ?
Êtes-vous courageux ?

AUTOQUESTIONNAIRE

Pour vous familiariser à la détermination des *doshas* par vous-même, le tableau ci-dessous pourra vous indiquer, d'une manière simple, quelle est votre tendance du moment. Ce questionnaire n'est qu'un support et ne doit en aucun cas vous pousser à entreprendre seul un traitement sans avis expérimenté.

En regard de chaque question, cochez la colonne *vata*, *pitta*, ou *kapha* selon ce qui vous correspond et totalisez les croix à la fin du tableau.

Le plus grand nombre de réponses dans une même catégorie vous indiquera votre *dosha* prédominant. Si toutefois, deux catégories totalisent à peu près le même nombre, alors vous êtes de nature mixte (*vata-pitta*, *pitta-kapha* ou *vata-*

kapha). Une septième nature très rare et presque inexistante, est celle où *vata*, *pitta* et *kapha* existent dans la même proportion.

Répondez sincèrement et spontanément aux questions, qui n'adoptent volontairement pas d'ordre particulier.

	VATA	PITTA	KAPHA
APPÉTIT	• irrégulier	• mange beaucoup et souvent	• très modéré et stable
SAVEUR PRÉFÉRÉE	• doux • aigre • salé	• frais • piquant • acide	• chaud • doux • modéré
MALADIES COURANTES	• maladies du système nerveux • douleurs • rhumatismes	• infections • inflammations • maladies fébriles	• maladies du système respiratoire • muqueuses, œdèmes, etc.
SELLES	• réduites	• importantes	• faibles
SENSATION DE CHALEUR	• a toujours froid	• a toujours chaud	• se sent bien
SOMMEIL	• peu • agité	• bon	• somnolent • sommeil lourd et prolongé
TRANSPIRATION	• très peu	• excessive	• normale
RÉSISTANCE À LA MALADIE	• variable • système immunitaire faible	• moyen • tendance aux infections	• bonne • système immunitaire fort
FRONT	• petit	• ridé	• large
NEZ	• fin • parfois légèrement tordu	• moyen	• large et épais
ODEUR	• neutre	• forte	• agréable
PAROLE	• rapide • inconsistante • loquace	• faible • convaincante	• lente • définie • peu loquace
PEAU (APPPARENCE)	• sèche	• chaude • boutonneuse	• douce • lustrée
PEAU (COULEUR)	• sombre	• jaune	• claire
PROPORTIONS	• asymétriques	• régulières	• régulières dans les douceurs rondes
ÉPAULES	• étroites	• moyennes	• larges

	VATA	PITTA	KAPHA	
SOUPLESSE	• raide • rigide	• souple	• tendre • mou	
VOIX	• faible	• aiguë et vive	• profonde et grave • agréable	
YEUX	• petits • toujours en mouvement	• moyens • très souvent rouges • regard pénétrant	• larges • regard attirant • sourcils épais	
COQUETTERIE	• imaginatif • original, voire farfelu	• très coquet • très soigneux	• simple • ordonné	
ENDURANCE	• bonne, mais avec présence de fatigue	• courageux	• grande endurance avec stabilité	
HABITUDES	• aime les voyages, les histoires, les arts, les blagues, être actif	• aime les sports, la politique, la chasse, la peinture	• aime l'eau, les bateaux, les fleurs, le commerce	
MÉMOIRE	• moyenne ou faible, observe facilement mais oublie aussi facilement	• vive et claire bonne,	• lent à oublier, lent à prendre conscience	
MENTAL	• instable et rempli d'images	• agressif et vif	• calme et posé	
MOUVEMENTS	• vifs	• agités	• lents	
RÊVES	• forêts • vols d'oiseaux	• or • palaces • richesses matérielles	• océan • fleurs • nuages	
POIDS	• maigre • os saillants	• moyen • bonne musculature	• lourd • tendance au surpoids	
DÉMARCHE	• rapide	• gauche	• ferme	
TENDANCE ÉMOTIONNELLE	• anxieux • nerveux • peureux	• colérique • irritable	• calme • content • attaché • sentimental	
TOTAL	VATA	PITTA	KAPHA	

Le suivi quotidien du curiste

Au cours d'une cure, un suivi quotidien devrait être effectué pour chaque curiste. Les points suivants doivent être surveillés.

LE SOMMEIL
La qualité du sommeil, la quantité, les heures éventuelles d'interruption et les rêves sont de précieux indicateurs, depuis l'arrivée en cure et pendant tout le séjour.

L'APPÉTIT
Il subit très généralement des variations, par le simple fait de changer d'habitude et d'avoir à s'adapter à une alimentation différente, à un autre rythme de vie.

LA DIGESTION
L'ayurvéda met ce processus métabolique au cœur du fonctionnement de l'organisme. Appétit et digestion sont des indices de fonctionnement d'*agni*.

LES ÉLIMINATIONS
L'observation des selles et urines indique comment le corps se régénère, se purifie.

L'ÉTAT DU MORAL
Fatigue, enthousiasme, tristesse… Différentes phases se succèdent au cours de la cure. Certains états sont « classiques » et font partie du processus. Parfois, on apporte un soutien particulier à un curiste.

LES AUTRES TYPES DE CURES

LES CURES D'ENTRETIEN

Le jeûne

Le jeûne est selon l'ayurvéda un des instruments les plus puissants de guérison et se déroule dans un contexte particulier : il s'accompagne de marche, de massages, de méditation et de repos.

Le jeûne s'appelle *langhana* qui signifie en sanskrit « devenir léger ». En réalité, on appelle « jeûne », toutes pratiques rendant le corps et l'esprit légers. On peut ainsi assez facilement jeûner pendant une demi-journée ou une journée lorsque l'on a fait des excès ou à certaines périodes particulières. Mais un jeûne de plusieurs jours est une pratique pendant laquelle il faut tenir compte de la nature et des états d'âme. Il faut savoir choisir les jours appropriés et les saisons spécifiques, en fonction de la constitution et être attentif en cas de problèmes cardiaques ou respiratoires, de fièvre, d'excès ou de faible poids. Un jeûne long implique une surveillance des constantes du corps avant et pendant la pratique. L'aspect émotionnel doit également être surveillé et accompagné car des manifestations de peur, de déprime, de tristesse peuvent apparaître.

La monodiète

L'ayurvéda conseille également de pratiquer de temps à autre une simple monodiète qui, comme le jeûne, a la propriété de rendre le corps léger. Citons par exemple la cure de raisin (bénéfique en particulier pour les yeux), les cures de mangue, de citron, ou de riz complet (qui rétablit l'équilibre acido-basique), ou encore les cures de légumineuses (haricots *mungo* ou soja vert) pour l'amaigrissement. Toutes ces cures sont bénéfiques, mais doivent toujours être pratiquées sous la surveillance d'un thérapeute ayurvédique.

Une monodiète se prépare progressivement et en plusieurs jours, pour habituer en douceur l'organisme au changement de régime. De même, la reprise de l'alimentation normale, doit être échelonnée sur plusieurs jours, pour ne pas brusquer le métabolisme.

LES CURES THÉRAPEUTIQUES

Les cures ayurvédiques à caractère thérapeutique peuvent être suivies en Inde dans des hôpitaux ou cliniques ayurvédiques. On trouve également des sections ayurvédiques au sein de grands hôpitaux allopathiques. Certaines pathologies très lourdes y sont traitées avec succès, sous la conduite de médecins ayurvédiques expérimentés, les *vaidya* (rappelons qu'en Inde, un médecin ayurvédique. suit une formation intensive d'au moins 12 ans).

Les critères de qualité de ces établissements sont la présence de bons médecins, d'un encadrement sérieux, d'une hygiène impeccable. Les services des hôpitaux indiens répondent de plus en plus à ces normes, mais sont encore difficilement accessibles aux occidentaux.

On trouve également de plus en plus, des centres de cures axés sur la remise en forme. Associés à des hôtels de luxe ou autres structures d'accueil, ils sont destinés aux touristes. S'ils s'entourent des services de médecins ayurvédiques susceptibles de donner de bons conseils, ce ne sont pas forcément des lieux de véritable cure.

Le choix des centres est multiple, la qualité est bien sûr variable, de très bonne à ordinaire. Il est nécessaire de choisir avec un minimum de critères, même si en soi, le simple fait d'être en Inde, dans un cadre agréable, au milieu d'une nature généreuse, de bénéficier d'un climat chaud et agréable, de trouver facilement plantes et herbes pour les soins, de s'extraire de la vie quotidienne… est déjà un grand bienfait.

Notons que la notion de cure existe depuis fort longtemps en Inde, sous des formes plus strictes que ce que nous connaissons. Elle pouvait alors s'apparenter à une véritable retraite, sans sollicitation extérieure.

Dans les cures thérapeutiques, les protocoles proposés peuvent être surprenants. Les massages sont renouvelés de nombreuses fois, le temps de repos, indispensable, entre chaque soin peut être assez long, parfois de plusieurs jours.

Notons qu'une cure thérapeutique fait systématiquement appel à *panchakarma* (voir ci-dessous), pratiques de purification, de nettoyage et d'équilibrage en profondeur.

Panchakarma

La cure *panchakarma* réunit, selon les textes anciens, six objectifs : le principal est d'abord d'aider la guérison d'une maladie et de ses racines mêmes, en équilibrant les *doshas*, en fortifiant les *dhatus* et en permettant la bonne élimination de tous les *malas* ; le deuxième objectif est la prévention de certaines maladies ; le troisième objectif est le rajeunissement ; le quatrième objectif est le développement de la vigueur sexuelle, le cinquième objectif est la préparation à une intervention chirurgicale ; le dernier objectif est de donner de l'énergie afin de développer les forces physiques et psychiques nécessaires à la réalisation de ses projets et de ses rêves.

Panchakarma se pratique en trois phases.

Purvakarma, qui comprend l'oléation et la sudation. L'oléation a pour objectif de dissoudre les toxines et de les ramener dans le tube digestif, d'où elles peuvent être éliminées complètement. L'oléation a ainsi la capacité de pénétrer jusqu'à la racine des problèmes, même s'ils sont anciens ou chroniques. L'oléation externe est donnée par des massages, comme *abhyanga* (voir p. 140), *pichauli* (voir p. 146) ou *shirodhara* (voir p. 155). L'oléation interne consiste à avaler de l'huile ou du *ghee* pendant deux jours au moins, selon les conseils du médecin ayurvédique. L'ayurvéda recense, au minimum, une centaine de méthodes de sudation, chacune ayant son efficacité propre, mais là aussi, le but est d'aller chercher les toxines (hydrosolubles cette fois) dans l'organisme. Il y a des méthodes de sudation sèche ou humide. Dans la cure de *panchakarma*, on utilise les vapeurs d'eau (avec décoctions de plantes). Celles-ci chauffent tout le corps, sauf la tête, pendant douze à quinze minutes, dans des installations spéciales, les *sweden box* (voir p. 166). La sudation peut être comparée à une petite fièvre, qui, selon l'ayurvéda, est une méthode naturelle déclenchée par le corps pour lui permettre d'éliminer les toxines et les maladies.

Pradhana karma – le *panchakarma* proprement dit – consiste en cinq (*pancha*) actions (karma) de purification : la vomification (*vaman*), la purge (*virechan*), le lavement à l'huile (*anuvasana basti*), le lavement à base de décoction de plantes (*asthapana basti*), et le traitement par le nez (*nasya*).

La vomification se pratique à l'aide d'eau tiède salée. Elle peut s'apparenter à un lavage d'estomac, mais sans mesure d'urgence ou intervention invasive. C'est une méthode naturelle et facile lorsque la pratique – qui n'est ni douloureuse ni désagréable... juste un peu surprenante la première fois ! – est conduite dans les règles de l'art (à jeun, avec une alimentation adaptée la veille et après le traitement).

La purge, *virechan*, pratiquée de façon instinctive par les animaux, consiste à ingérer un laxatif doux, une ou deux heures après un repas constitué de soupes et bouillons. La nuit – entrecoupée de quelques éliminations des selles –, fait alors son effet. Un peu de repos, une reprise alimentaire en douceur, et le curiste retrouve légèreté, teint lumineux, calme... Dans les hôpitaux ayurvédiques, la purge, qui équilibre *pitta* est accompagnée par l'ingestion de plantes et de sels minéraux et se réalise plutôt le jour, à jeun. La purge est dosée spécifiquement selon le nombre d'évacuations souhaitées, le rythme rapide (de 1 heure à 6 heures) et la surveillance médicale stricte.

Basti, dont l'action est anti-*vata*, est assimilé à un lavement, traitement familier des anciens médecins hippocratiques. En réalité, il existe deux méthodes. La première consiste à utiliser un broc et une canule et d'injecter 0,5 l à 1 litre d'une décoction de plantes dans le rectum (ou simplement de l'eau tiède). L'élimination des selles est assez immédiate. La seconde consiste à simplement injecter dans le rectum une petite quantité d'huile (environ 50 à 100 ml) et à se reposer allongé sur le côté gauche. On utilise de l'huile de ricin, de l'huile de sésame ou d'autres préparations selon les indications du médecin.

Dans les hôpitaux ayurvédiques, tout ce qui est rejeté par *virechan*, *vaman* ou *basti* est analysé pour faire un bilan complet.

Nasya est un soin du nez qui s'effectue avec du *ghee* et élimine les toxines. Il agit sur la partie haute du corps (action sur les yeux, la sphère ORL, le cerveau…).

La dernière partie, *paschata karma*, consiste en la mise en pratique de conseils diététiques (consommer certains fortifiants, oligo-éléments et compléments alimentaires, éviter le pain et les produits animaux pendant quelques semaines avant de reprendre progressivement une nourriture normale), de certains exercices physiques (marche, natation, promenade, yoga) et de la méditation.

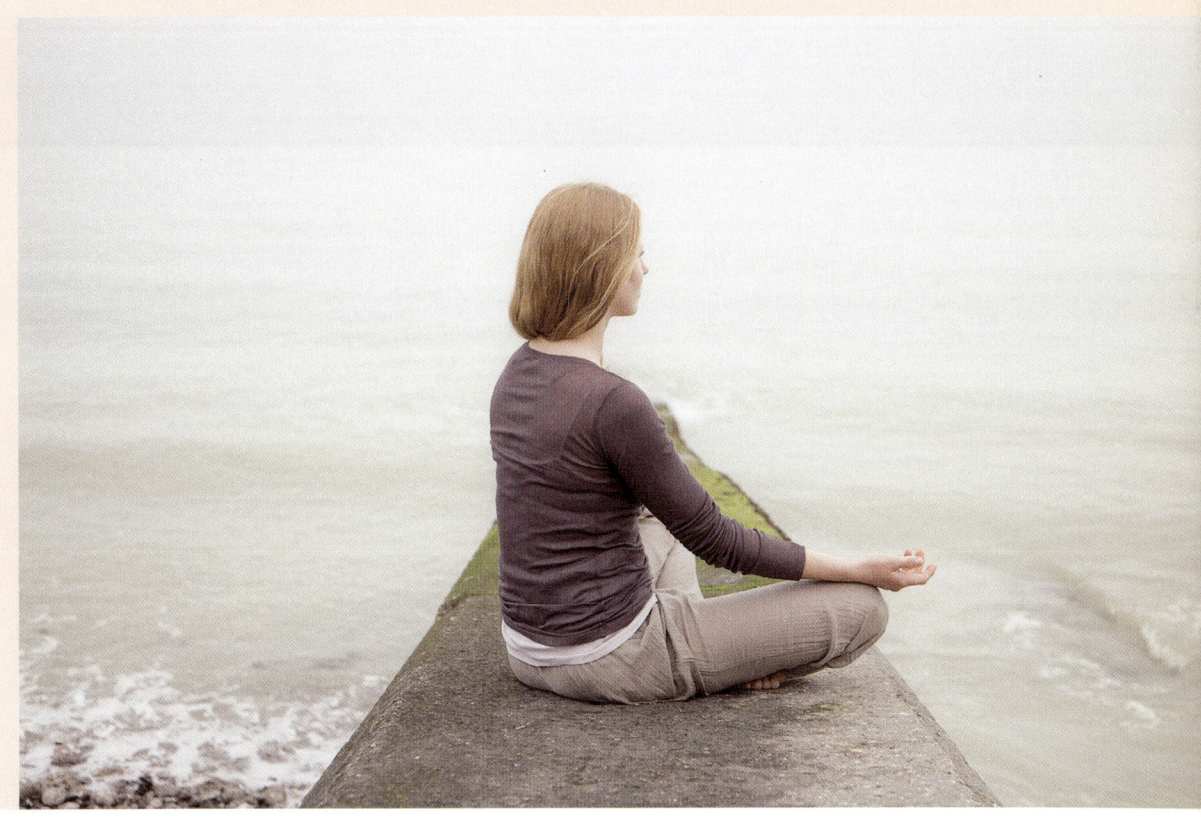

L'alimentation

Pendant la cure, l'alimentation sera préparée selon les principes de base de l'ayurvéda (*agnis* actifs, *dhatus* nourris, etc.). Elle comportera de nombreuses épices parfumées et sera végétarienne. Elle se basera entre autres sur la notion de saveurs, point essentiel pour l'équilibre des *doshas* qui définissent notre constitution. La notion d'incompatibilité entre les aliments est également prise en compte. Ces concepts ont été introduits dans les pages 43 à 52.

Avant la cure

L'idéal serait d'amorcer le changement un peu avant le séjour : éviter les repas lourds, prendre de temps à autre une soupe de légumes ; réduire la viande, ou toute nourriture reconnue pour sa capacité à générer des toxines dans le corps (charcuterie, fast-food, etc.) ; limiter les sucreries, les préparations à base de sucres et de farines raffinés, les pâtisseries, les picorettes apéritives ; éviter ou réduire en douceur alcool, café, tabac ; boire de l'eau régulièrement.

Une adaptation progressive, sur une ou deux semaines, potentialisera les effets de la cure et permettra d'intégrer plus facilement les propositions d'adaptation alimentaire, en postcure.

Pendant la cure

L'alimentation est ayurvédique, c'est-à-dire fondée sur la science des épices et des six goûts. Elle est aussi végétarienne (pas de viande, d'œuf, ni de poisson). Le processus de digestion de la viande est plus long que celui d'autres aliments, environ six heures. Ce serait charger l'organisme d'un trop gros travail métabolique pendant la cure.

On accordera une plus grande place à l'alimentation cuite. Les crudités, consommées en petite quantité, sont sources de vitamines, mais sont un peu agressives pour les intestins, et en particulier si on pratique les *panchakarmas* (éliminations au niveau du tube digestif).

Les repas ne comprennent pas de dessert, tel que gâteaux ou autres préparations à base de farines et de sucres. Hormis le plaisir gustatif, ces substances n'ont pas une valeur nutritionnelle très intéressante. La saveur douce (on a le droit de se faire plaisir !) est apportée par des fruits secs ou des fruits frais, que l'on consomme toujours en dehors des repas (une demi-heure ou une heure avant le repas de midi par exemple). La digestion des fruits frais est très rapide. Les mélanger avec des aliments dont le processus de digestion est plus lent troublerait le message envoyé aux sucs digestifs et provoquerait gaz, ballonnements, nourriture mal digérée (d'où surcharge et toxines).

Il n'y a pas de pain pendant la cure : il provoque des fermentations intestinales. Des galettes le remplaceront. Il n'y a pas non plus d'occasions de grignoter entre les repas et les curistes s'y adaptent sans mal.

Les boissons sont proposées à volonté (tisanes aux épices, eau chaude, eau cuivrée, à boire de préférence entre les repas ; voir p. 87).

L'alimentation est adaptée en fonction des soins reçus pendant la cure. Elle allège le travail de digestion, afin de laisser l'énergie se concentrer sur le travail de régénération du corps.

La composition des repas

Un repas végétarien ayurvédique est composé de légumes, de légumineuses et de céréales. L'association des trois familles d'aliments est primordiale, en particulier celle des céréales et des légumineuses. C'est par ce dosage que la ration protéique sera assurée, par l'apport d'acides aminés. C'est un point important à étudier pour comprendre pourquoi le végétarisme (bien conduit) ne crée pas de carence protéique. Pour cela, posons les bases : le végétarisme ne se limite pas à la consommation de salade cuite à la vapeur !

L'organisme a besoin d'un certain nombre d'acides aminés, les « briques » de base pour construire une protéine. Certains acides aminés (AA) sont dits essentiels, car ils ne sont pas biosynthétisés par le corps et doivent absolument être apportés par l'alimentation, qu'elle soit végétale ou animale. Les AA essentiels sont : méthionine, leucine, valine, lysine, isoleucine, phénylalanine, tryptophane, thréonine (histidine et arginine sont indispensables chez le nourrisson).

Si l'un des AA est fourni en trop petite quantité, le degré d'utilisation de tous les autres en sera limité. Comme chaque aliment a son propre pourcentage d'AA (certains sont riches en lysine mais très pauvres en cystéine, par exemple), il est nécessaire de varier l'alimentation et de faire des associations judicieuses pour qu'au final, la quantité d'AA absorbés soit satisfaisante.

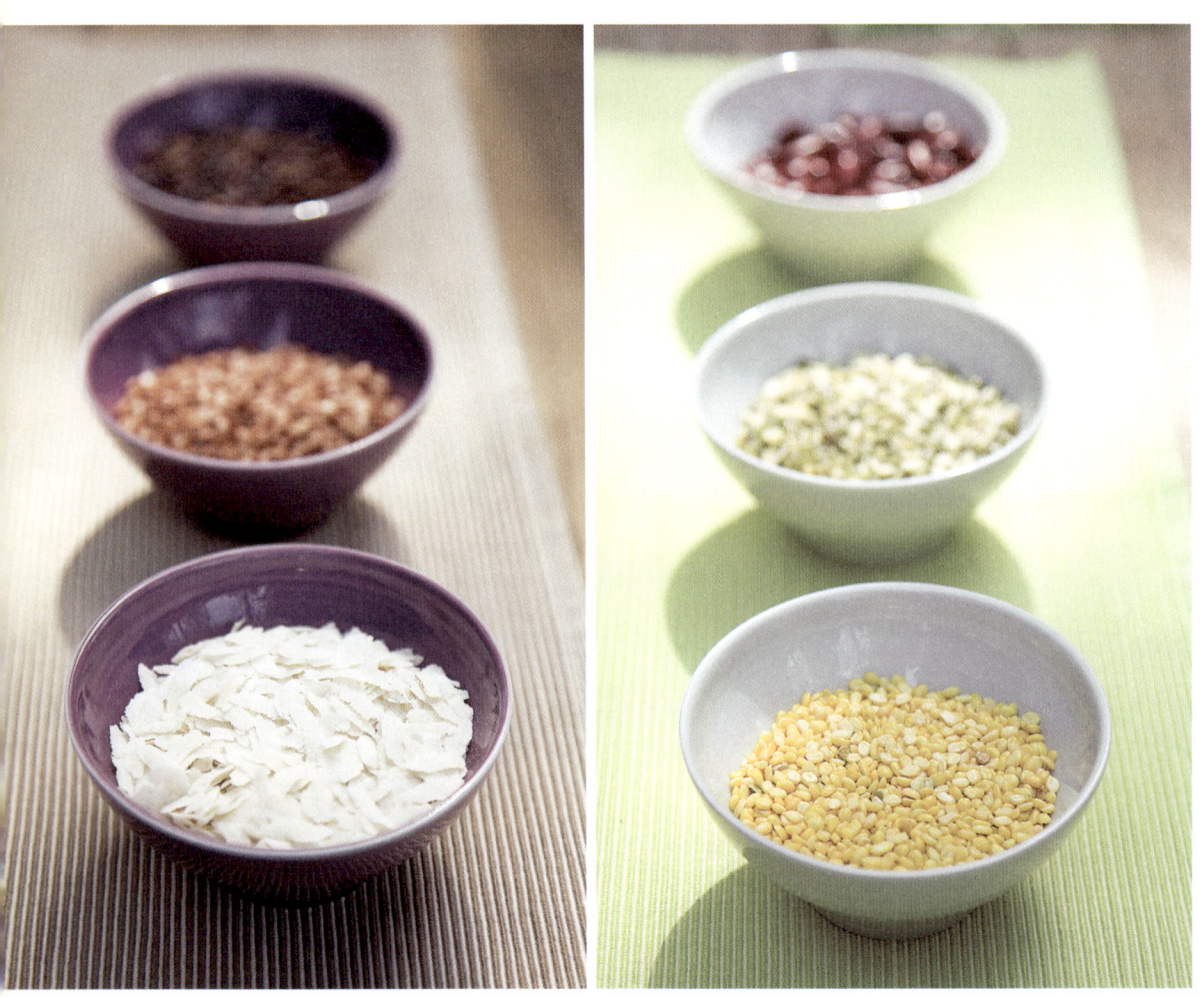

D'où les associations céréales/légumineuses. En créant des paires adaptées, un aliment suffisant en un AA équilibrera l'autre, dans lequel le même AA est limitant. Le riz, par exemple, est limitant en lysine et en thréonine, le maïs est limitant en tryptophane et en lysine. Les traditions culinaires de chaque pays ou de chaque civilisation se sont adaptées : par exemple, l'Inde associe fréquemment le riz aux lentilles, l'Amérique du Sud le maïs aux haricots rouges. Le quinoa et le lactosérum contiennent tous les AA essentiels. L'association tiendra compte de la nature propre et de la digestibilité de la légumineuse et de la céréale : si l'on choisit une céréale complète à digestion plus lente (comme le riz complet), on l'associera à une légumineuse plus facile à digérer, plus légère, comme le *mung dal* (lentilles jaunes concassées). Le quinoa, céréale légère, sera associé à une légumineuse plus riche, le *tur dal* (une autre variété de lentilles indiennes) par exemple. Les cuisiniers et spécialistes ayurvédiques connaissent en détail les caractéristiques de chaque aliment et peuvent ainsi créer des repas personnalisés et adaptés à chaque circonstance.

En proportion, la place principale sera accordée au duo céréales/légumineuses. Les légumes seront en quantité moins importante, car ils ont un rôle secondaire.

Les boissons

Quelques règles générales sur les boissons ont été abordées précédemment (**voir p. 53**). Boire abondamment est un conseil régulièrement repris ces dernières années par le corps médical (pour mincir, pour éliminer, etc.), ce qui conduit parfois à des aberrations ou à des excès. La quantité de liquides recommandée comprend les boissons et l'eau contenue dans les aliments. Elle tient compte de la capacité des reins à traiter une certaine quantité de liquides. Boire trop, ou de grosses quantités d'un seul coup, reviendrait à fatiguer l'organisme, si on considère simplement l'aspect physiologique classique, mais ce serait aussi agir sur l'Élément Eau en terme énergétique.

Pendant la cure, l'objectif est un peu particulier. Il sera suggéré de boire souvent au cours de la journée en quantité raisonnable. Cela participe au processus d'élimination, mais aussi de sudation, avec les boissons chaudes.

Les moments à privilégier pour boire sont en particulier : le matin, un ou deux verres d'eau cuivrée (voir p. 99) en plus de la boisson du petit déjeuner (thé aux épices, tisanes, jus) ; avant un soin ou un massage, pour, entre autres, amorcer le processus de sudation et de dissolution des toxines hydrosolubles (boissons chaudes ou eau à température ambiante) ; après un massage, pour parfaire l'effet drainage et accompagner l'effet du soin.

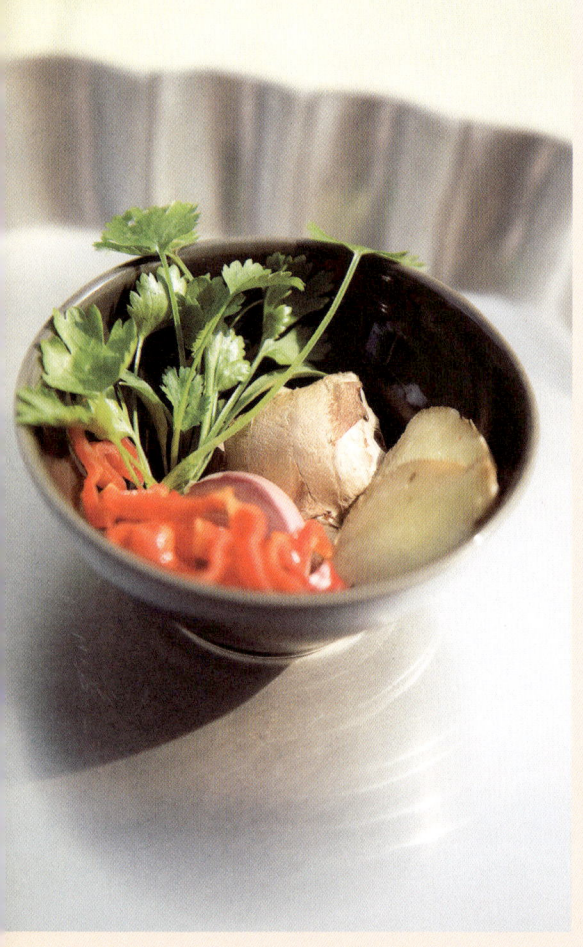

LES ÉPICES

L'emploi et les bienfaits des épices sont encore trop peu connus, ce qui est fort dommage car leur absence ou une mauvaise utilisation peut entraîner des troubles : des troubles dus à des déséquilibres des *doshas*, les épices ayant un rôle primordial, par leurs saveurs, dans leur régulation, ou des troubles de l'équilibre acido-basique.

On peut distinguer trois sortes d'épices. Les épices de base sont le cumin, la moutarde, le fenugrec, la coriandre, le curcuma, l'*Asa foetida* ; elles accompagnent plutôt les légumes, les viandes. Les épices nobles sont la cardamome, la cannelle, le clou de girofle, le safran, la noix de muscade, etc. ; elles sont plus utilisées pour les céréales et les desserts et se conservent plus longtemps que les autres épices. Un dosage trop fort les ramène au statut d'épices de base, c'est-à-dire que cela leur fait perdre leur subtilité. Parmi les épices vertes, citons le rhizome de gingembre, le rhizome de curcuma et l'ail frais, les feuilles de coriandre, de menthe, de curry, les piments verts.

L'utilisation de toutes ces épices nécessite une connaissance des vertus de chacune et un dosage minutieux. De plus, chaque épice doit être utilisée en fonction des saisons, du climat et de la nature physique propre à chacun.

Retenons que :

Les graines de moutarde augmentent l'Élément Feu, éliminent l'Élément Air. On les utilisera par exemple avec le chou, réputé pour produire des gaz intestinaux.

Le cumin élimine l'Élément Air et l'Élément Feu.

L'*Asa foetida* augmente l'élan vital, permet de gérer les incompatibilités de diverses nourritures. Cette épice a un goût très fort, un peu comme l'ail. On l'utilise en très petite quantité et c'est la seule épice en poudre qu'on introduit dès le début de la cuisson.

Le curcuma purifie le sang. Sa couleur jaune apporte du soleil dans les plats. On découvre ses vertus pour certaines maladies dégénératives, comme la maladie de Parkinson.

Le fenugrec, amer et chaud, calme, élimine et équilibre l'Élément Air. Il régule le poids et se montre utile en cas de parasites intestinaux.

ASA FOETIDA
C'est une gomme résineuse médicinale extraite d'un arbre originaire d'Asie. La poudre s'emploie en très petite quantité. Elle entre dans la composition de nombreux médicaments homéopathiques et ayurvédiques. Ses propriétés digestives sont nombreuses et elle permet, entre autres, de gérer les incompatibilités alimentaires. Elle agit aussi comme tonique nerveux. L'*Asa foetida* s'achète dans les épiceries indiennes.

CARDAMOME
La graine provient du fruit d'une herbe vivace qui pousse dans le Kerala, en Inde du Sud. La cosse renferme des petites graines noires très parfumées. Il en existe plusieurs variétés ; de grosses cosses noires, de petites cosses vertes. La cardamome que l'on trouve en supermarché est souvent blanchie. La cardamome est utilisée particulièrement dans le riz et les desserts. Elle entre dans la composition du tchai (voir p. 93). Sa saveur est douce. Elle est rafraîchissante, astringente et stimulante. Elle apaise les trois *doshas*.

CANNELLE
Le cannelier est un arbre qui pousse en Inde et à Madagascar. La cannelle se présente sous la forme d'écorce ou de poudre. C'est un aromate précieux et subtil, entrant également dans la composition du tchai. Sa saveur est douce. Elle est réchauffante, apaise *vata* et *kapha* et augmente *pitta*. Elle est astringente, stimulante et antiseptique.

CORIANDRE
La coriandre est originaire du Proche-Orient. Son emploi comme herbe aromatique et médicinale est quotidien en Inde. Elle est utilisée principalement pour donner plus de saveur et de corps à une sauce, et dans les légumes. Sa saveur est astringente. Elle est rafraîchissante et apaise les trois *doshas*. Elle est calmante, digestive et combat la constipation. Elle existe sous la forme de graines et de feuilles fraîches. En feuilles, elle est rafraîchissante et équilibre *pitta*.

CUMIN

Le cumin était utilisé en médecine dès l'Antiquité. Il existe en graines ou en poudre pour parfumer les légumes frais, les légumes secs, les lassis salés. Il est digestif, carminatif, sudorifique, bénéfique pour le cœur. Il équilibre l'Élément Air et l'Élément Feu et apaise les trois *doshas*.

CURCUMA

La poudre de curcuma est extraite d'un rhizome. Sa couleur jaune lui vaut le nom de « safran indien ». On l'utilise en épice de base dans tous les plats indiens (céréales, légumes, légumineuses). L'ayurvéda lui reconnaît de puissantes propriétés antiseptiques : il nettoie la peau, agit sur les agents pathogènes dans la sphère ORL, purifie le sang. Il est digestif et excellent pour le foie. Sa saveur est amère. Il est réchauffant et équilibre les trois *doshas*.

FENUGREC

L'emploi du fenugrec comme plante médicinale est connu depuis l'Antiquité. Les graines, qui germent facilement, ont un goût amer et s'utilisent en petite quantité (dans les légumes). Émollient, laxatif, tonique, il combat aussi l'anémie et le diabète. Il équilibre l'Élément Air, apaise *vata* et *kapha*, et stimule *pitta*.

GINGEMBRE

Le rhizome est employé soit frais, soit en poudre. Il entre dans la composition du tchai. Il combat les rhumes, les angines (associé au miel) ; il est stimulant, stomachique et énergétique. Il a une nature réchauffante et stimule *pitta*.

GRAINE DE MOUTARDE

La moutarde est originaire d'Inde. Les graines, réchauffantes, sont employées dans la préparation des légumes. Elles apaisent *vata* et *kapha*, et stimulent *pitta*. L'huile est employée pour certains massages spécifiques ou en période froide. Elles éliminent l'Élément Air, augmentent le Feu digestif, combattent les rhumatismes, la fièvre, l'asthme, les affections du foie et de l'estomac.

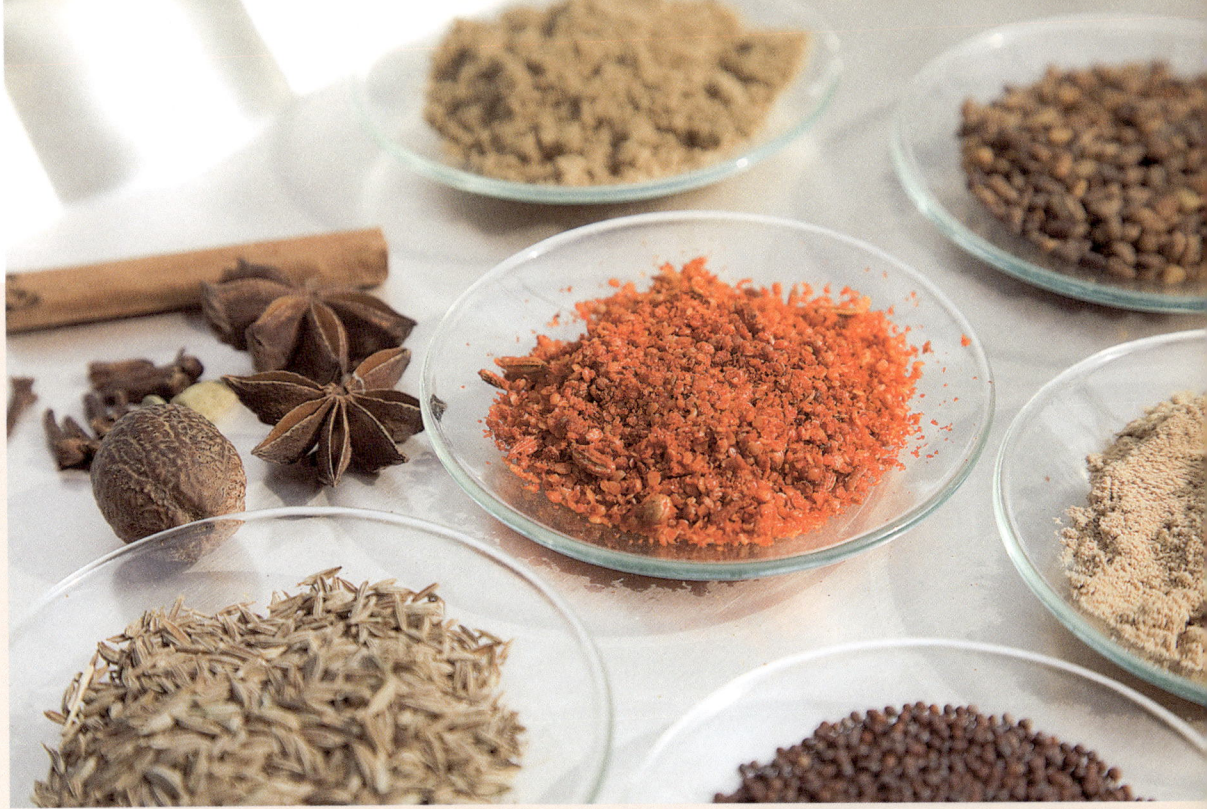

CLOU DE GIROFLE

Ces fruits d'un arbre qui pousse en Inde et en Afrique s'utilisent dans les légumes et entrent dans la composition du tchai. Ils sont antiseptiques et antidouleurs. Ils sont réchauffants, apaisent *vata* et *kapha*, et stimulent *pitta*.

FEUILLE DE CURRY

Ces feuilles d'un arbuste indien facilitent la sécrétion des sucs gastriques.

THYM INDIEN (AJOWAN)

Il est excellent pour le système digestif et les voies respiratoires. Il est réchauffant, stimule *pitta* et apaise *vata* et *kapha*.

POUDRE ROUGE (METHI MASSALA)

C'est un mélange composé principalement de piment, de moutarde, de fenugrec et d'*Asa foetida*. Il augmente le Feu digestif, élimine les gaz intestinaux, accroît l'énergie du corps, stimule l'intelligence.

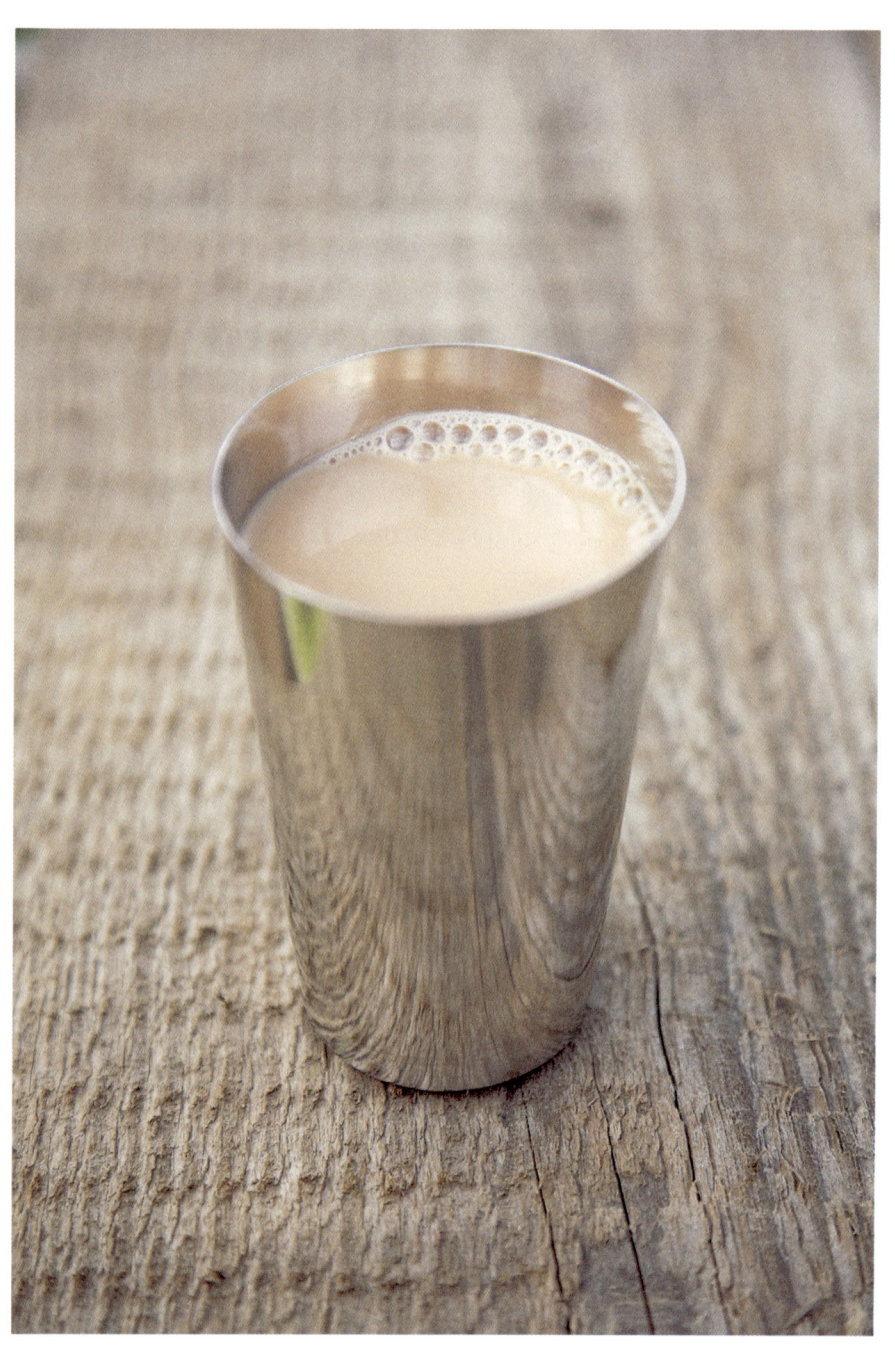

Les boissons

Le tchai

C'est un thé aux épices, cuit avec du lait et du sucre, une boisson courante en Inde. Les épices rendent le lait très digeste. Cette boisson est nourrissante, équilibrante, énergisante et réchauffante. Les personnes sensibles à la théine éviteront d'en boire trop le soir. Il en existe plusieurs variantes (avec de la menthe fraîche, du poivre, etc.), ainsi que des mélanges déjà prêts que l'on trouve dans les épiceries indiennes ou les magasins bio.

Pour 1 litre

7 clous de girofle

1 c. à c. de cannelle en poudre

1/2 c. à c. de cardamome en poudre

1 c. à c. gingembre frais râpé

3 à 4 c. à s. de sucre

1/8 litre de lait entier

1 c. à s. de thé de type Assam ou Ceylan

Faire une décoction avec les épices (en faisant bouillir le mélange à feu doux pendant 10 à 15 minutes et en couvrant pour garder les arômes, surtout ceux de la cardamome, qui sont très volatils). Ajouter le lait et le sucre et porter à nouveau à ébullition. Terminer par le thé et laisser infuser quelques minutes. La boisson prend une belle couleur cuivrée. Filtrer et déguster.

Faire quelques essais pour adapter les quantités d'épices à son goût personnel et pour acquérir le petit coup de main qui rend cette boisson délicieuse.

Les tisanes

La tisane d'ortie L'ortie possède de nombreuses qualités : c'est un bon dépuratif, qui facilite le drainage des toxines et soulage les rhumatismes. Elle est aussi énergisante et antiparasitaire. Elle est reminéralisante et reconstituante. Elle est utile pour soigner l'anémie, l'asthme, l'acné, la chute de cheveux, les problèmes de circulation, les hémorragies de toutes sortes. Un herboriste réputé disait d'elle : « Elle sait se défendre mais peut aussi prendre la défense des autres ! »

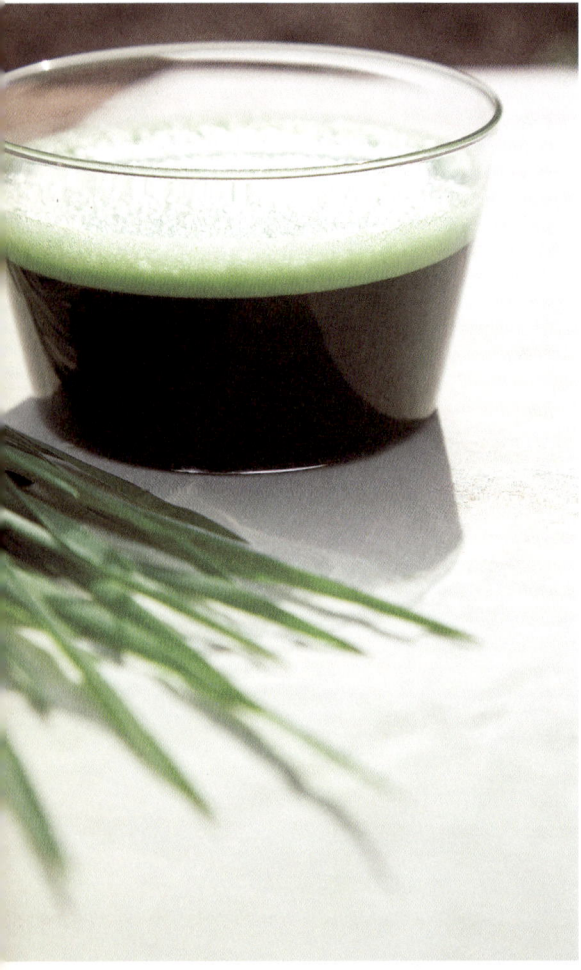

Il existe de nombreuses autres préparations à base d'ortie : au-delà de son contact irritant, elle est d'une grande richesse thérapeutique et culinaire (en soupes, en légume, en feuilles fraîches écrasées, en macération dans des huiles de massage, etc.). Une plante à découvrir pour ses multiples vertus.

Tisane de fenugrec La tisane de fenugrec est d'un très beau jaune soutenu et brillant. Son goût amer est précieux, car c'est une saveur peu présente dans notre alimentation. Elle est utilisée pour les excès de *kapha*. Elle aide à réguler le poids (qu'il soit en excès ou en insuffisance). Elle est bonne pour le foie et excellente pour tous types de douleurs physiques et psychologiques. Faire infuser 1 cuillère à café de graines de fenugrec pour 1 litre d'eau environ, pendant 5 à 7 minutes. Après avoir fait infuser les graines dans la tisane, vous pouvez les manger, elles sont alors bien molles (sèches, elles sont dures comme des cailloux !). Les graines de fenugrec peuvent également être consommées germées.

Tisane de thym indien (*ajowan*) Le thym indien est piquant, amer, léger, chaud, fort. Il augmente un peu *pitta* et équilibre *vata*. D'une famille proche de notre thym rouge, le thym indien donne une infusion précieuse pour les problèmes digestifs et les refroidissements. Faire infuser 1 cuillère à café de graines de thym indien pour 1 litre d'eau environ, pendant 5 à 7 minutes. La décoction, assez concentrée, peut servir également pour les inhalations. Les graines croquées après le repas sont digestives et rafraîchissent l'haleine.

Tisane de menthe Il existe de très nombreuses variétés de menthe et de nombreuses utilisations (tisanes, décoctions, inhalations, compresses, huiles essentielles, etc.). La simple menthe de nos jardins utilisée en tisanes est digestive (nausées, indigestion, flatulences, etc.), antispasmodique, tonifiante, rafraîchissante. Elle est bénéfique en cas de maux de tête et de fièvre. Sa saveur est essentiellement piquante. Il faut éviter d'en boire trop le soir.

Tisane de sauge La sauge, amère et piquante, est aussi rafraîchissante. Elle est associée à la longévité. En infusion, la sauge est un tonique hépatique, elle améliore la digestion et la circulation. Elle est utile en période de ménopause pour soulager les bouffées de chaleur. Elle est également très utile pour l'hygiène de la bouche, des gencives et de la gorge (utilisée en dentifrice ou pour des gargarismes). Elle est œstrogénique, donc à employer avec précaution.

Tisane de fenouil Le fenouil est de saveur douce et un peu piquante. Il apaise les trois *doshas*. Il est diurétique, expectorant, et c'est un stimulant circulatoire. Il est excellent pour lutter contre les coliques, les flatulences et les troubles gastriques. Il favorise la lactation des femmes allaitantes.

Jus de plantes fraîches

Les graines germées et les jeunes pousses portent en elles une grande énergie et une grande capacité à capter le soleil, le *prana* (voir p. 32) et à le restituer. Ce sont des aliments vivants qui possèdent de très grandes qualités nutritives et énergétiques.

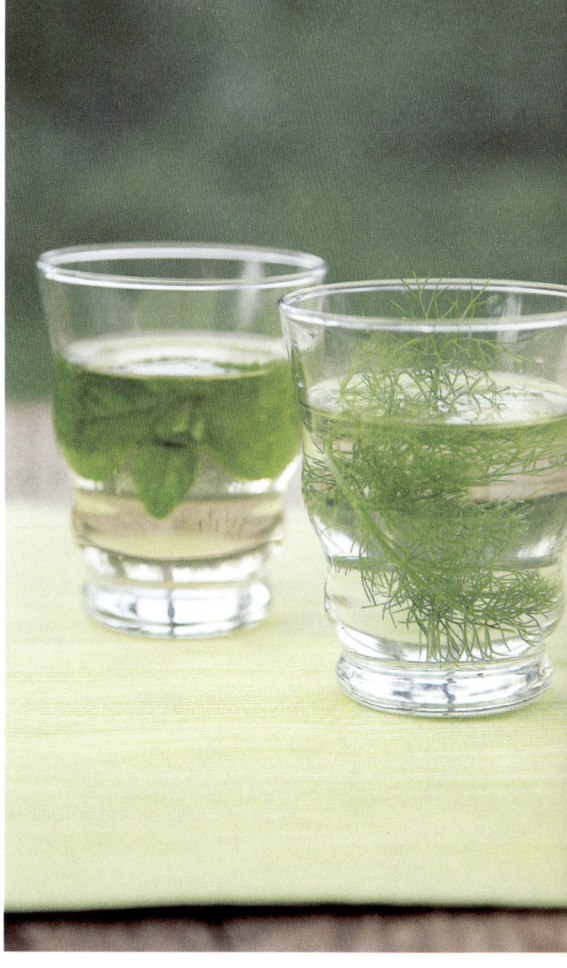

JUS DE BLÉ

Vous pouvez semer des grains de blé dans un petit plateau rempli de terre et les arroser régulièrement jusqu'à ce que les graines germent puis se transforment en jeunes pousses. Cueillez les pousses de 7 à 12 jours, ou d'une taille comprise entre 3 et 12 centimètres maximum, et passez-les au mixeur ou à la centrifugeuse. Le liquide obtenu est d'un beau vert vif. La composition du jus de jeunes pousses de blé est proche de celle du sang en terme de nutriments et d'oligo-éléments, ce qui lui donne des capacités régénérantes.

On n'en consomme au début qu'une ou deux cuillères à café. L'action est en effet assez forte, surtout si le corps est très chargé en toxines. Le jus de blé va éliminer les toxines de façon assez radicale, au point de provoquer des vomissements

> Un certain nombre de produits du commerce contiennent du curcuma, mais en quantité minime et avec des conservateurs nocifs pour la peau et le corps. Le consommateur devra faire preuve de vigilance.

ou des diarrhées si la consommation est trop importante. En revanche, au fur et à mesure que l'organisme se purifie, on peut augmenter progressivement les doses. Le jus de jeunes pousses de blé a également une action fortifiante importante, par l'apport de vitamines du groupe B, de vitamine C et d'antioxydants protecteurs de l'organisme.

JUS DE CURCUMA FRAIS

Le curcuma est un rhizome, comme le gingembre. Il contient de la curcumine, dont on découvre petit à petit les excellentes vertus (anticancer, anti-infectieux, etc.). Il régénère le sang et régule les sécrétions glandulaires et hormonales (il est à ce titre excellent pour la ménopause). Utilisé en pâte ou pour des masques de beauté, il nettoie la peau et favorise le renouvellement cellulaire. Dans la pratique ancienne de l'ayurvéda, les pâtes et jus étaient préparés quotidiennement et utilisés dans un état de grande fraicheur.

JUS D'ALOE VERA

L'*Aloe vera* est une plante du désert qui produit une substance juteuse aux multiples vertus. Il est amer, équilibre les trois *doshas* et calme en particulier *pitta*. C'est un antioxydant. Il est utilisé, selon l'usage, sous la forme de jus, de gel, de poudre, en préparations cosmétiques. Sa composition extrêmement riche lui confère des propriétés antibiotiques, tranquillisantes, anesthésiantes, fongicides, anticancer, antiradicaux libres, digestives, hépatiques, anti-inflammatoires, cicatrisantes, détoxifiantes. On trouve dans cette plante des polysaccharides, des minéraux, de nombreuses vitamines, des acides aminés (dont certains essentiels), des tanins. On prendra tout d'abord de petites quantités de jus d'*Aloe* : 1/2 cuillère à café le matin, dans de l'eau citronnée, avant d'augmenter les doses petit à petit.

« POTION DES INITIÉS »

La « potion des initiés » est une boisson tonique à base de citron et de gingembre frais. Elle est souveraine en cas de maux de gorge ou de refroidissements, elle stimule l'appétit et elle est excellente pour rééquilibrer les *doshas*. Elle contient les goûts doux, piquant, acide. On peut y ajouter un peu de sel.

Pour 1 litre

2 citrons pressés

1 morceau de gingembre frais (gros comme une noix environ, selon la qualité du gingembre)

Eau (4 à 5 fois le volume de jus de citron)

2 à 4 c. à s. de miel d'acacia liquide

Passer le gingembre à la centrifugeuse ou le râper très fin et le presser entre vos doigts ou dans une petite mousseline. Mélanger tous les ingrédients, selon son goût (à titre indicatif : 1/3 de jus de gingembre, 2/3 de jus de citron). La boisson se déguste fraîche ou à température ambiante.

BOISSON AUX PIMENTS

Cette boisson est énergisante et réchauffante. Dans un verre d'eau, faire macérer 6 ou 7 piments oiseau secs ou 3 piments verts coupés. Laisser reposer 12 heures. Mélanger un verre de décoction avec 7 verres d'eau. Ajouter du citron et du sirop d'érable.

THANDAI

Le thandai est une boisson rafraîchissante, à boire en particulier en été, ou dans les pays chauds, ou pour équilibrer les excès de *pitta*. Il peut être bu après une consommation d'alcool pour en apaiser les effets nocifs (l'alcool augmente *pitta*).

Pour 1 litre

2 c. à s. de graines de fenouil

2 c. à s. de graines de coriandre

50 g de sucre candi ou de sucre de canne

50 g de raisins secs noirs

Laisser tremper tous les ingrédients dans l'eau froide, pendant une nuit. Mixez et filtrez.

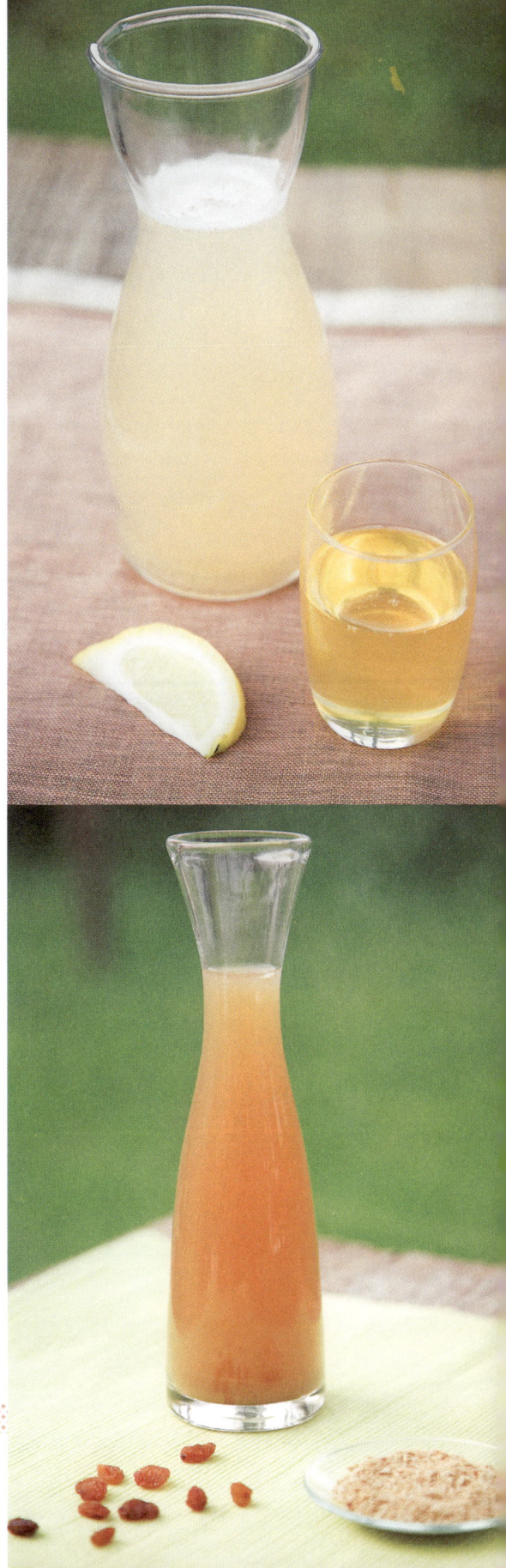

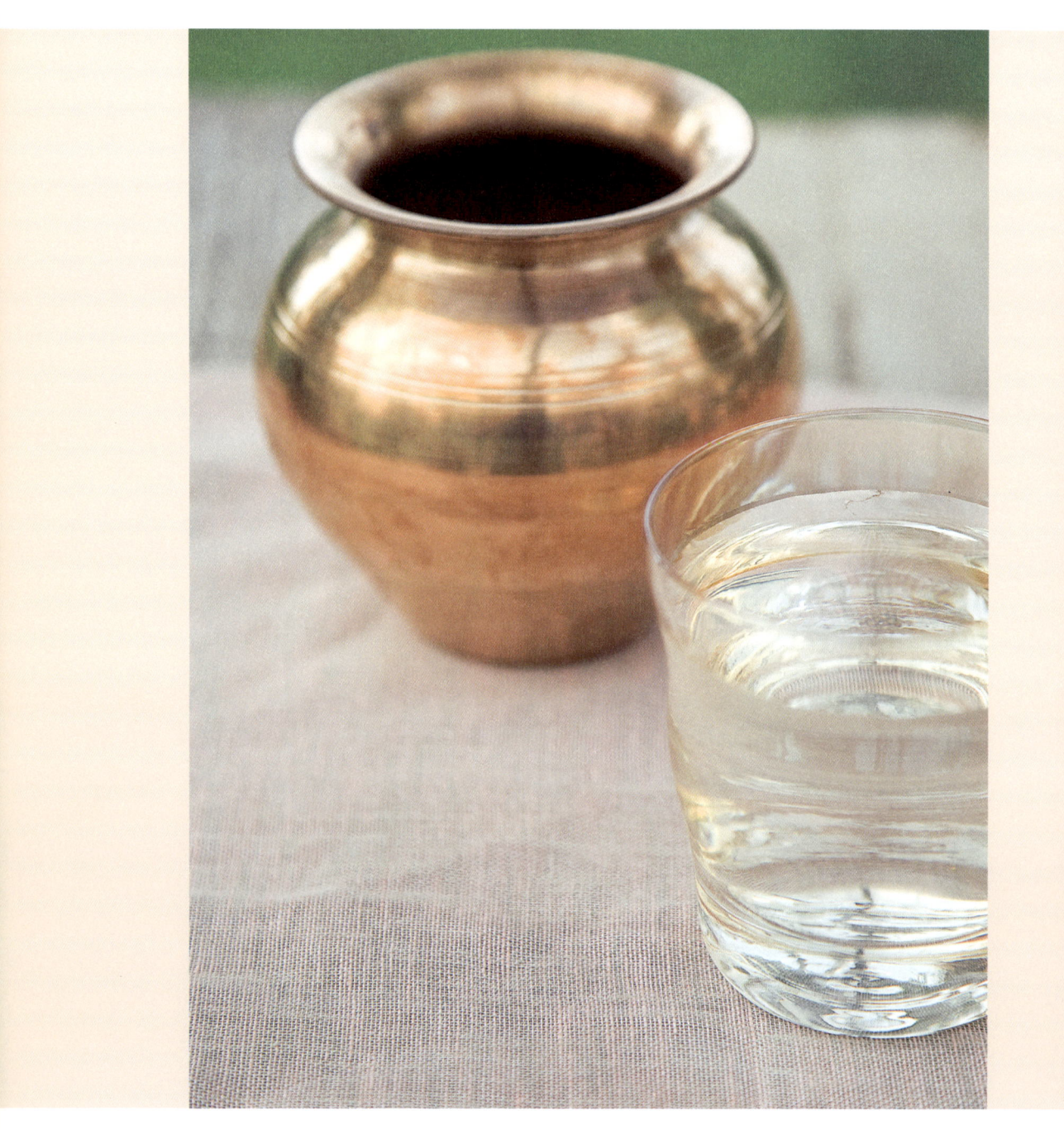

L'EAU CUIVRÉE ET L'EAU CHAUDE

La pratique qui consiste à boire de l'eau conservée dans un récipient en cuivre s'appelle *usha pan*. *Pan* signifie « boire ». *Usha* signifie « aurore ». L'eau du contenant se charge en ions cuivrés, réputés pour leurs propriétés anti-infectieuses en oligothérapie. La faible quantité d'ions présents dans l'eau en fait une boisson sans contre-indications, que tout le monde peut consommer dans la vie quotidienne. Les autres formes de cuivre disponibles sur le marché (oligoélément en ampoules, comprimés, etc.) sont plus fortement dosées et donc réservées aux traitements particuliers (durées de traitement plus courtes, carences identifiées, éventuellement surveillance d'un médecin ou d'un oligothérapeute). La préparation de l'eau cuivrée est simple mais requiert une propreté irréprochable. Il suffit de remplir un pot en cuivre pur d'eau à température ambiante et de laisser reposer toute la nuit. L'eau doit être changée régulièrement (elle ne doit pas être conservée plus de vingt-quatre heures dans le pot). Le récipient en cuivre doit être nettoyé tous les jours avec du citron, puis rincé abondamment à l'eau claire. Il est préférable de bien le sécher si on ne l'utilise pas pendant un moment. L'eau cuivrée, si elle n'a pas été bue entièrement, peut-être conservée au frais, dans un récipient en verre.

Il est suggéré de boire, au cours de la journée, 75 centilitres à 1 litre d'eau cuivrée, et en particulier au moins un verre au lever, à jeun.

L'eau cuivrée équilibre *vata*, *pitta* et *kapha*. Elle a une action préventive sur le vieillissement, l'obésité, la constipation, les maux de tête, la fièvre, les problèmes oculaires. Le cuivre est indispensable à l'organisme pour l'absorption de la vitamine C.

L'eau chaude aide à éliminer les toxines et à laver le corps de l'intérieur. Elle facilite la sudation et elle est recommandée après chaque grand massage, pour potentialiser l'effet détoxifiant.

Elle est anti-*vata* par excellence, nettoie les *srotas* (voir pp. 35-36), diminue le stress et la fatigue, la tension artérielle (on élimine les urines plus souvent). Elle facilite la digestion (la chaleur du liquide est l'intérêt principal du café ou du thé après le repas). Les tisanes, comme boissons de tous les jours, ne sont pas forcément conseillées, car chaque plante est un « remède », à prendre selon les besoins individuels ou pendant des périodes bien définies. En consommer comme un produit courant peut avoir un effet inopportun.

LES DIFFICULTÉS PSYCHOLOGIQUES

Quand on est habitué à boire café, vin, etc., et qu'il faut se contenter de journées qui défilent sans ces petites joies de la vie, la cure devient parfois difficile. Pour le café, il faut se souvenir que ce qui est bon dans cette boisson, c'est l'eau chaude. Alors noyons nos addictions en buvant plus d'eau chaude pendant la cure ! (même si café, thé, etc., contiennent aussi des substances dignes d'intérêt). Nous n'en éliminerons que mieux les toxines et les maux de tête causés par le manque de café.

Le chocolat n'est pas interdit, c'est un bon aliment (magnésium, endorphines). À doser avec sagesse !

Le petit déjeuner

Voici quelques recettes de petits déjeuners possibles pendant la cure. Elles peuvent, bien entendu, être consommées chez soi, à n'importe quelle période.

Soupe de soja vert

Cette soupe accompagnée d'une boisson (tchai, tisane, etc.), constitue un petit déjeuner nourrissant, qui permet de tenir jusqu'au déjeuner sans grignoter, avec une sensation de satiété et de contentement.

Pour 6 personnes

200 g de soja vert biologique (= 1 volume)
4 volumes d'eau
1 c. à c. de curcuma
1 c. à c. de cumin en poudre
1 c. à c. de coriandre en poudre
2 citrons pressés
2 c. à s. de sucre roux ou de mélasse
sel

Vaghar

3 c. à s. de *ghee*
1 c. à c. de graines de cumin
1/2 c. à c. d'*Asa fœtida*
Feuilles de curry (épiceries indiennes)
1 c. à s. de gingembre frais râpé
5 gousses d'ail pilées

Faire tremper le soja la veille. Le lendemain, le rincer et le faire cuire dans l'eau avec les épices, à couvert.

Préparer le *vaghar* (voir p. 51).

Au bout d'une demi-heure environ, ajouter le *vaghar*, le jus des citrons et le sucre.

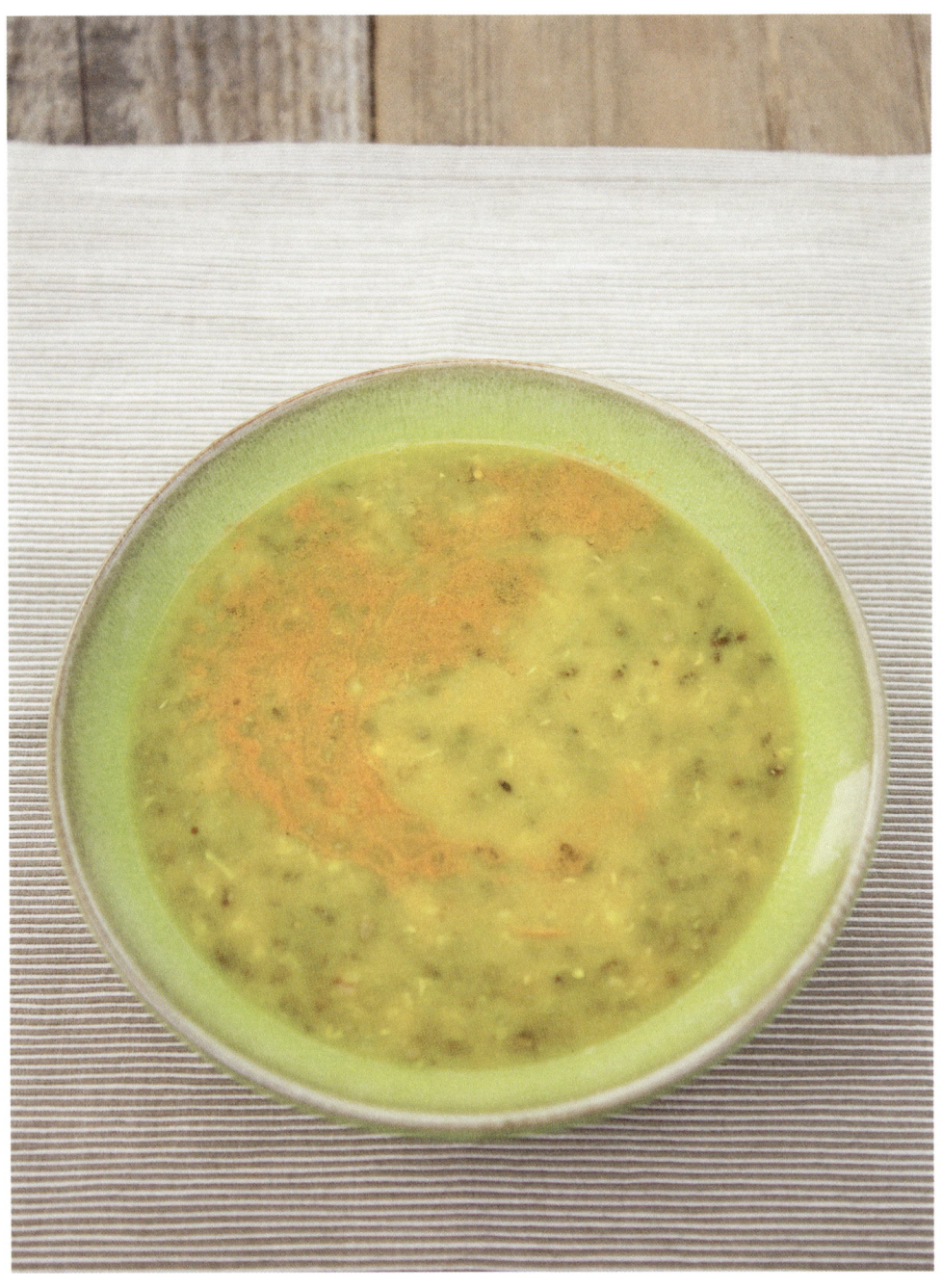

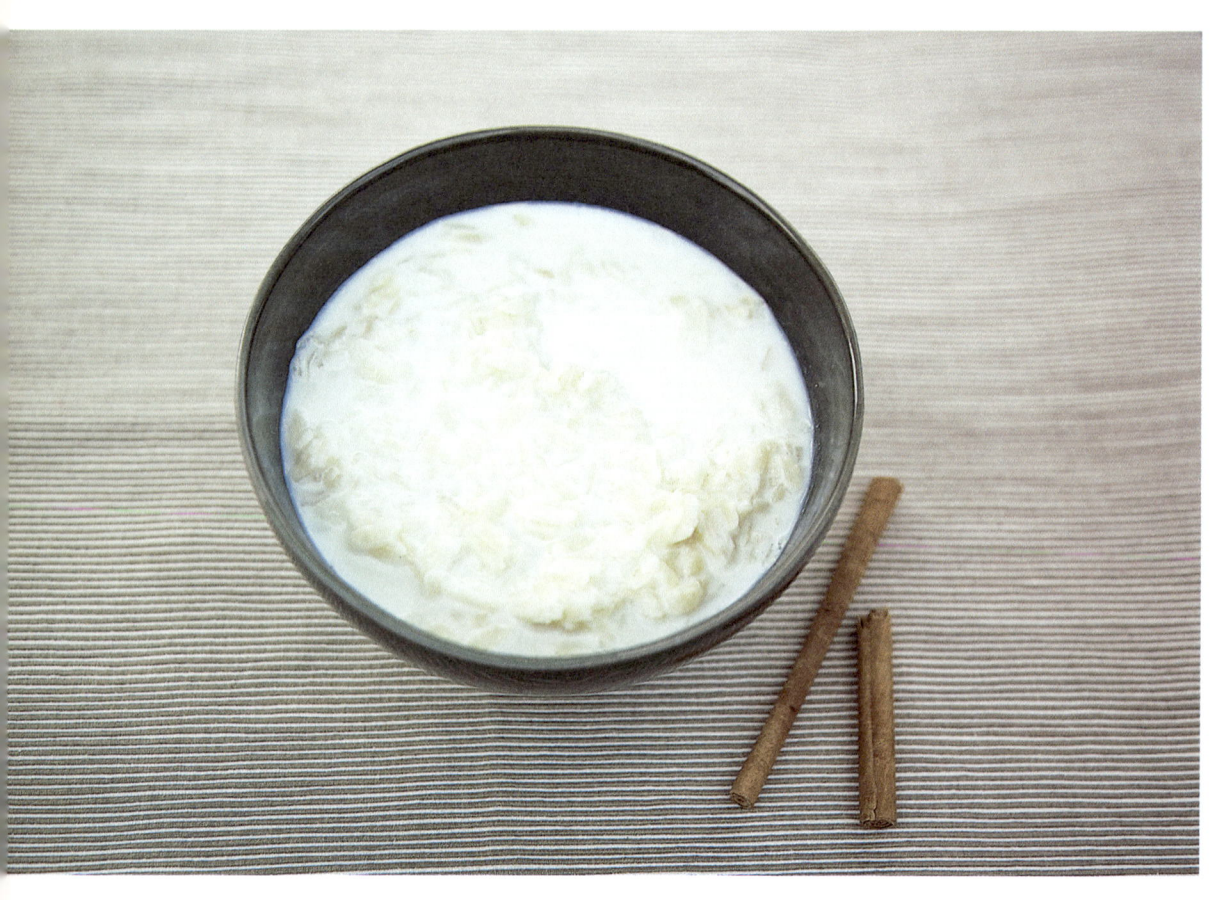

Riz au lait et riz aplati

Selon la préparation, c'est un dessert ou un petit déjeuner particulièrement recommandé en reprise alimentaire après une purge (*virechan*) (voir p. 82), pour son caractère apaisant. On peut utiliser du riz basmati ou du riz aplati.

Pour 6 personnes
2 l de lait entier
3 c. à s. de riz basmati
1 c. à c. de cardamome moulue
150 g de sucre de canne
3 c. à s. d'amandes effilées
3 c. à s. de pistaches non salées

Faire bouillir le lait, ajouter le riz et baisser le feu. Laisser cuire pendant environ 1/2 heure. Ajouter le sucre. Éteindre le feu, ajouter les fruits secs et les épices. Le dessert sera de préférence absorbé tiède ou chaud, accompagné de poudre de cannelle.

Si vous utilisez du riz aplati, recouvrez simplement les flocons du lait de vache ou de lait de chèvre chaud. Il fera gonfler le riz en quelques minutes. Agrémentez avec un peu de sucre et de la cannelle en poudre selon votre goût.

Vous pouvez également utiliser du boulgour cuit à la place du riz aplati.

Le lait de soja n'est pas utilisé dans ces petits déjeuners, car c'est une légumineuse et il n'a donc pas les mêmes vertus que le lait animal (même si d'un point de vue biochimique, il apporte certaines protéines).

LE LAIT L'ayurvéda ne rejette pas le lait, comme on le voit de nos jours dans certaines méthodes ou approches diététiques. S'il est vrai que le lait est l'aliment par excellence des bébés de toutes les familles de mammifères, il n'en reste pas moins un aliment précieux, en consommation plus limitée pour les adultes. Il est de nature rafraîchissante, il apaise *pitta* et il est utilisé en cas d'ulcères du duodénum, de l'estomac, ou après la pratique de *vaman*, un des *panchakarmas* (voir p. 81).

Mentionnons aussi un aspect d'ordre plus écologique : la qualité du lait dépend de la façon dont il a été produit et détermine en partie sa tolérance pour l'organisme humain : les vaches grasses nourries aux antibiotiques, aux aliments artificiels ou à l'herbe aspergée d'engrais et de pesticides, ne produisent en aucun cas un aliment utile à l'organisme humain.

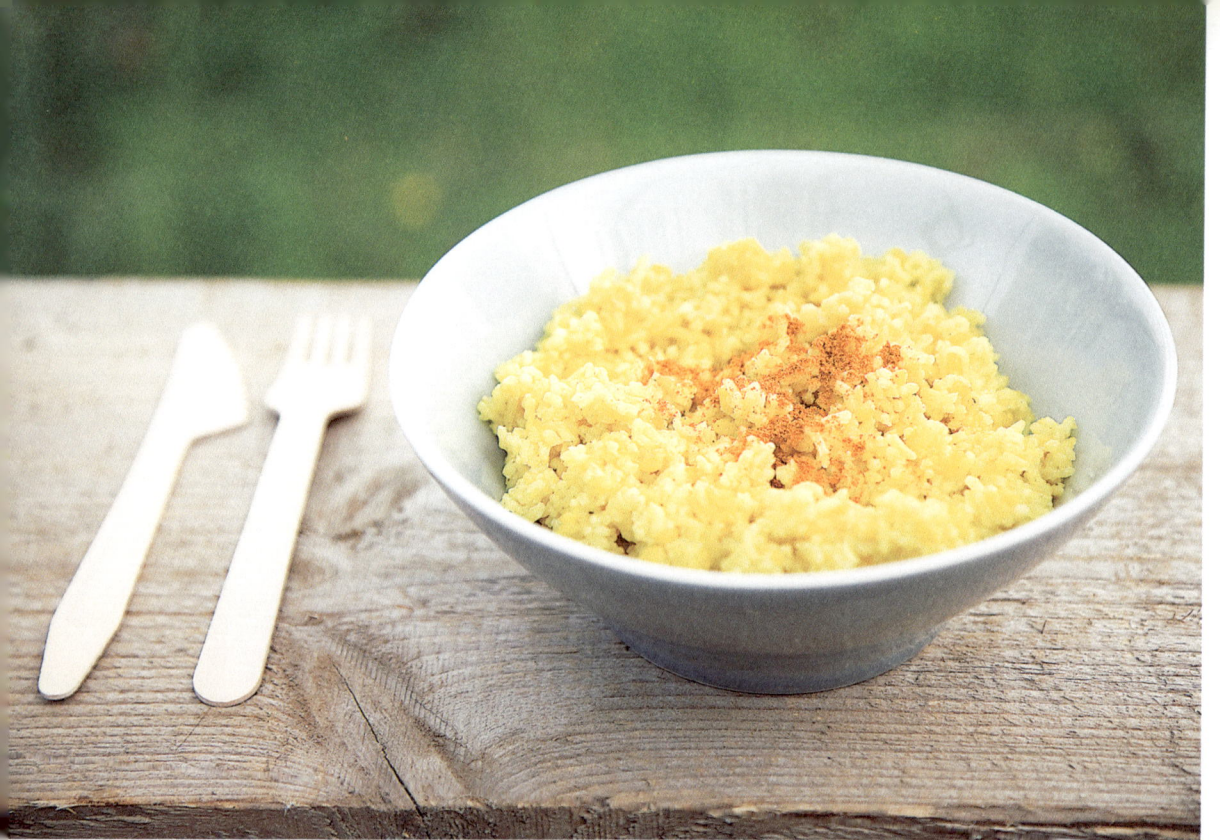

Les plats principaux

Khitchadi

Pour 6 à 8 personnes
300 g de riz basmati (concassé si possible) • 150 g de *mung dal* concassé (lentilles indiennes) ou de lentilles corail (l'ensemble riz + lentilles = 1 volume) • 3 volumes d'eau • 1/2 c. à c. de curcuma • sel

Vaghar
3 c. à s. de *ghee* • 1 ou 2 bâtons de cannelle • 1 c. à c. de graines de cumin • 4 ou 5 clous de girofle

C'est un mélange de céréales et de légumineuses, particulièrement digeste en période de cure. Il est tridoshique (il équilibre les trois *doshas*).

Laver le riz et les lentilles ensemble. Préparer le *vaghar* (voir p. 51) et y ajouter le riz et les lentilles, puis l'eau, le sel et le curcuma. Couvrir et faire cuire à feu moyen, jusqu'à absorption complète de l'eau.

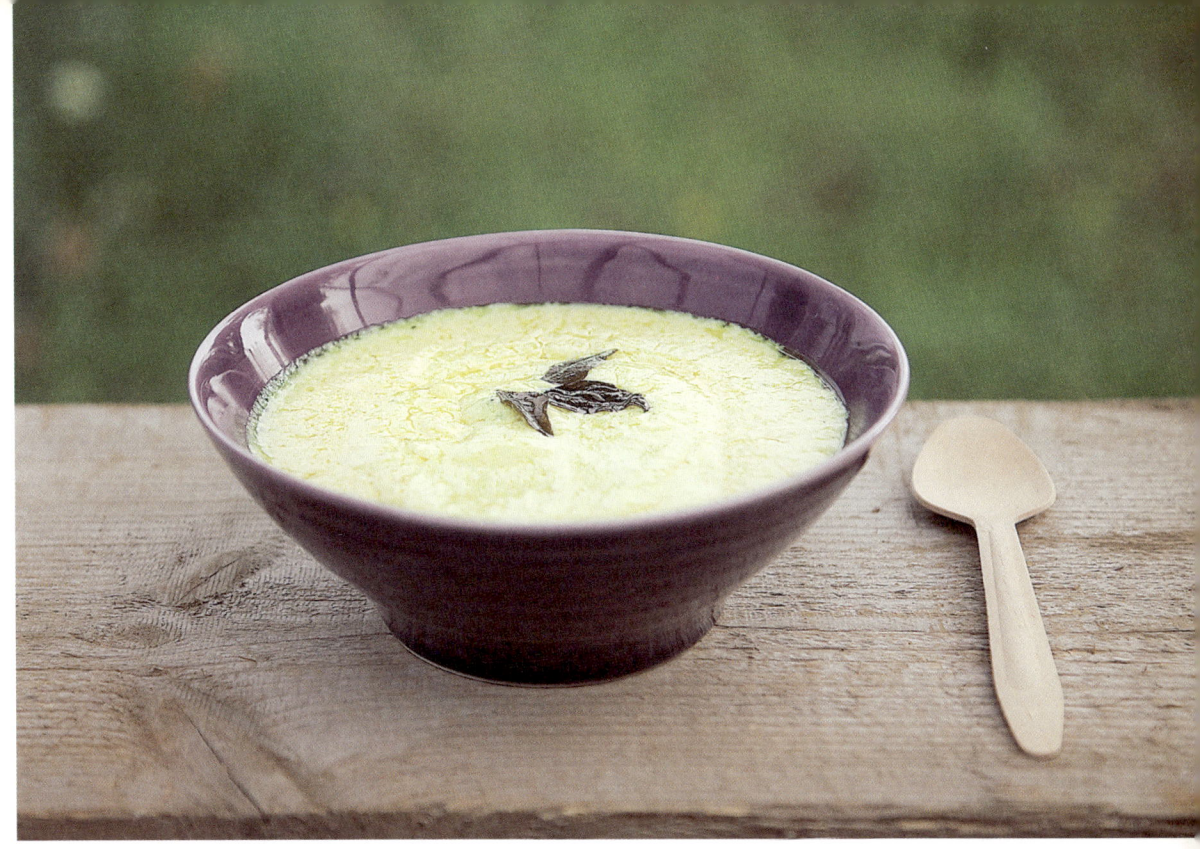

Kadhi

C'est un potage, ou une sauce, qui accompagne le khitchadi ou les légumes.

Pour 6 personnes

3 yaourts (= 1 volume) • 3 volumes d'eau • 2 c. à s. de farine de pois chiche tamisée (magasins bio) • 1/2 c. à c. de curcuma • 1 c. à c. de gingembre frais râpé • 3 gousses d'ail hachées

Vaghar

1/2 c. à c. de graines de fenugrec • 1 c. à c. de graines de cumin • 1 ou 2 bâtons de cannelle • 5 ou 6 clous de girofle • feuilles de curry • 3 c. à s. d'huile de sésame ou de tournesol

Délayer les yaourts et l'eau. Ajouter la farine et les épices. Mixer. Préparer le *vaghar* en faisant revenir les épices correspondantes dans l'huile (voir p. 51). Lorsque l'odeur des épices se répand, retirer le *vaghar* du feu et le mélanger à la préparation.

LES CRUDITÉS

Les crudités sont consommées de préférence en début de repas. Leur nature est rafraîchissante. Pour équilibrer, on peut saupoudrer les crudités de mélanges d'épices « chaudes » et digestives. Les crudités augmentent *vata*. L'ayurvéda conseille donc de contrebalancer cet aspect en les consommant avec de l'huile, tout comme les graines germées.

Raita

Pour 6 personnes
1 yaourt • 150 g de concombre coupé en petits morceaux • 1 c. à c. de graines de moutarde passées au mixeur • sel

La raita se prépare 1 ou 2 heures à l'avance et doit reposer au réfrigérateur. Il suffit de bien mélanger les ingrédients et de décorer avec quelques feuilles de coriandre. On peut remplacer le concombre par des pommes de terre cuites coupées en morceaux ou encore par des tomates pelées ; dans ce cas, vous pouvez ajouter 1 cuillère à café de sucre et 1 cuillère à café de cumin en poudre. On peut également le préparer avec des petits oignons frais ; on ajoutera alors quelques feuilles de menthe à la recette de base.

Samossas

Pour 12 chaussons
Farce : 200 g de petits pois • 2 pommes de terre • curcuma, cumin, coriandre (1/2 c.à c. de chaque) • 1 c. à c. de sucre • 1 c.à c. de jus de citron • feuilles de coriandre fraîche
Pâte : 125 g de farine complète • 1 c. à s. de *ghee* • 1 pincée de sel • 1 pincée de curcuma • 1/2 verre d'eau
Vaghar : 2 c. à s. de *ghee* • 1 pincée d'*Asa foetida* • 1/4 de c. à c. de fenugrec • 1 c. à c. de graines de moutarde • 1/2 c. à c. de graines de cumin • 2 gousses d'ail • gingembre frais (même volume que l'ail) • 1 petit piment vert

Malaxer la farine avec les autres ingrédients et laisser reposer pendant que l'on prépare la farce.

Dans le *ghee* chaud, incorporer dans l'ordre : les graines de fenugrec, de moutarde, de cumin, l'*Asa foetida*, l'ail, le piment et le gingembre finement coupés. Ajouter ensuite les pommes de terre coupées en petits morceaux avec un petit peu d'eau, les petits pois ainsi que le sel et les épices en poudre. Lorsque les légumes sont cuits, ajouter le sucre, le jus de citron et les feuilles de coriandre.

Avec la pâte, faire des boules de la taille d'une noix, à aplatir au rouleau afin d'obtenir une galette ronde. Au centre, placer 1 cuillère à soupe bombée de farce. Plier la galette en deux et bien refermer les bords.

Faire cuire au four (chauffé à 180 °C) pendant environ 15 minutes ou faire frire dans l'huile.

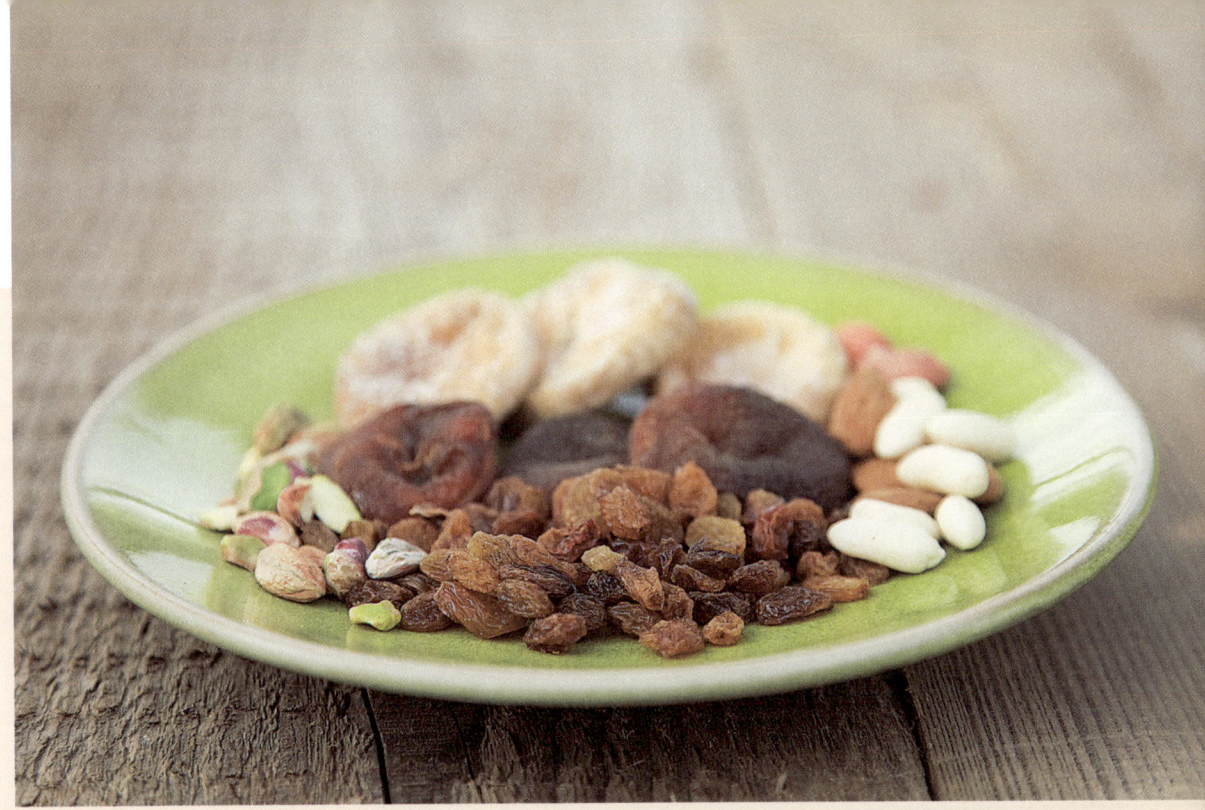

LES FRUITS SECS

Nous désignons généralement par fruits secs les fruits à coque et les fruits frais déshydratés.

Les fruits secs (pruneau, figue, datte, abricot) sont riches en fibres, en sucres assimilables (glucose, saccharose), en oligoéléments (magnésium, fer, potassium, phosphore et calcium), en vitamines E, C, et vitamines du groupe B. Ils contiennent peu de protéines et pas de lipides.

Les fruits à coque (cacahuète, amande, noisette, etc.) contiennent également une grande quantité de vitamines des groupes B et E, des oligoéléments, des protéines, mais peu de glucides. La présence des lipides, dont les précieux Oméga 3, apporte une action antivieillissement, anti-infarctus. Ils sont excellents pour les enfants, les convalescents, les étudiants, dont ils stimulent la mémoire, l'intelligence et le système nerveux.

Les fruits secs sont toujours servis après avoir trempé dans l'eau pendant au moins une nuit pour les réhydrater. Le trempage génère des enzymes, qui les rendent plus digestes, et il équilibre leur nature *vata*. Mangés secs, ils n'apportent que 30 % de leurs substances nutritives. Trempés, l'apport atteint 70 %.

LES GRAINES GERMÉES

Les graines germées sont des aliments vivants, gorgés de nutriments et de vitamines. Pensez à en proposer aux enfants, elles sont particulièrement bénéfiques en phase de croissance.

On connaît assez bien le blé, l'épeautre, l'alfalfa, les lentilles, mais de nombreuses autres graines peuvent être consommées germées, comme les pois chiches, le fenugrec, le soja, les haricots rouges, la quinoa, etc.

Pour faire germer les graines, faites-les tremper une nuit dans l'eau, à l'abri de la lumière. Le lendemain, égouttez-les et rincez-les deux fois par jour dans une passoire, ou un germoir, jusqu'à ce qu'elles soient suffisamment germées (2 à 4 jours selon les variétés).

Les pois chiches, qui germent facilement, agissent entre autres sur le cholestérol. Les graines de fenugrec germées, de saveur amère, agissent sur le foie et les yeux, et contiennent des vitamines des groupes B et PP.

Il est conseillé de manger des graines des trois types chaque jour (pois chiches, fenugrec, soja), modérément et accompagnées d'un peu d'huile de première pression à froid, pour éviter les désagréments de type *vata* (gaz intestinaux). Les graines peuvent être mixées sous la forme de pâte, assaisonnées avec une sauce à votre goût et consommées au début d'un repas ou même au petit déjeuner.

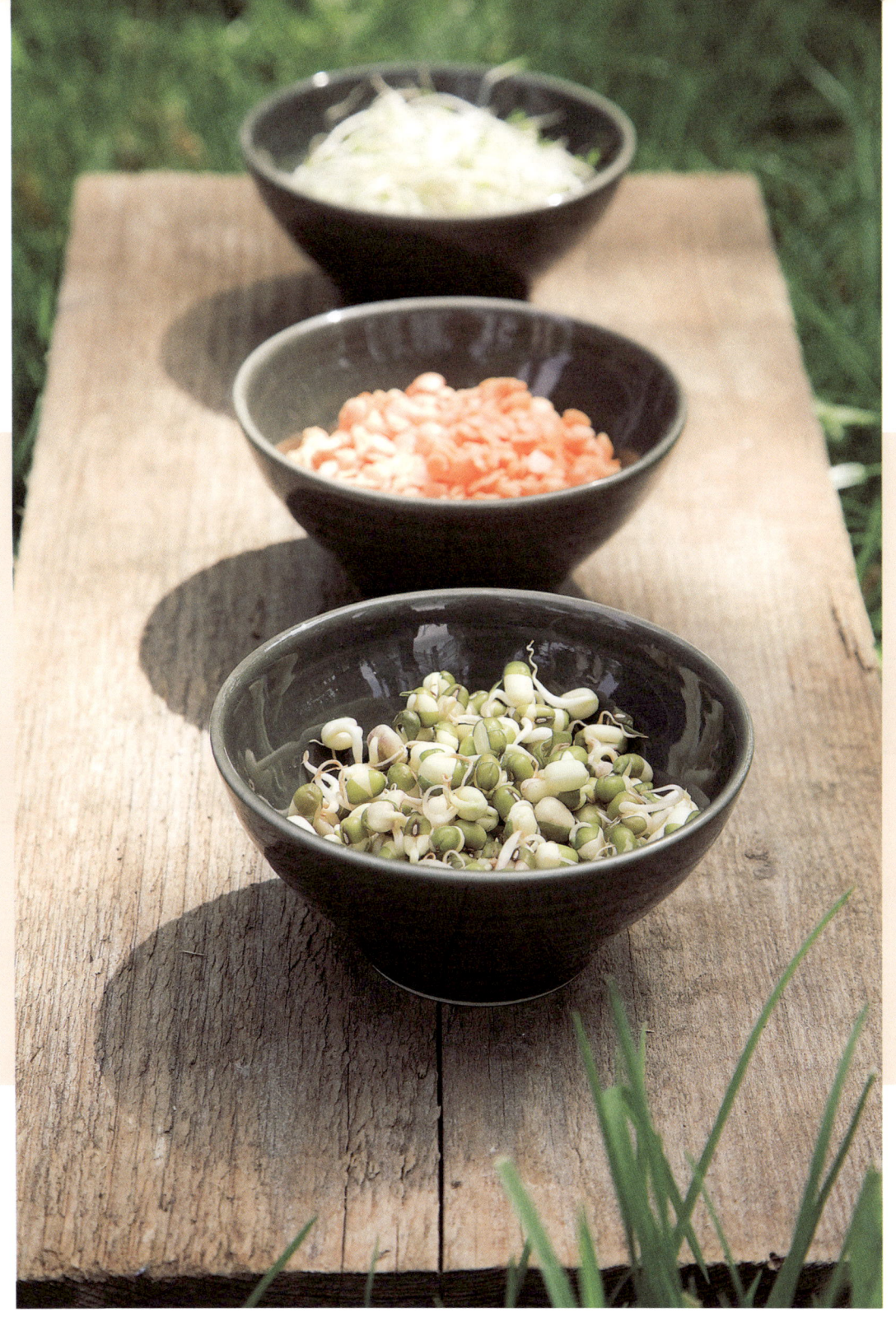

Les desserts

La saveur douce est souvent consommée en début de repas. On peut également prendre un dessert ou une douceur le soir, au coucher : la saveur sucrée apaise et détend (mais augmente *kapha* pendant la nuit). Elle calme aussi le Feu d'un mets trop piquant (inutile de boire de l'eau, la molécule « piquante » n'est pas hydrosoluble ! Il vaut mieux consommer un mets doux ou qui comporte un corps gras, qui va pouvoir dissoudre la molécule piquante, comme du yaourt).

Gulab jamoun

Ce dessert à base de *panir* – un fromage blanc de consommation courante en Inde, fabriqué à la maison – équilibre *vata* et *pitta*, et augmente *kapha*.

Pour 4 à 6 personnes

2 l de lait entier cru • 2 jus de citron ou 2 yaourts • 2 c. à c. de farine • quelques filaments de safran • *ghee* • 250 g de sucre

Porter le lait à ébullition. Incorporer, tout en en remuant, le jus de citron ou les yaourts. Le lait se sépare en petit lait et fromage. Retirer du feu.

Verser le tout dans un linge disposé dans une passoire assez grande afin de retenir le fromage. Ce dernier est égoutté puis compressé pendant 2 heures.

Ajouter au *panir* 2 c. à c. de farine ainsi que le safran. Malaxer et former des petites boules. Laisser reposer 15 minutes.

Chauffer le ghee pour la friture. Faire frire les boulettes et les rouler sur elles-mêmes jusqu'à ce qu'elles prennent une couleur brun doré. Les égoutter sur du papier absorbant.

Faire un sirop avec le sucre et 15 cl d'eau.

Plonger les boulettes dans le sirop. Laisser les boulettes s'imprégner du sirop 30 minutes jusqu'à ce qu'elles aient doublé de volume.

Magage

C'est un sablé à base de farine de pois chiche et de *ghee*.

Pour 6 à 10 personnes

500 g de farine de pois chiche • 250 g de sucre glace • 200 g de *ghee* • 4 c. à s. de lait • 1 c. à c. de cardamome moulue • amandes émincées ou pistaches pilées

Tamiser la farine dans un large plat. Verser en pluie le lait et 2 cuillère à soupe de *ghee* liquide. Mélanger en faisant rouler entre les doigts la totalité de la farine. Vous devez obtenir un mélange de farine en partie sèche et en partie grumeleuse.

Faire chauffer le reste du *ghee*, verser la farine en remuant sans cesse. Le mélange s'allège au fur et à mesure de la cuisson, devient mousseux et prend une couleur brune.

Retirer du feu au bout de 15 minutes. Ajouter alors le sucre, bien mélanger et verser dans un plat préalablement enduit de *ghee* ou garni de papier sulfurisé.

Saupoudrer de poudre de cardamome, d'amandes émincées ou de pistaches pilées et laisser refroidir.

Découper en petits rectangles avant refroidissement complet.

Shiro

Ce dessert à base de semoule de blé, de *ghee*, de cardamome, équilibre *pitta*. Il est particulièrement bénéfique en cas de maux de tête et après un accouchement.

Pour 6 personnes
250 g de semoule de blé fine • 150 g de *ghee* • 150 g de sucre • 50 g de raisins secs • 1/2 l d'eau • 1 c. à c. de graines de cardamome moulues

Faire revenir la semoule dans le *ghee* fondu et chaud. Remuer constamment jusqu'à ce qu'elle commence à brunir. En remuant toujours, ajouter l'eau, qui aura été préalablement bouillie.

Après totale absorption, remuer 2 à 3 minutes, ajouter les raisins secs et le sucre sans cesser de remuer.

Quand le sucre est absorbé, retirer du feu. Verser dans un plat et saupoudrer de cardamome moulue.

Déguster de préférence tiède.

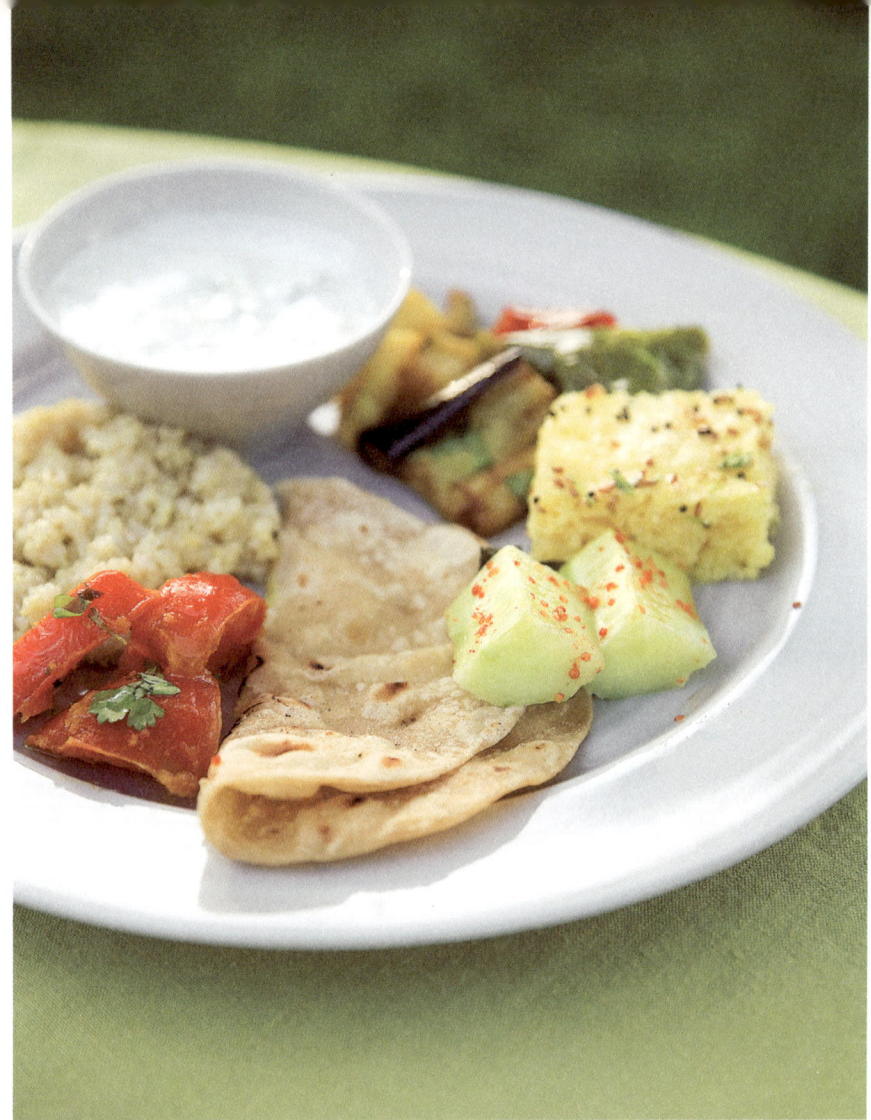

Les assiettes végétariennes complètes

L'ayurvéda conseille généralement de commencer par les saveurs douces, puis de continuer par les saveurs acides et salées pour terminer par les saveurs piquantes.

En Inde, on sert une grande assiette (*thali*), avec l'ensemble des mets, y compris les mets sucrés, en petites quantités. Chacun mange selon ses goûts et sa constitution, selon son instinct. Il choisit ainsi ce qu'il mange, la quantité, l'ordre des plats et des saveurs.

Chaque assiette comporte des céréales, des légumineuses, des légumes… Les cinq saveurs sont représentées, de même que différentes couleurs et textures.

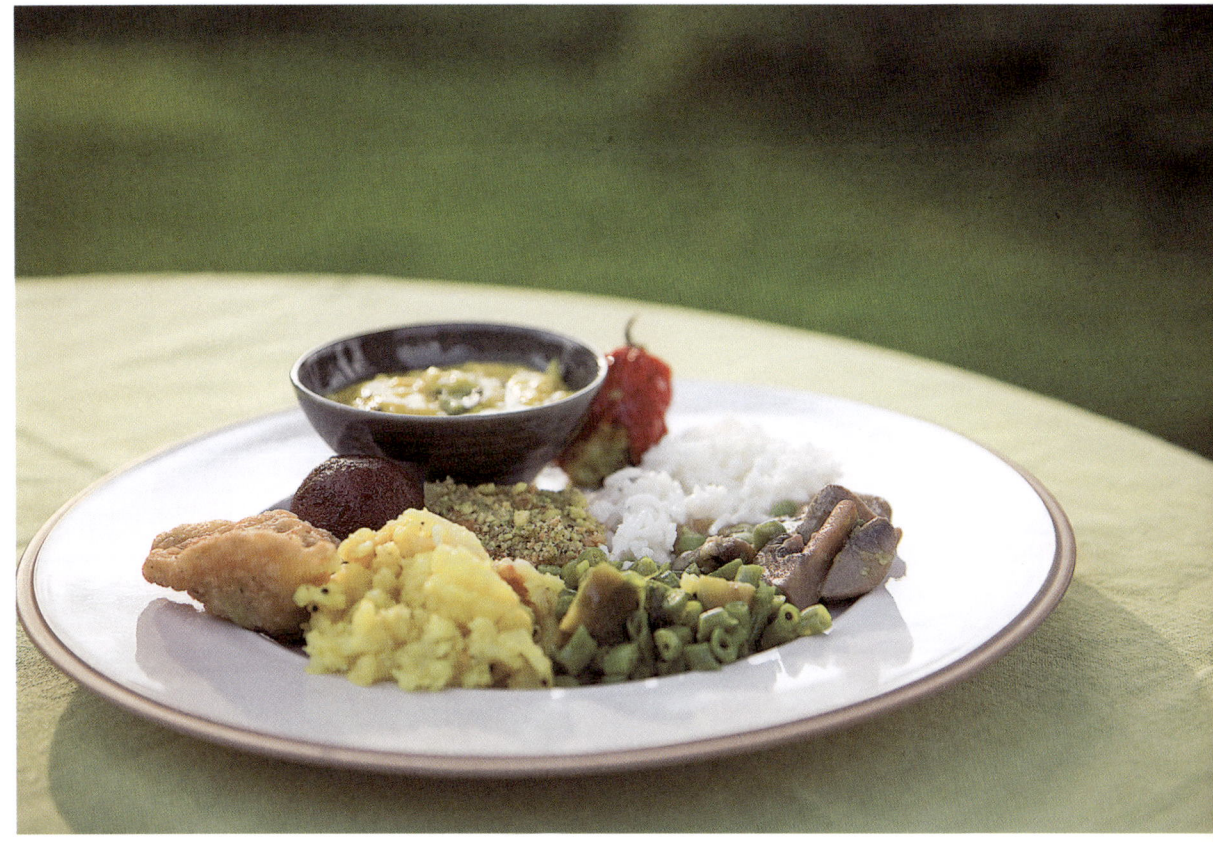

Dans l'assiette de la page ci-contre, les *chapatis* font partie, avec le quinoa, de la ration de céréales. Ces petites galettes de farine complète, qui remplacent le pain, sont cuites directement sur le feu sans matière grasse et ne comportent ni levure ni ferment. Accompagnées de *ghee*, elles ont une action anti-*pitta* et sont très digestes. Les légumineuses sont représentées par les morceaux de *khaman* (farine de pois chiches préparée en une galette à la consistance très aérée) ; les crudités – de nature froide – sont saupoudrées d'une poudre rouge composée d'un mélange d'épices aux vertus digestives et réchauffantes (voir p. 91).

Dans l'assiette ci-dessus, les légumineuses consistent en une purée de lentilles, le *dal*, dont il existe de nombreuses variétés en Inde. De consistance plus ou moins liquide, le *dal* se consomme soit comme une petite soupe, soit comme une sauce sur des céréales.

AMLA *Amla*, fruit du groseillier indien appelé *amalaki*, est une plante extrêmement connue et bénéfique dans la pharmacopée ayurvédique.

Toutes les parties de la plante, fruit comme feuilles, ont une utilité particulière. *Amla* possède cinq des six saveurs (sauf le salé). Le goût acide est très majoritaire, l'astringent vient ensuite. *Amla* est particulièrement riche en tanins aux propriétés antioxydantes et antiradicaux libres ; il contient aussi des polyphénols, de la vitamine C (20 fois plus que dans l'orange), des minéraux, des acides aminés et de la pectine.

Ses indications thérapeutiques essentielles sont nombreuses. Il est utilisé en cas de troubles respiratoires et intestinaux, pour réguler les taux de glucides et de lipides (cholestérol), pour stimuler la circulation sanguine, mais aussi pour ses propriétés antivieillissement et immunorégulatrices. Il est tonifiant, antibactérien, hépatoprotecteur et gastroprotecteur.

Les compléments alimentaires

À la frontière entre l'art culinaire et la pharmacopée, l'ayurvéda utilise des compléments alimentaires, bénéfiques en de multiples circonstances. Certains sont des mélanges simples à base d'épices, d'autre, comme les *rasayana*, sont composés de plantes ayurvédiques.

Mélange karshan

C'est un mélange de gingembre en poudre, de curcuma et de thym indien. Une demi-cuillère à café avant les repas augmente le Feu digestif ; une cuillère à café après le repas facilite la digestion et aide à dissoudre les graisses.

Mélange digestif (*mukhavas*)

Après le repas, ce mélange de graines et d'épices favorise la digestion, purifie l'haleine. Il existe plusieurs types de *mukhavas*. Par exemple : graines de sésame, d'anis, de cardamone, cannelle et clous de girofle.

Rasayana, les fortifiants ayurvédiques

Ils sont disponibles en Inde ou auprès de distributeurs spécialisés.

Amalaki rasayana est préparé à base du fruit appelé *amla* (voir ci-contre). Il redonne de l'énergie grâce à ses propriétés antivieillissement.

Chyavanprash est une confiture à base d'*amla* et de plus de trente autres plantes ayurvédiques et épices comme le poivre, le clou de girofle, la cardamome ou le gingembre ; chaque médecin ayurvédique compose son chyavanprash selon les saisons, les années… Son action est tridoshique. C'est le fortifiant par excellence, un des plus puissants réjuvénants d'après les textes anciens. Il augmente l'immunité, et il est conseillé en cas de toux, d'asthme, d'asthénie générale.

Réjuvénant, *triphala* est un mélange de trois plantes ayurvédiques (*amla*, *haritaki*, *bhibitaki*) en proportions égales. On le trouve généralement en poudre ou en gélules. Il équilibre les trois *doshas*, et tout particulièrement *pitta* et *vata*, et a une action laxative douce et naturelle, car il facilite la digestion. Il favorise le sommeil. Il est le plus souvent utilisé en interne, mais aussi en usage externe, pour des bains ou des compresses d'yeux, ou comme constituant des mélanges pour le massage *udvartana* (voir p. 151).

LE GHEE

Le *ghee* est du beurre clarifié, un beurre que l'on a fait fondre très doucement et dont on a extrait les substances lactées, qui remontent à la surface sous la forme d'une mousse blanche. Ces substances lactées sont celles qui donnent une certaine toxicité aux produits laitiers et qui empêchent de trop faire chauffer ou cuire le beurre.

Après avoir filtré le beurre clarifié dans une compresse de gaze (on laisse l'eau qui s'est déposée au fond), on obtient un liquide jaune d'or, qui se fige au froid en une pâte très douce au toucher.

Le *ghee*, lorsqu'il est bien préparé, se conserve longtemps (il ne contient plus d'eau, donc il rancit peu). L'ayurvéda en fait un produit phare pour ses propriétés anti-*pitta*, aussi bien dans la cuisine que pour les massages (voir p. 116), ou en oléation interne pour les *panchakarmas* (voir p. 81).

En cuisine, il supporte plus facilement la cuisson que le beurre et donne une saveur très particulière aux plats, ou même aux tartines. On peut par exemple l'utiliser pour faire des frites très croustillantes et très digestes.

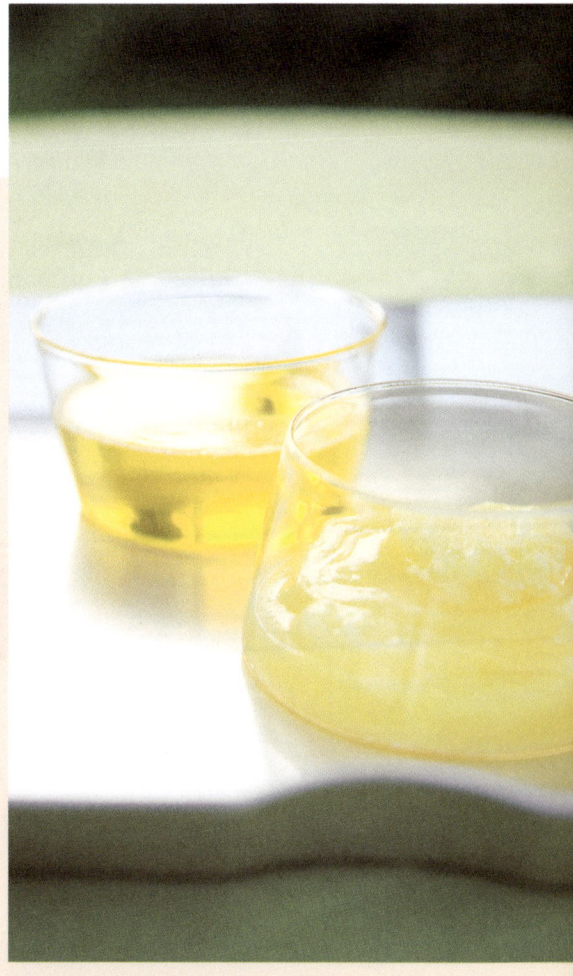

En soins, on dit que les propriétés d'un ghee augmentent avec l'âge. Plus il est vieux, plus il est précieux (certains **ghees** ont été conservés près de cent ans !).

Il existe des *ghees* médicalisés, dans lesquels on a fait infuser des plantes ayurvédiques. La pharmacopée indienne regorge de compositions et de préparations à base de *ghee*.

Un vieux dicton indien soulignant les nombreux bienfaits du *ghee* dit : « Faites des dettes mais mangez du *ghee* ! ».

Les massages

Les massages reçus pendant une cure ayurvédique sont nombreux et ils y jouent un rôle primordial. Découvrons cet univers du toucher, pour nous retrouver et prendre soin de notre santé: quels massages nous sont transmis par l'ayurvéda, quels sont leurs bienfaits, leur spécificité, leur action sur le corps et l'esprit, comment les pratiquer? Nous présenterons des massages « partiels », c'est-à-dire sur des parties du corps particulières (dos, mains, etc.), des massages globaux, qui concernent le corps entier (*abhyanga*), et des grands massages spécifiques à quatre mains (*pichauli*, *pizzichili*, etc.).

Nous décrirons globalement quelques points importants et détaillerons certaines séquences particulières, sachant que ce ne sont que des possibilités parmi d'autres. Par ailleurs, il n'est pas possible – ni même souhaitable – d'acquérir à travers un livre toutes les connaissances nécessaires à la pratique complète des massages – qui, au-delà de leur aspect technique et des gestes à accomplir, s'inscrivent dans une culture et une éthique de la relation à l'autre par le toucher. L'objectif de cet ouvrage n'est donc pas d'établir un protocole unique et figé, mais de donner des pistes pour découvrir l'art du massage. Il appartient ensuite aux lecteurs intéressés de se former sérieusement pour les pratiquer.

Le massage du dos
Le rôle majeur du dos se révèle à plusieurs niveaux.

Au niveau physique
C'est lui, avec la colonne vertébrale, qui nous permet d'être debout, de bouger, de nous déplacer. C'est l'axe central de notre corps. Il est parfois malmené et nous fait souffrir, par des mauvaises positions de travail, par des postures déséquilibrées, par des brusqueries, en sport ou dans la vie quotidienne, par le port de charges, ou même pour des raisons physiologiques (menstruations, allaitement, problèmes au niveau des viscères, etc.). Il est parfois insuffisamment souple et musclé par manque d'exercice.

Au niveau nerveux
La colonne vertébrale, contenant la moelle et de laquelle partent nos nerfs moteurs, est un centre nerveux important.

Au niveau émotionnel

Le dos emmagasine toutes nos tensions ; c'est lui qui se charge en premier de nos stress, de nos fatigues, de nos émotions, de nos contrariétés. Quand le poids de la vie pèse sur les épaules, c'est qu'il a déjà « enregistré » un certain nombre de difficultés de notre vie quotidienne.

Au niveau énergétique et anatomique subtil

Le liquide céphalo-rachidien circule dans la colonne vertébrale, entre deux pôles essentiels : le sacrum et la base du crâne. Si cette circulation est entravée, l'ensemble du corps en ressent les effets. C'est cet équilibre très fin des liquides internes, qui est l'objet de certains soins en ostéopathie. En termes d'anatomie subtile, c'est aussi le long du dos que se situent les *chakras* (voir p. 32) et certains méridiens et canaux d'énergie (voir pp. 36-37).

Le massage du dos peut être réalisé seul ou comme une séquence dans un massage complet. C'est un préalable indispensable à toute cure ou à toute approche par le toucher.

S'il existe un protocole de base précis pour le massage du dos, qui garantit une certaine homogénéité entre les différents masseurs et un certain respect de ce qui a été transmis par la tradition ayurvédique, le massage garde une dimension de liberté, d'adaptation du masseur au massé. Il n'existe pas deux dos identiques, pas deux histoires de vie similaires, pas deux rencontres masseur/massé sur le même moule.

Déroulement d'une séquence

LA PRISE DE CONTACT

Le massage du dos commence par une prise de contact avec le massé et une mise en confiance réciproque. Suit une préparation douce du dos, par une série de cercles en haut, au milieu et en bas du dos, c'est-à-dire dans la zone du cœur (« les massages commencent par le cœur et finissent par le cœur »), du nombril, ou *hara* (symbole de force, d'énergie), et du sacrum (pour nous aider à bien nous enraciner dans notre verticalité). Cela correspond aussi aux zones de trois *chakras* (voir p. 32) importants sur la colonne vertébrale. Il se poursuit par des zéros et des infinis sur le sacrum, puis sur l'ensemble du dos.

Ces gestes sont des dessins qui sont porteurs d'un symbolisme particulier et subtil. En mathématiques, le zéro et l'infini sont des valeurs très particulières ouvrant des champs qui vont bien au-delà de notre compréhension habituelle du monde.

SÉQUENCE DE LA DEMI-CROIX
Ces gestes englobent tout le dos. La respiration est facilitée, la circulation énergétique est relancée, l'équilibre se crée entre le bas et le haut du dos, entre le milieu et les côtés.

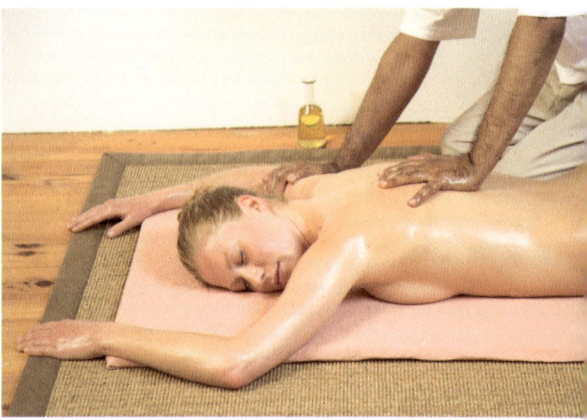

Le massé est allongé sur le ventre, les bras au-dessus de la tête, détendu. La tête est tournée d'un côté ou de l'autre selon le confort. Il peut changer de côté si la nuque est un peu tendue (elle se détend au fur et à mesure !), à condition que ce ne soit pas au milieu d'un mouvement. Le masseur est à genoux, à ses côtés.

Poser la paume de la main à plat sur le coccyx du massé, doigts écartés, le majeur sur la colonne vertébrale, sans pression. Monter ainsi tout le long de la colonne vertébrale (1) jusqu'aux vertèbres cervicales, en mettant toute l'attention dans chacun des doigts, comme si chaque pulpe de doigt avait son intelligence propre.

Glisser la main le long du bras gauche et remontez jusqu'au bout des doigts (2 et 3).

Redescendre le long du bras gauche, vers l'aisselle, puis tout le long du flanc jusqu'à la hanche (4).

Faire un grand infini sur le coccyx et les fesses, avec la main bien à plat puis recommencer le mouvement du côté droit (5).

Répéter la séquence entière six ou douze fois, en variant la pression et la vitesse.

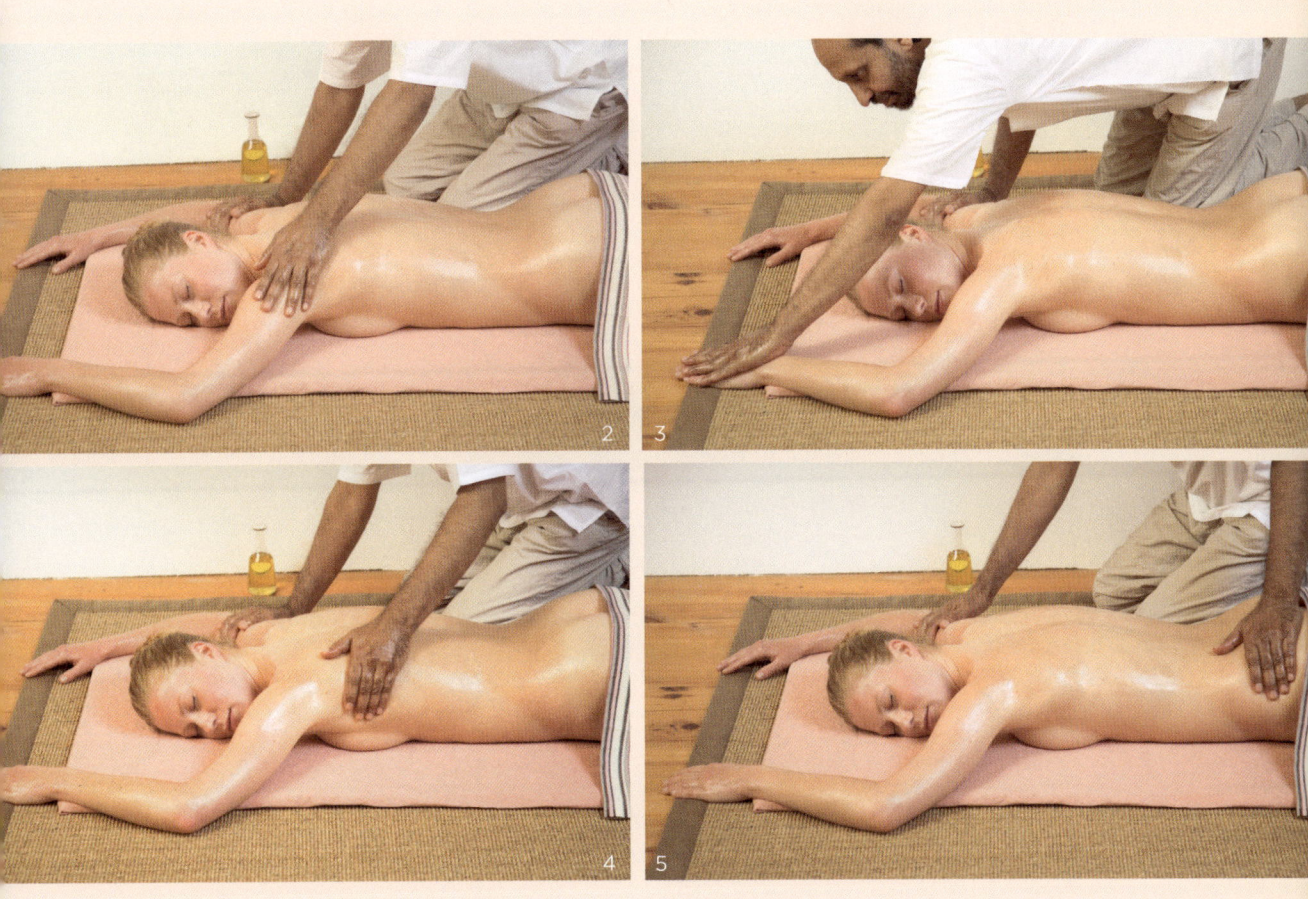

Les massages

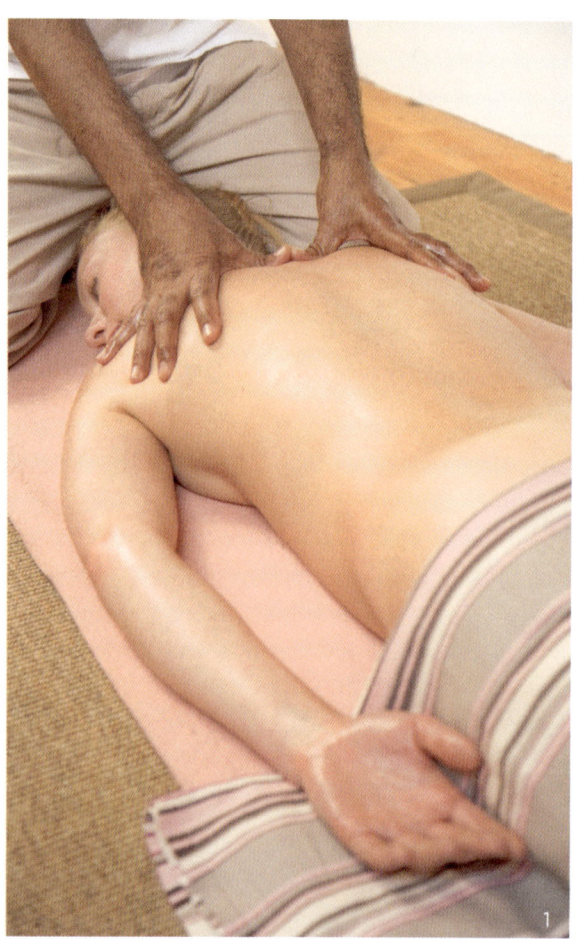
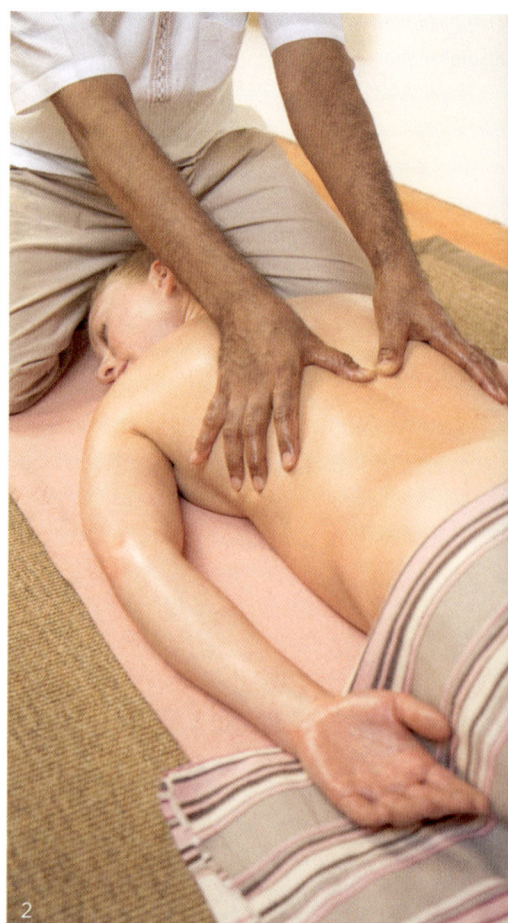

Puis, le massage du dos se poursuit par des gestes plus approfondis, le long de la colonne vertébrale, autour des omoplates, le long des côtes et des crêtes iliaques, sur le coccyx, au niveau des trapèzes.

Chaque muscle est massé, détendu, exploré par des gestes glissés et englobants ou par des gestes plus pénétrants et plus localisés.

SÉQUENCE DES « GOUTTIÈRES »
Se placer à la tête de son partenaire. Lui demander d'allonger les bras le long du corps.

Placer les pouces de part et d'autre de la colonne vertébrale, non pas sur la partie osseuse, mais dans la « gouttière » qui est juste à côté (1). Le reste de la main est bien à plat sur le dos. Démarrer de la base de la nuque et glisser ainsi les pouces dans les « gouttières » jusqu'au sacrum (2).

Revenir au point de départ en glissant les mains sur les flancs.

Reprendre le mouvement plusieurs fois de suite, par exemple sept fois, en ajustant la pression en fonction de son partenaire. Il vaut mieux commencer tout doucement et augmenter petit à petit la pression.

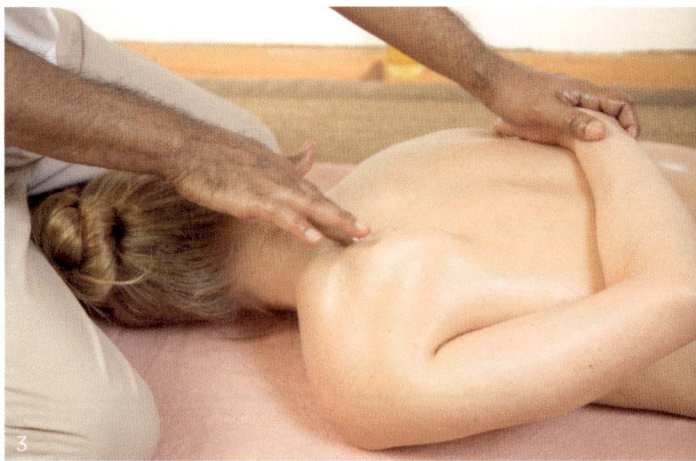

Ce geste détend tous les petits muscles qui entourent la colonne vertébrale et équilibre la circulation énergétique au niveau du méridien de la vessie (avec des répercussions sur d'autres trajets qui en dépendent).

SÉQUENCE DES OMOPLATES
Prendre la main gauche du massé et la placer dans le dos, en arrière (3). La tête doit être tournée vers la droite pour bien dégager la nuque. Dans cette position, les muscles, les tendons, les trajets énergétiques se positionnent différemment et il est possible d'atteindre plus en profondeur certaines zones de tension.

Avec le bout des doigts, masser délicatement toute la zone de l'omoplate, la masse musculaire qui se trouve à côté de la « gouttière » de la colonne vertébrale. Essayer de dénicher chaque tension et de la dissoudre sous ses doigts, par des pressions douces, des vibrations. Certaines zones vont devenir un peu rouges ou plus blanches, signe d'une accumulation ou d'une déficience d'énergie à un endroit particulier. Petit à petit, les tensions vont se relâcher.

Reposer le bras, masser à nouveau la région de l'omoplate pour bien relaxer la zone et passer à l'autre côté (le massé doit tourner la tête en sens opposé).

SÉQUENCE DIAGONALE

Au cours du massage, certaines séquences se déroulent dans le sens longitudinal, d'autres dans le sens transversal. Cette fois, le dos va être massé en diagonale.

Poser les deux mains à plat au niveau du cœur. Glisser la main gauche vers le bas, vers la hanche gauche, et la main droite vers le haut, vers l'épaule droite (1). La main gauche contourne la crête iliaque et la main droite contourne l'épaule. Ramener les deux mains au niveau du cœur et reprendre le mouvement de l'autre côté (2).

Les mains restent toujours bien à plat, bien enveloppantes, et effectuent le mouvement comme une danse, en synchronisant bien le mouvement de chaque côté.

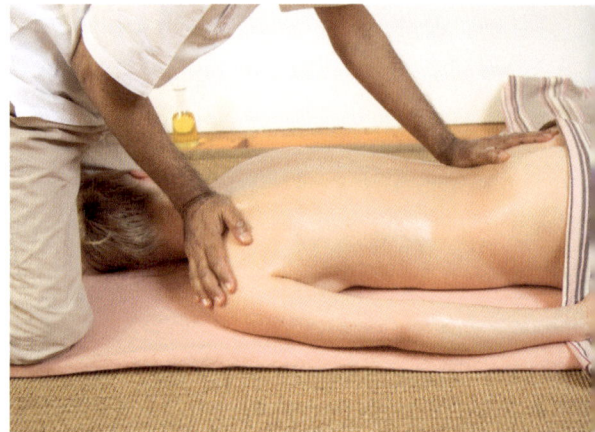

SÉQUENCE ROULEAU

Poser l'avant-bras gauche sur le haut du dos du massé (3), bien à plat, et le glisser doucement jusqu'au coccyx. Préserver la zone des lombaires, plus fragile. La pression peut-être un peu plus forte au niveau de la cage thoracique et du coccyx.

Reprendre le même mouvement à droite.

FIN DU MASSAGE

Pour finir le massage, poser les deux mains sur les épaules ou au niveau du cœur et rester ainsi quelques instants, en essayant de capter la respiration de votre partenaire (4). Effleurer toute la surface du dos, comme pour épousseter (5).

Couvrir la personne massée et la laisser prendre quelques instants de repos.

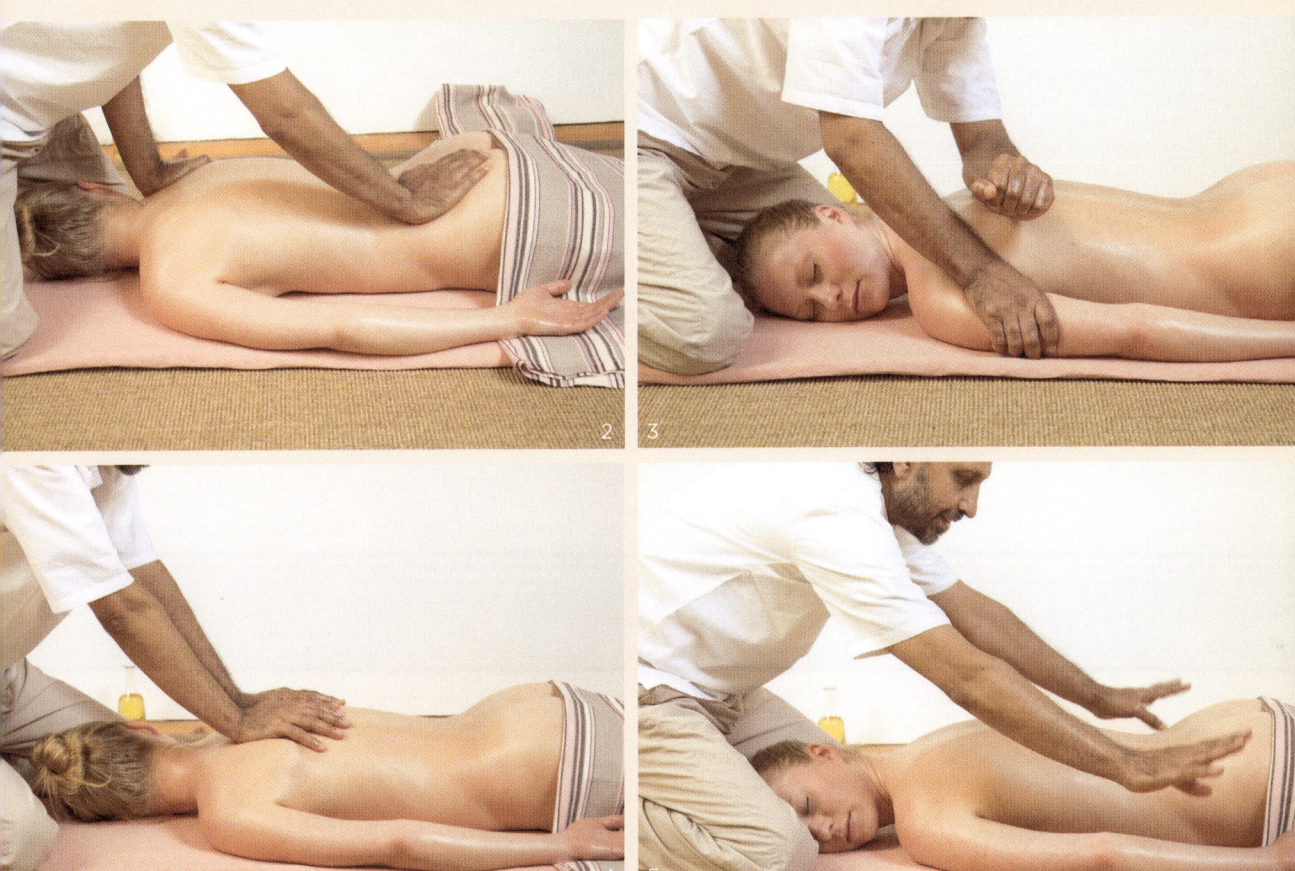

Les massages

Le massage des pieds

Le massage des pieds est un des massages de base de l'ayurvéda. Il est extrêmement bénéfique et très agréable. Les pieds sont le siège de zones réflexes en relation avec l'ensemble du corps, et le lieu de la présence de *marmas* importants (voir p. 37), d'où une action très globale sur les corps physique et subtil.

Kansu, le massage au bol

Kansu est un massage de la plante des pieds, où les mains du masseur ne touchent quasiment pas le massé. L'effet est produit par la partie arrondie d'un bol (appelé *kansu*), composé d'un alliage de cinq métaux (principalement du cuivre), et par le *ghee* (voir p. 115). Selon l'ayurvéda, c'est un massage clef pour équilibrer l'Élément Feu : il permet d'améliorer la santé des yeux (dont les déséquilibres ou les dysfonctionnements sont souvent en relation avec *pitta*). Il apporte une détente très profonde de tout le corps et du système nerveux, et conduit parfois le massé aux limites de l'endormissement, d'où une bonne régulation du sommeil et une récupération très rapide de la vitalité.

Ce massage est d'une grande aide pour les personnes dont le Feu est insuffisant, qui sont faibles, déprimées, angoissées, ou même amorphes. Lorsque le Feu est en excès, *kansu* atténue la colère, la nervosité, ou toute manifestation de chaleur et d'inflammations. C'est donc un massage à multiples effets : il calme tout en insufflant une énergie nouvelle, il génère des sentiments d'amour, recrée des pensées positives et un dynamisme nouveau.

Durant le massage, il est conseillé de poser des compresses d'eau de rose sur les yeux du massé. L'eau de rose a pour propriété principale de réguler *pitta*, ce qui entre en synergie avec le massage lui-même. De même, le *ghee* est régulateur du *dosha pitta*.

Attention ! Il est déconseillé de pratiquer *kansu* chez les femmes enceintes dans le cadre d'une pratique familiale. Seuls des thérapeutes spécialement formés peuvent le pratiquer, et uniquement à certains stades de la grossesse.

Enduire le pied de *ghee* ; avec le bol, frotter la plante des pieds pendant au moins 10 minutes de chaque côté, en alternant vitesse, pression et dessin des mouvements : soit des cercles, soit des infinis, soit des lignes droites. Laisser faire l'intuition, la spontanéité, dans la concentration et la stabilité.

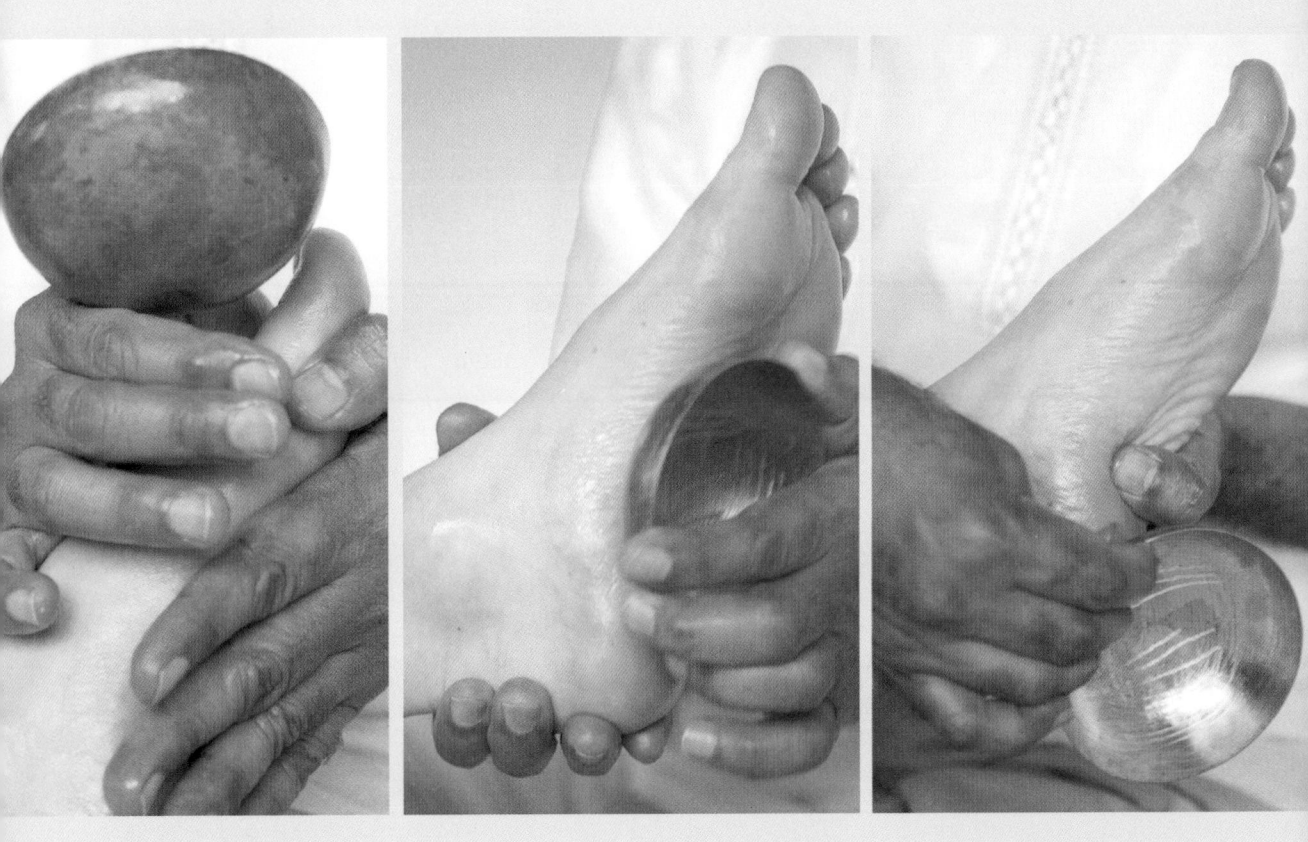

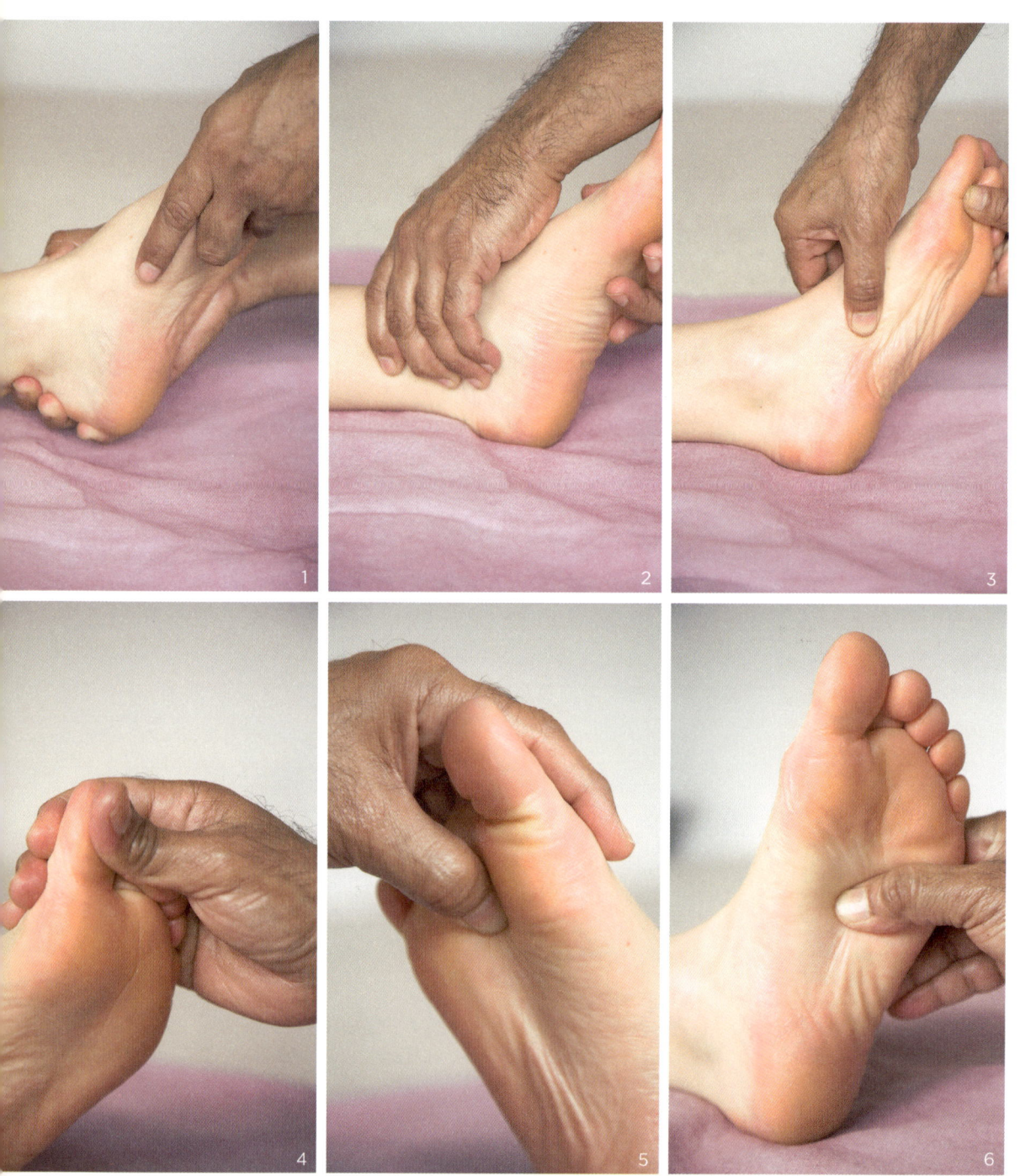

126 ✳ LA CURE BIEN-ÊTRE

Le massage classique des pieds

Il peut se pratiquer seul ou avec la séquence *kansu*, soit avant, en guise de préparation, soit après, en complément.

Enduire le pied de *ghee* et masser l'ensemble (1).

Masser la cheville, insister sur les malléoles (2).

Insister sur le côté du pied, sur la ligne qui dessine la cambrure, de la base de l'orteil jusqu'au talon, en prenant appui sur la partie osseuse (3). Cette zone représente symboliquement la colonne vertébrale et en possède les mêmes courbures. En ayurvéda, cette ligne dessine aussi le temps prénatal, de la conception à la naissance. Les événements de la vie fœtale y restent imprimés et sont « lisibles » par des personnes très expérimentées.

Masser chaque orteil, en insistant sur la base (4). Le gros orteil a une importance particulière : il symbolise le cerveau et l'hypophyse.

Sur la partie haute du pied, presser le point réflexe qui correspond au plexus solaire (5).

Sur la plante des pieds, il est possible de travailler plus en détail certains trajets particuliers, par exemple le trajet du gros intestin (6), le trajet de la vessie et du rein, etc.

RÉFLEXOTHÉRAPIE PLANTAIRE ET AYURVÉDA

En Inde, il existe des cartographies anciennes des pieds, qui laissent penser qu'il pourrait y avoir des liens entre la réflexologie plantaire moderne et la réflexothérapie ayurvédique.

Mais, au-delà d'un découpage en zones du pied — qui correspondrait de façon stricte à une autre zone du corps humain, comme en réflexologie — l'ayurvéda inclut une dimension supplémentaire et fait du pied une lecture en fonction des Éléments.

Le talon est associé à la Terre, le milieu du pied à l'Eau, le haut du pied au Feu, les orteils à l'Air, l'extrémité des orteils et au-delà à l'Élément Éther.

La couleur des différentes zones du pied, leur consistance, leur aspect, leur rugosité, leur température, sont des paramètres très utiles pour comprendre l'état et la nature de la personne massée, au-delà des simples correspondances zones/organes.

Insister aussi sur la tranche externe du pied (7).

Au niveau de chaque orteil, presser l'ongle par-dessus, puis sur les côtés (8 et 9). Puis, étirer doucement chaque orteil dans son axe (10).

Entrelacer les doigts et les orteils, et allonger les orteils doucement (11).

Terminer en posant le pouce et l'index joints à l'extrémité de l'ongle du gros orteil (12).

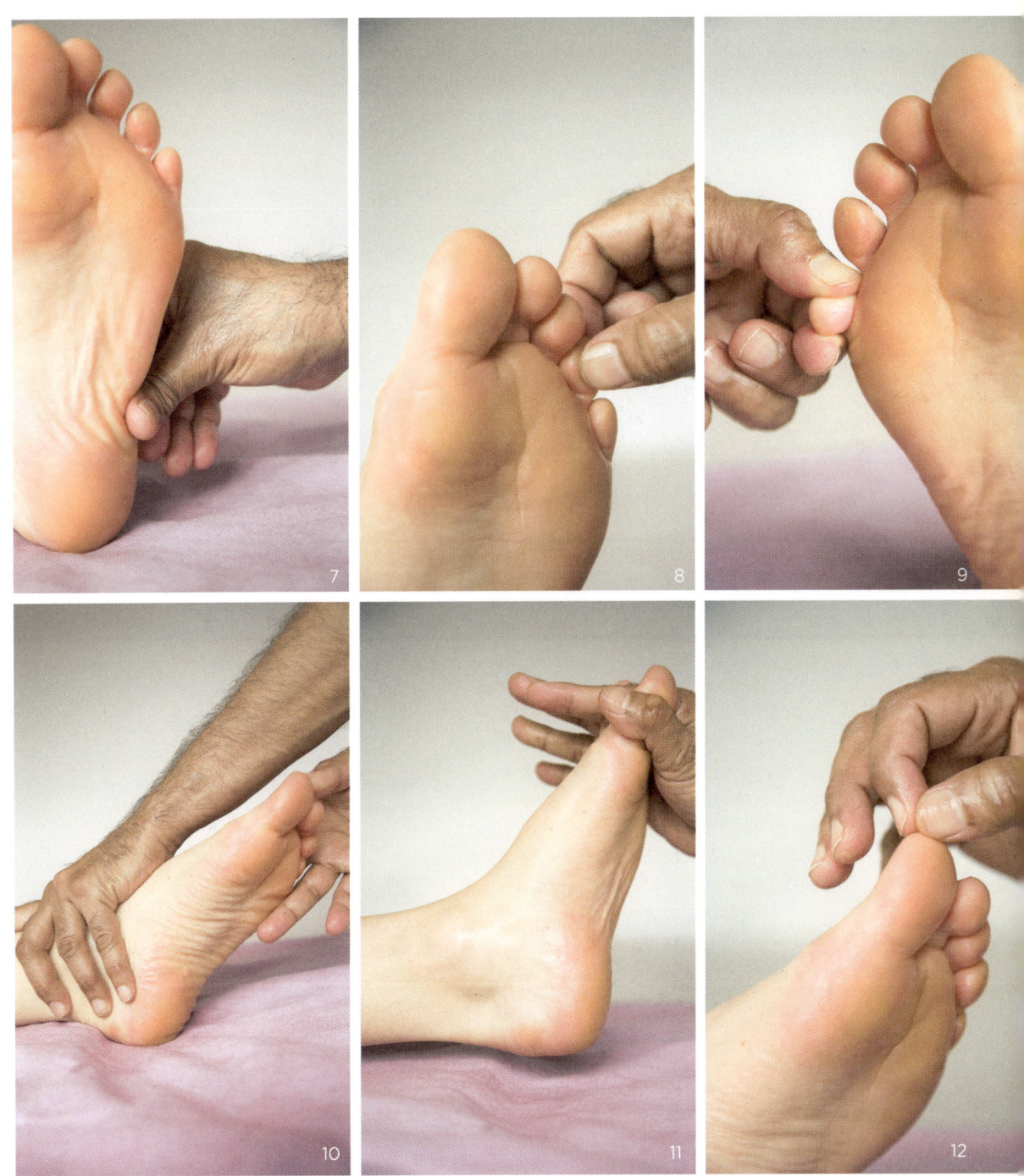

Les massages * 129

Pagatchampi

Pagatchampi est un massage sans huile. Il peut s'effectuer par-dessus les vêtements, par une série de pressions/relâchements sur les jambes, repliées successivement dans sept positions différentes.

L'intérêt de ce massage est que l'on « touche » tous les méridiens des jambes ; disons qu'on les rééquilibre : le méridien de la vésicule biliaire, de l'estomac, de la rate, du foie, des reins et de la vessie. Car selon la position de la jambe, le méridien, bien que ce soit un trajet subtil et non physique, est plus ou moins « accessible » et sollicité.

Pagatchampi est particulièrement bénéfique pour les problèmes de circulation, les jambes lourdes, les crampes (mais contre-indiqué en cas de varices). Il est excellent pour les personnes qui souffrent de fatigue chronique et pour celles qui travaillent beaucoup sur le plan intellectuel, car il ramène à la Terre. Il s'effectue tranquillement, mais fermement, au rythme de la respiration et doit respecter un sens particulier. On peut le pratiquer seul (voir p. 206).

Le massé est allongé sur le dos, les jambes détendues.

Première position

Les deux jambes du massé sont allongées. Le masseur presse fermement le pied du massé, avec ses deux mains bien à plat, puis il relâche ses doigts (1). Ensuite, il déplace ses mains de quelques centimètres et recommence au niveau de la cheville (2) et du mollet (3). Et ainsi de suite, de façon à recouvrir toute la jambe jusqu'à l'aine (4 à 5).

Le masseur revient vers les pieds en contournant la hanche, par un lissage sur le côté externe de la jambe (6).

Le masseur reprend ce mouvement complet trois, sept ou douze fois.

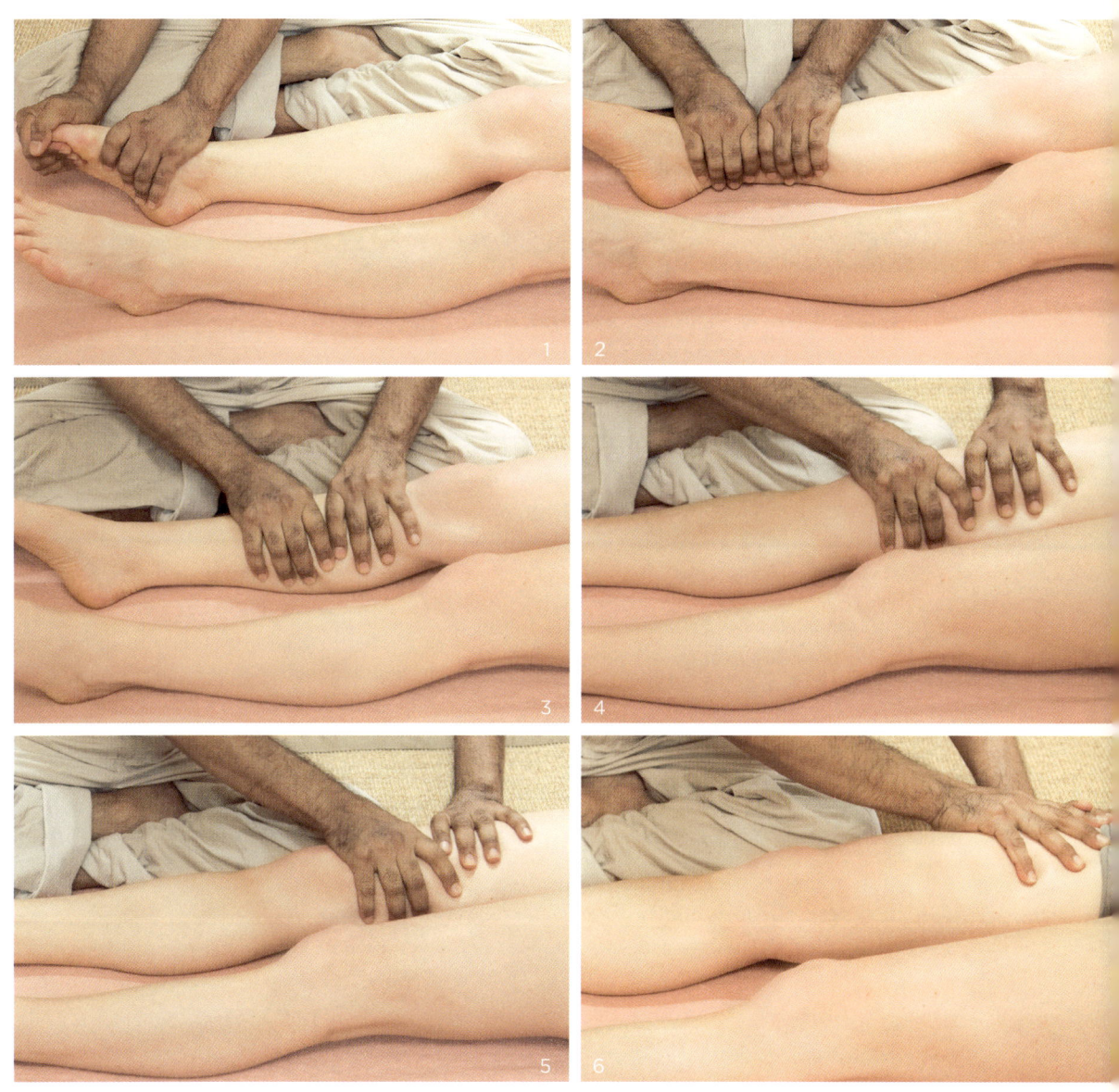

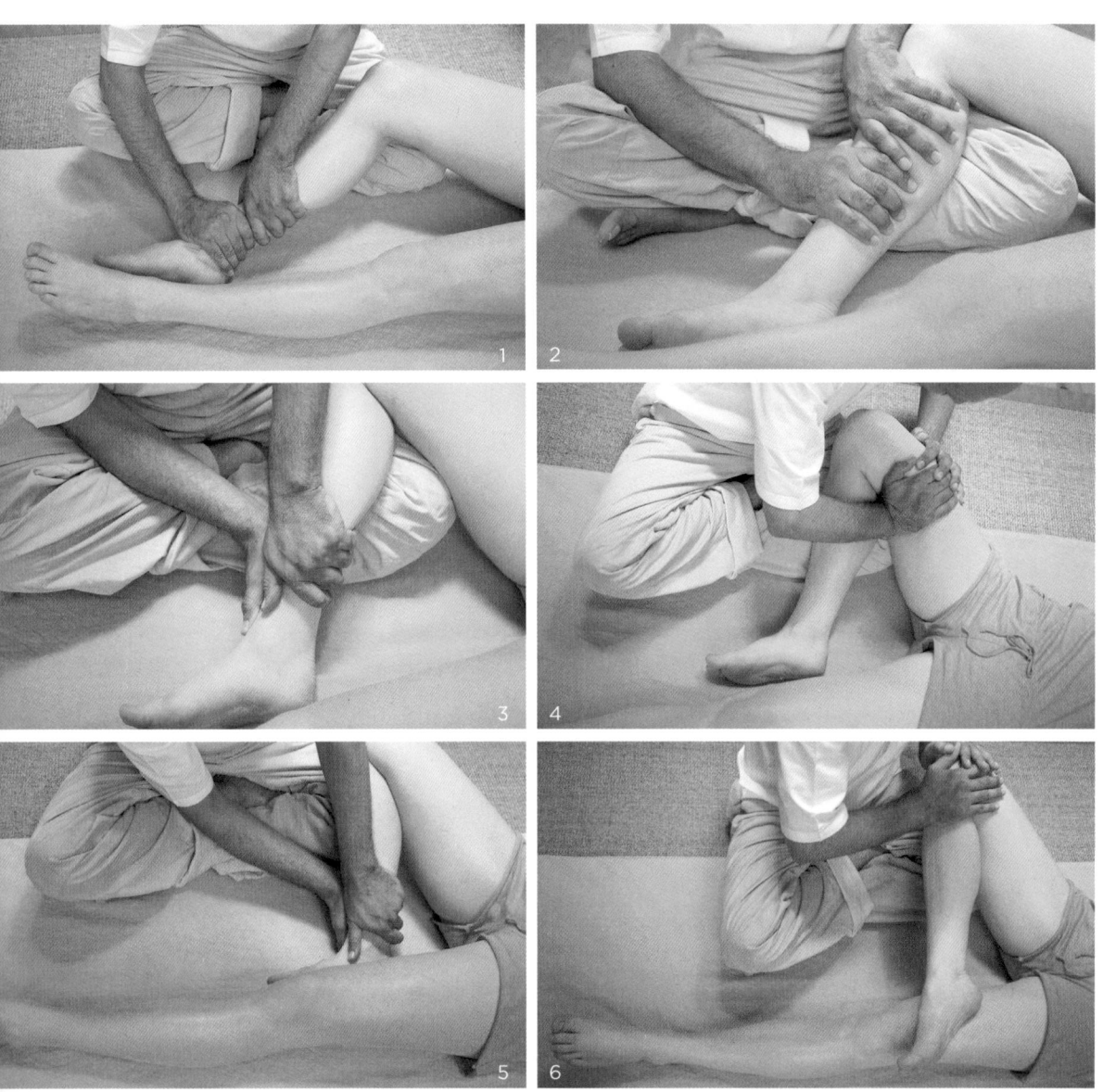

132 ✲ LA CURE BIEN-ÊTRE

Deuxième position
Le pied du massé est placé au niveau de sa cheville opposée. Le masseur reprend la même séquence que précédemment, du pied à la hanche (1).

Troisième position
Le pied est placé au niveau du mollet (2).

Quatrième position
Le pied est placé au niveau du genou (3).

Cinquième position
Le pied est placé au niveau de la cuisse (4).

Sixième position
Le pied est placé aussi haut que possible vers le périnée (5).

Septième position
Le pied est placé sur le genou opposé, en demi-lotus. (6).

Pour terminer, le masseur allonge la jambe de son partenaire et effectue quelques lissages pour le détendre.

Pour plus de confort, il est parfois utile d'utiliser des coussins, ou son propre genou, pour caler la jambe du massé et éviter une trop grande ouverture de la hanche.

Passer à l'autre jambe et recommencer la même séquence. Le massage peut ainsi durer d'une demi-heure à trois quarts d'heure.

Le massage des mains

Nous sommes parfois surpris de constater qu'un massage d'une si petite partie du corps procure une telle sensation. Les mains sont un signe particulier de notre humanité. Nous connaissons leurs extraordinaires capacités de préhension, d'agilité, de perception, d'intelligence. Nous avons tous expérimenté à quel point une main posée sur notre épaule, notre dos, nos bobos d'enfants, pouvait apporter réconfort, guérison, proximité.

Les extrémités, mains et pieds, sont le siège de nombreux *marmas* (voir p. 37), points clefs pour l'équilibrage énergétique. La circulation énergétique change de sens au niveau des extrémités, et c'est donc là qu'elle est le plus facile à canaliser et à rééquilibrer.

Le massage des mains procure une grande détente et rééquilibre l'ensemble du corps par le biais des points réflexes, comme pour la pratique de réflexothérapie plantaire.

Il est également apprécié lorsque les articulations sont douloureuses. En outre, il est une expérience intéressante pour ceux qui cherchent à tout maîtriser et à tout contrôler de façon excessive.

Huiler tout d'abord toute la main du massé (paume, dessus, doigts, poignet) (1).

Avec le pouce, stimuler le centre de la paume de la main, qui correspond à la zone réflexe du plexus solaire (2), en effectuant des cercles dans le sens des aiguilles d'une montre.

Ouvrir la paume de la main, comme un éventail, de la base du poignet jusqu'à la base des doigts (3).

Masser toute la paume de la main, zone par zone, en suivant les lignes, les reliefs naturels (4).

Masser chaque doigt, en insistant sur les articulations des phalanges et sur la base du doigt, au niveau de l'articulation avec la paume (5).

Sur le dessus de la main, masser chaque « gouttière », entre les os métacarpiens, du poignet à la base des doigts (6).

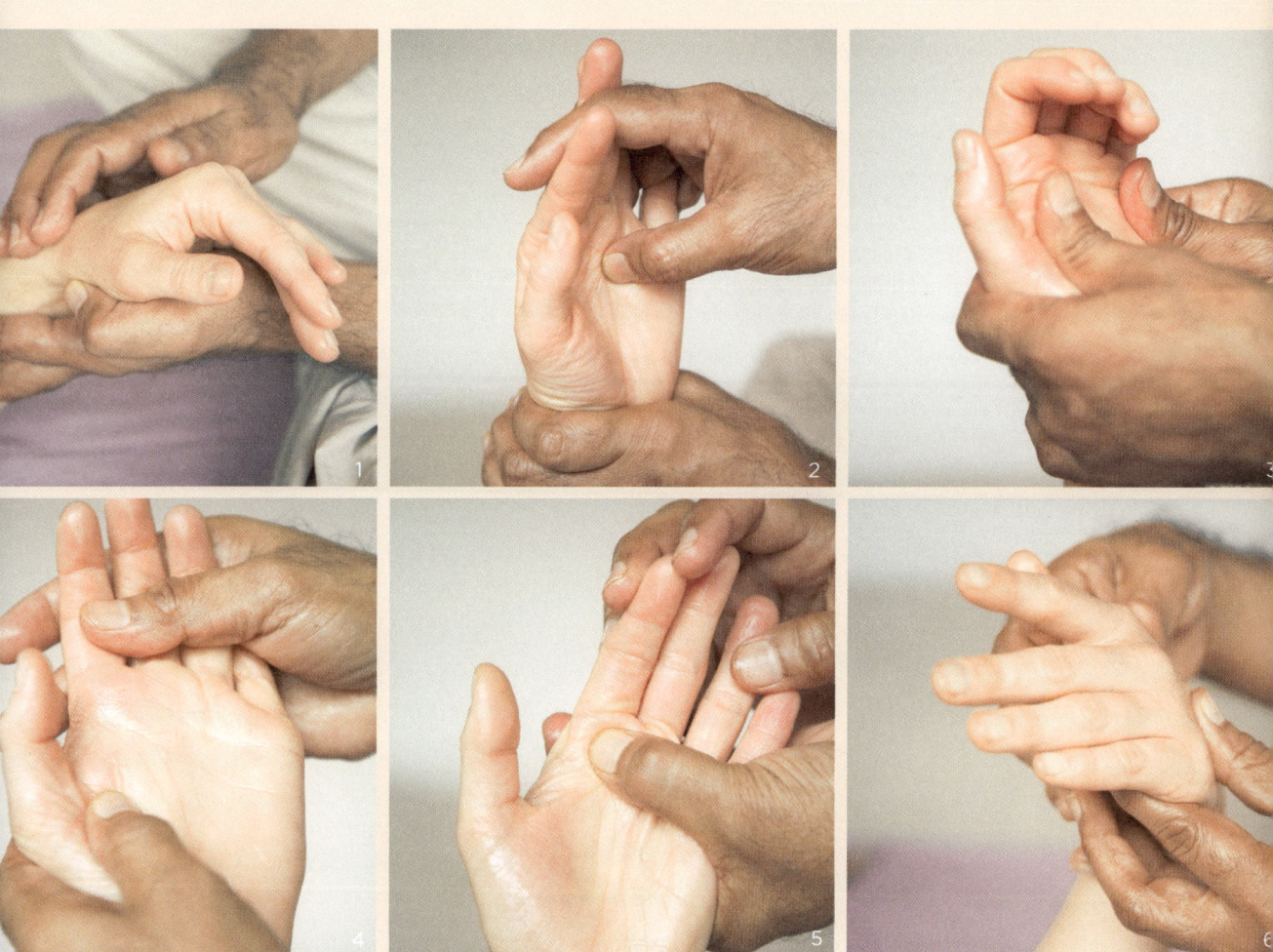

Les massages ❋ 135

Sur chaque doigt, presser l'ongle sur le dessus, puis sur les côtés (7 et 8).

Masser l'articulation du poignet (9).

Effectuer autour du poignet un mouvement de bracelet qui tourne (10).

Presser le point sur la partie charnue qui se trouve dans le V formé par le pouce et l'index, contre l'os (11). Un *marma* important se trouve à cet endroit, sur le méridien du gros intestin.

Entrelacer les doigts avec ceux du massé. En maintenant l'avant-bras, imprimer une rotation au poignet (12).

Terminer le massage en allongeant les doigts, puis en posant la main du massé entre les mains du masseur, pour un moment de détente au rythme de la respiration (13 et 14).

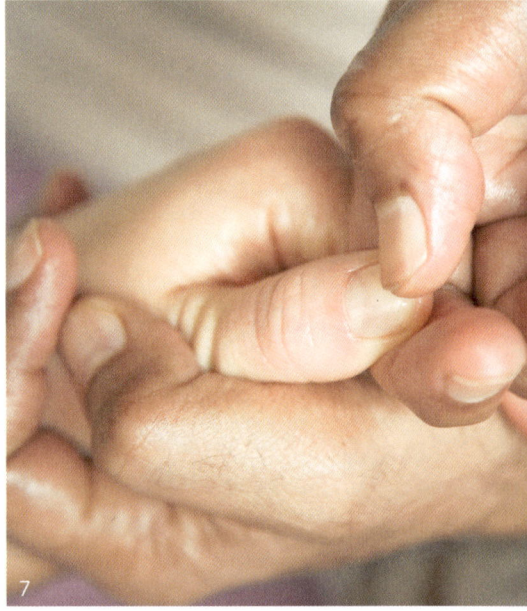

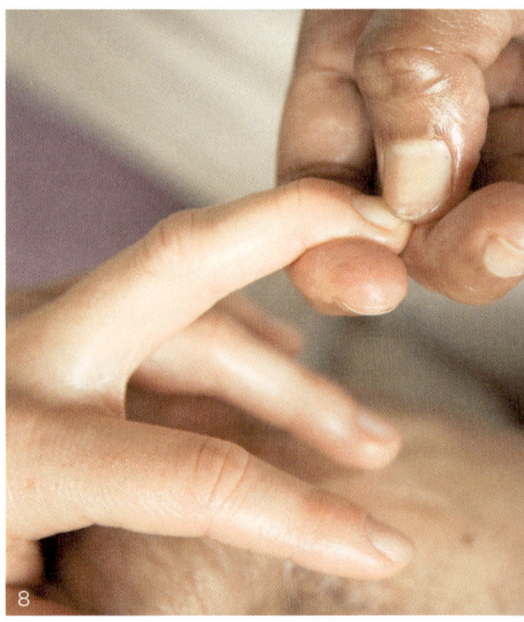

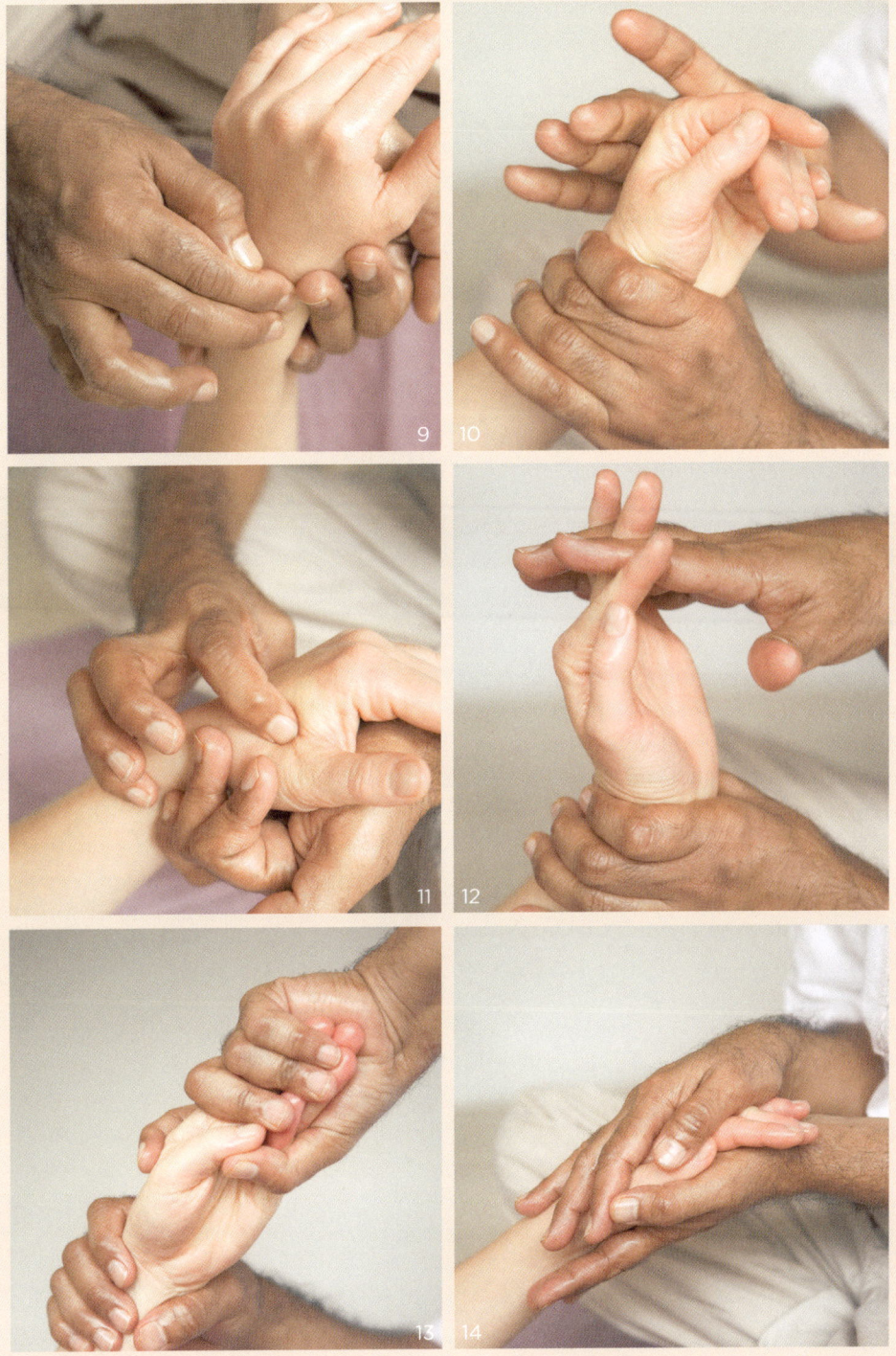

Le massage du ventre

La zone du ventre est particulière : délicate, sans protection osseuse, elle est le lieu de stockage de toutes sortes d'émotions viscérales. Le massage du ventre aide à relâcher ces tensions émotionnelles. Par ailleurs, c'est également la zone du *hara*, le *chakra* du nombril, associé à la force, à l'énergie. Le massage du ventre renforce l'endurance, le courage, la persévérance, la générosité. Il est subtil et doit être abordé en douceur, par étapes. Il doit aussi être pratiqué par des thérapeutes expérimentés, car il est puissant et nécessite une grande confiance entre le massé et le masseur. Seules quelques étapes du massage du ventre sont décrites ici.

D'un point de vue physiologique, le massage du ventre améliore, entre autres, la digestion (au sens large, pas seulement physiologique) et élimine les gaz intestinaux. D'autant plus qu'on le pratique généralement à l'huile de moutarde, qui est réchauffante, augmente le Feu et élimine l'Air.

La pratique du massage du ventre est basée en partie sur le dessin d'un *mandala* autour du nombril : force des figures symboliques, chaleur et puissance de l'huile de moutarde, subtilité et douceur des doigts, le massage du ventre utilise tout spécialement cette approche énergétique et symbolique.

Le masseur verse douze gouttes d'huile dans le nombril, à l'aide de son annulaire (1) et effectue douze cercles à l'intérieur du nombril, dans le sens des aiguilles d'une montre.

Avec l'annulaire et le majeur, il marque les points cardinaux autour du nombril (2), puis les relie en un cercle, en dessinant douze fois le contour de ce cercle. Son rayon est égal à la moitié de la distance plexus solaire/nombril (3).

Avec les quatre doigts de la main, il « colorie » ce cercle, en tournant douze fois dans le sens des aiguilles d'une montre (4).

Avec le dos de la main ou le poignet, il effectue douze cercles un peu plus appuyés au centre du cercle, comme un barattage (5).

Il termine le massage en posant délicatement sa main sur le nombril, puis la main du massé, puis son autre main (6). Un geste apaisant et réconfortant.

Le massage peut se poursuivre par des séquences plus nombreuses, en allant plus en profondeur, mais cela ne peut se faire sans formation. La pratique sous la direction d'une personne expérimentée est fortement conseillée.

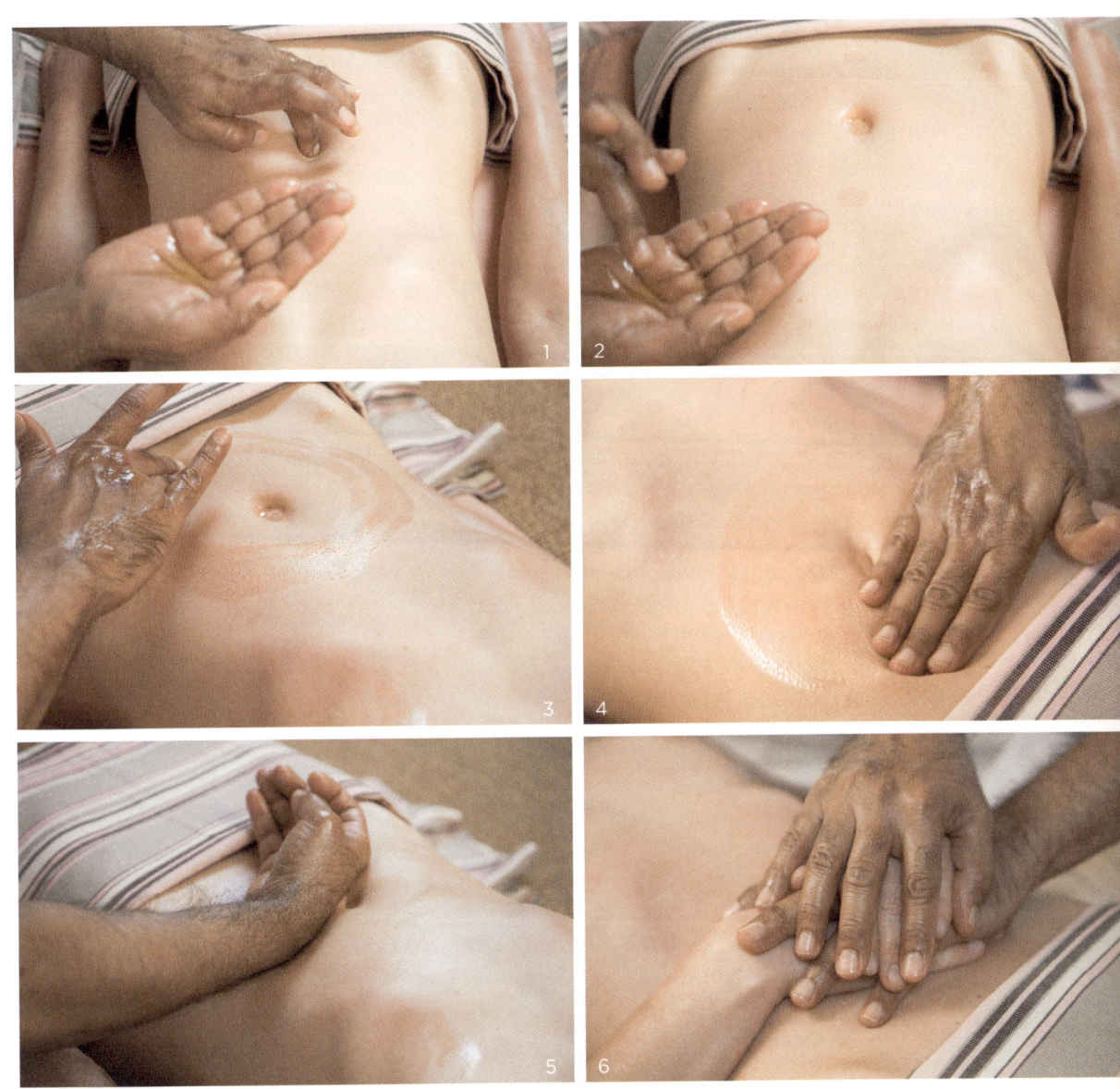

Les massages

Abhyanga

Massage de l'ensemble du corps, l'*abhyanga* (*anga* désigne les membres ou le corps) est un des massages les plus classiques de l'ayurvéda. Il est pratiqué plutôt en fin de cure, lorsque toutes les parties du corps ont déjà été préalablement abordées individuellement et en profondeur.

Chaque partie du corps est massée en profondeur, des pieds à la tête. L'enchaînement des mouvements respecte certaines règles (sens de circulation de l'énergie, progression particulière, etc.) mais laisse aussi une grande place à la créativité, à l'écoute du corps du massé. Chaque masseur a le loisir d'insister un peu plus sur une partie du corps particulièrement tendue, d'effectuer des mouvements ciblés ou plus globaux. L'art du massage se déploie complètement à la fois en liberté et dans le respect de la tradition.

De multiples bienfaits

Abhyanga équilibre tous les *doshas* et harmonise particulièrement *vata* par le rythme assez lent des mouvements et par les effets propres à l'huile. Il assouplit et nourrit la peau, les muscles, calme le système nerveux, détend en profondeur et apaise les diverses formes de douleurs physiques. Par son côté englobant et ses grands mouvements lissants, il facilite les circulations énergétiques, lymphatiques, sanguines ; il élimine les tensions logées là où on ne les soupçonnait plus, réduit la fatigue en procurant un bon repos et un relâchement efficace. Il renforce la vitalité. Le travail de digestion et l'élimination se font mieux (problèmes de constipation, sécrétions intestinales et gastriques, etc.).

Abhyanga augmente le *prana* (le souffle, voir p. 32), la force, la souplesse et la résistance physique du corps. Il aide tout simplement le corps à rester jeune et en pleine forme ! Au-delà du corps physique, la pratique régulière de ce massage améliore la concentration, la confiance en soi ainsi que la jeunesse et la mobilité du corps et de l'esprit.

Les huiles ayurvédiques

Le domaine des huiles ayurvédiques et de leurs propriétés est vaste et complexe, mais l'on retiendra que les huiles associées à ce massage permettent d'en décupler les bienfaits. On les choisit en fonction des différentes parties du corps et selon la nature de chaque personne. Par exemple, on prendra de l'huile de moutarde pure pour le nombril, de l'huile de noisette pour le visage, une huile rafraîchissante pour la tête, etc. En gardant toujours l'huile de sésame pure comme base générale du massage, car elle est efficace pour tout le corps, toutes les constitutions, tous les âges.

Au cours de ce massage, quatre grandes zones seront particulièrement massées.

Le dos est le siège des tensions les plus récentes, les plus superficielles, les plus courantes : la fatigue de la journée, les contrariétés quotidiennes, les tensions de mauvaises positions. Ces tensions sont encore assez faciles à déloger, quoiqu'elles soient parfois enkystées depuis plusieurs mois, voire plusieurs années. Le massage du dos est un préalable obligatoire à tout autre massage. C'est la base sur laquelle on peut ensuite construire le futur « plan détente » de tout l'être.

Le ventre : zone fragile, sans protection, où nous stockons nos émotions les plus profondes, les peurs, les jalousies, tout ce que nous avons eu du mal à digérer, toutes nos réactions viscérales. Le massage du ventre est délicat et nécessite une grande confiance entre le masseur et le massé. En début de cure, pour des personnes qui ont peu l'habitude des massages, il sera très doux et très progressif.

La poitrine ou la zone du sternum et du cœur : s'y logent notre affectivité et nos sentiments, l'amour, l'amitié — et toutes les blessures qui ont pu y être associées au cours de notre existence — nos addictions, nos angoisses. Là aussi, beaucoup de délicatesse est nécessaire de la part du masseur, un accompagnement sans interventionnisme, un cœur à cœur sans volonté d'agir ou de transformer à tout prix, et même sans volonté de bien faire (car qui peut prétendre ce qui est bien pour l'autre ?).

La zone des hanches et des fesses : symboliquement, nous sommes à la cave de notre être, là où nous avons stocké des mémoires profondes, inconscientes et subconscientes.

Sans inquiétude, nous pouvons confier notre corps à un masseur, car tout se déroule dans la douceur, sans heurts, et très progressivement. Mais nous tenons à mettre en avant dès maintenant l'importance de la compétence du masseur et de ses qualités, qualités des gestes techniques qui dépendent de la connaissance « sur le bout des doigts » de l'anatomie, mais surtout qualités humaines et intérieures, sans ego, sans recherche de reconnaissance ni de résultats immédiats, en toute humilité.

Abhyanga se pratique en 48 minutes (durée symbolique, multiple de douze, qui correspond à un cycle physiologique), temps nécessaire et suffisant pour que le corps se régénère. Mais chaque partie du corps peut, en dehors d'un *abhyanga*, être massée de façon plus approfondie, comme nous le décrivons aux pages 116 à 139.

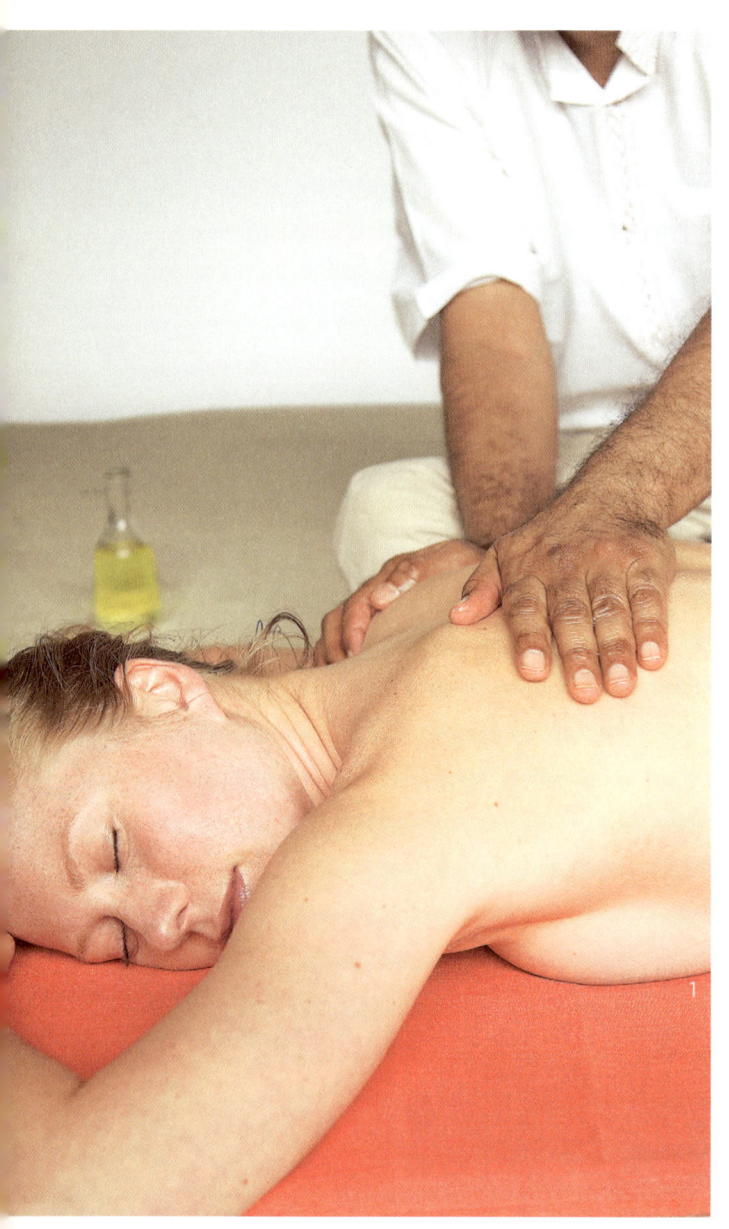

Quelques points de repères

Comme pour tout massage, le masseur commence par un moment d'intériorité, pour se sentir calme, pour entrer progressivement dans la relation avec le massé. Une main posée sur la peau permet un premier contact doux. Le massé, en confiance, commence à se relâcher (1).

Le masseur verse l'huile dans ses mains et la réchauffe, pour que le premier contact soit agréable et progressif (2).

Le masseur commence par un massage du dos — de plus amples détails sont donnés aux pages 116 à 123 (3).

Le masseur peut poursuivre par le massage des jambes et des bras ; le massé est toujours allongé sur le ventre (4).

Le massé s'allonge ensuite sur le dos, pour le massage des jambes, face avant (5).

Le masseur poursuit par le massage du ventre (voir p. 138).

La troisième zone importante est le devant du corps : celle des clavicules, du sternum et des côtés, qui correspond à la région du cœur, de la respiration (6).

Le massage du visage apporte la touche finale (7).

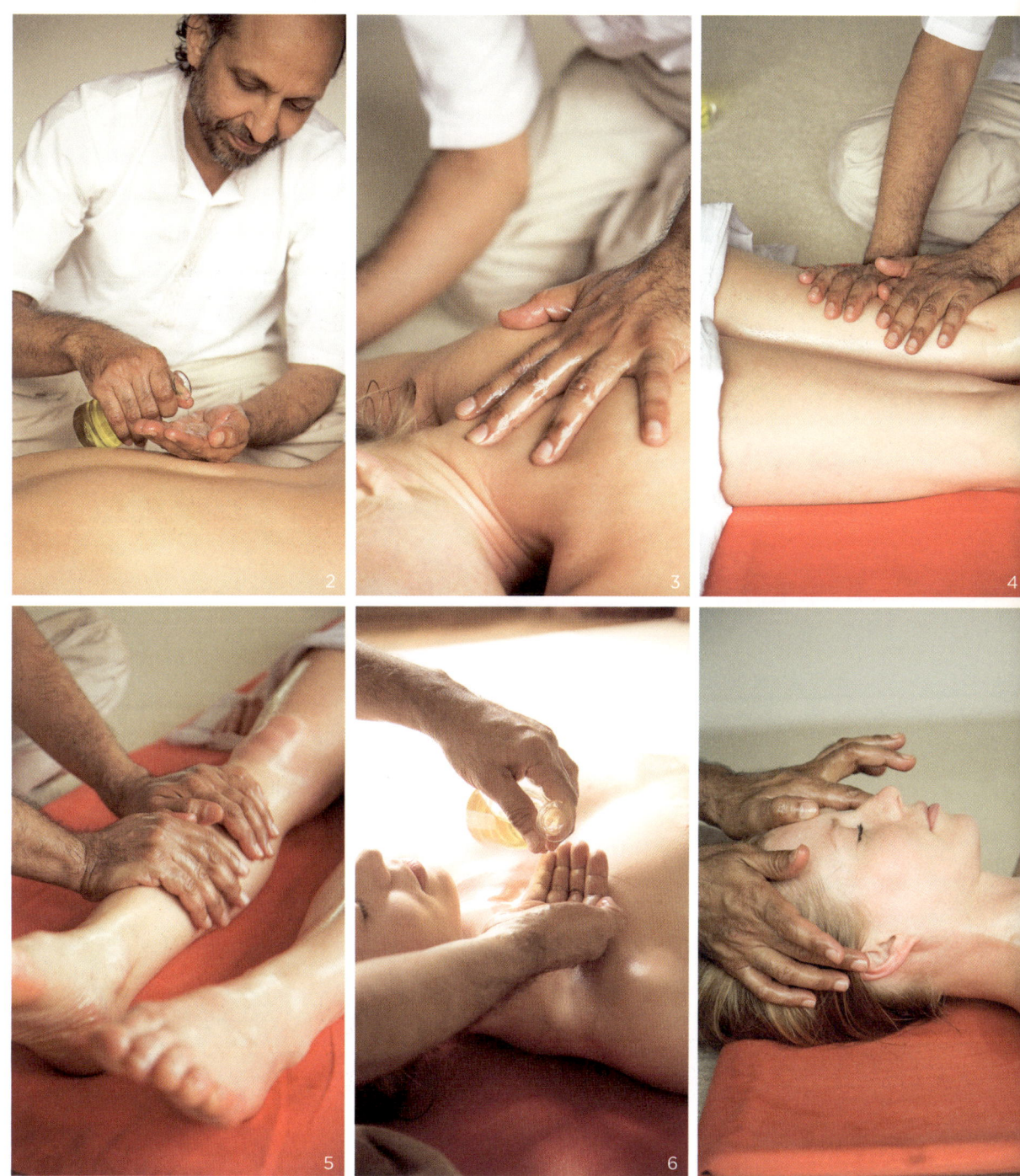

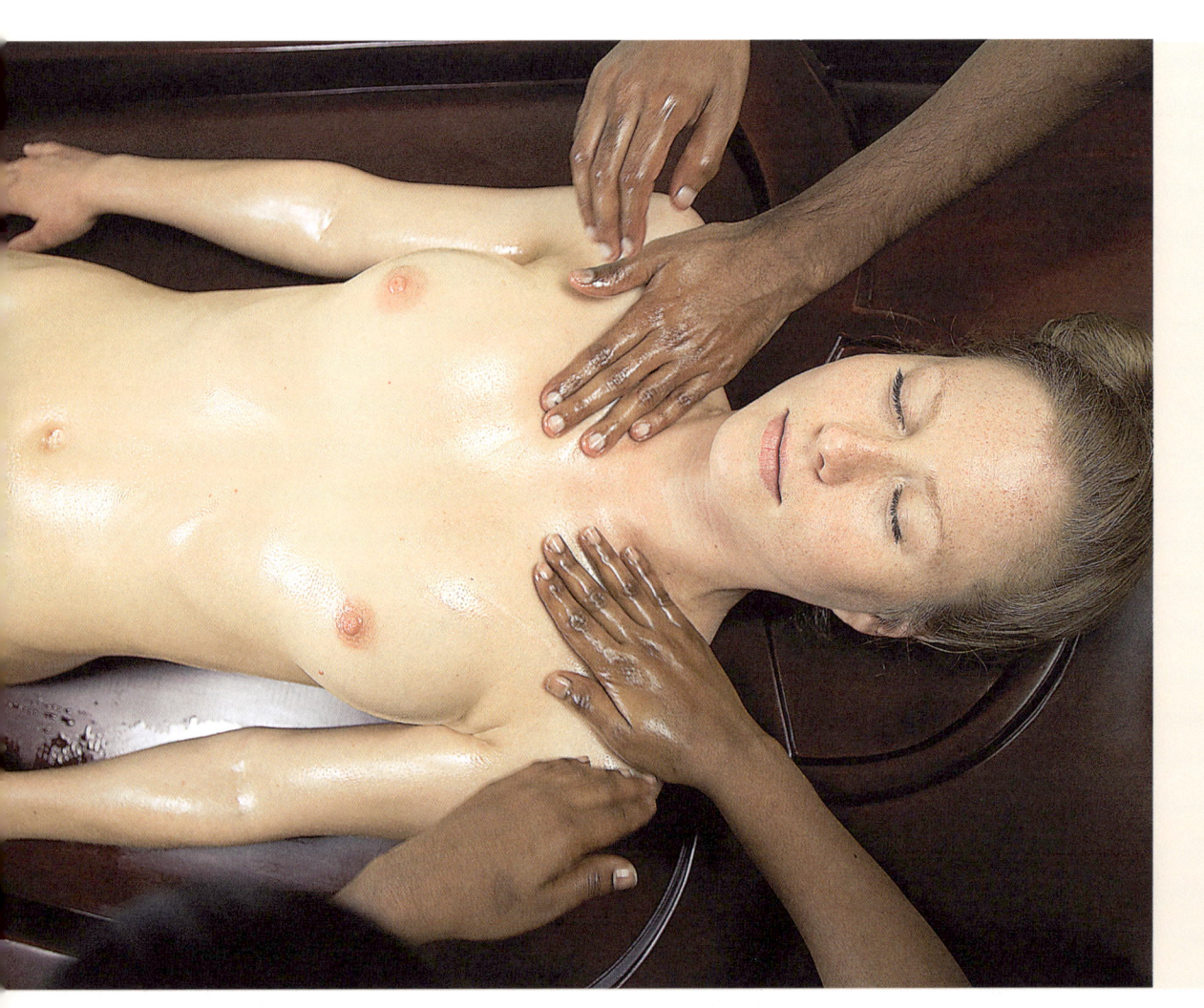

LES MASSAGES À QUATRE MAINS

Les massages à quatre mains sont particulièrement étonnants et bienfaisants parce qu'ils englobent l'ensemble du corps dans un mouvement harmonieux, qui ressemble à une danse. Les deux masseurs doivent être aussi synchrones que possible, adapter la vitesse et la pression des mains pour que le massé n'ait qu'une seule sensation qui le réunifie. C'est une très belle expérience, à la fois pour le massé et pour les masseurs. La présence des deux masseurs exige une attention et une écoute réciproque, une attitude à la fois souple et réactive. Parfois, un masseur un peu plus expérimenté guide un plus jeune ou joue le rôle du « chef d'orchestre » : le sens de l'adaptation doit se développer imperceptiblement ; tous les sens sont à l'écoute. L'harmonie, la complicité doivent s'installer sans que le massé voie la différence entre les deux personnes.

Parfois, il y a une telle complicité entre les deux masseurs, qu'il n'y a plus de « chef d'orchestre », simplement quatre mains qui n'en font qu'une. Cet accord parfait entre les masseurs est fortement ressenti par le massé, en état de réceptivité maximale, allongé, nu, en confiance.

Cela souligne un point capital : la formation et la qualité des masseurs. S'il y a des hésitations, des tensions entre les masseurs, le désir de montrer ce que l'on sait faire ou toute autre attitude négative, le massé ressentira plus de désagréments que de bienfaits.

Pour que des masseurs soient capables d'acquérir une telle expérience, ils doivent étudier, se remettre en cause, s'adapter, se calmer, se perfectionner, etc., pour devenir transparents et entièrement à l'écoute du massé. C'est pourquoi ils doivent suivre une formation de qualité, à la fois technique et intérieure. Cela demande du temps et un investissement personnel important.

« Notre travail doit s'accomplir sans égoïsme, sans préjugé, sans a priori. »

Shantaram Vaidya
(médecin ayurvédique, professeur et directeur de l'université de Surat, en Inde)

Pichauli

Pichauli est un massage du corps entier aux huiles chaudes. Il se pratique à deux masseurs, soit quatre mains bienveillantes pour agir, en particulier, sur le *dosha vata*, même si les trois *doshas* sont équilibrés.

L'harmonie entre les deux masseurs sera déterminante pour produire un effet bienfaisant : mouvements synchrones, pression des mains identique, fluidité des gestes. Plusieurs types de mouvements sont possibles. Soit un masseur se trouve de chaque côté ; le côté droit et le côté gauche sont massés en miroir ou en diagonale. Soit, l'un des masseurs se trouve à la tête et masse le haut du corps, jusqu'au ventre ; l'autre masseur, placé aux pieds, masse les jambes et les hanches. Le curiste, s'il ferme les yeux et se laisse aller, ne peut plus analyser, distinguer l'un de l'autre. C'est tout le corps qui est embarqué dans une danse, de laquelle sont exclues toutes les pensées parasites. Il reste à savourer l'odeur de l'huile qui se faufile sur la peau, le rythme des mouvements des masseurs, le bruit feutré des effleurements et des souffles.

Cette oléation externe est très importante, car elle permet d'éliminer les toxines des articulations et redonne de la souplesse et de l'énergie à l'ensemble du corps. La quantité d'huile utilisée est assez importante (au moins ½ litre). Dans l'*abhyanga*, la majeure partie de l'huile est absorbée par la peau et produit un effet nourrissant.

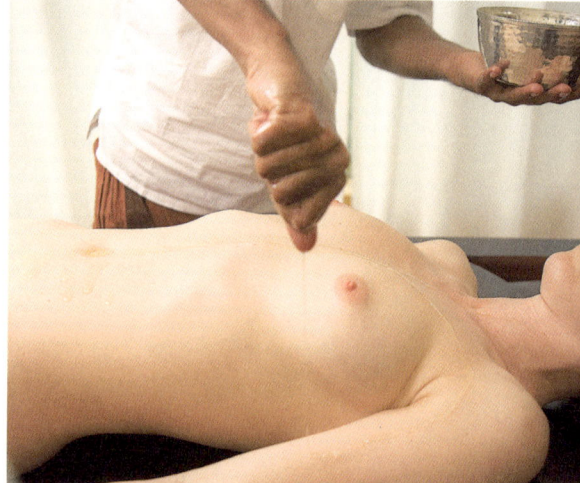

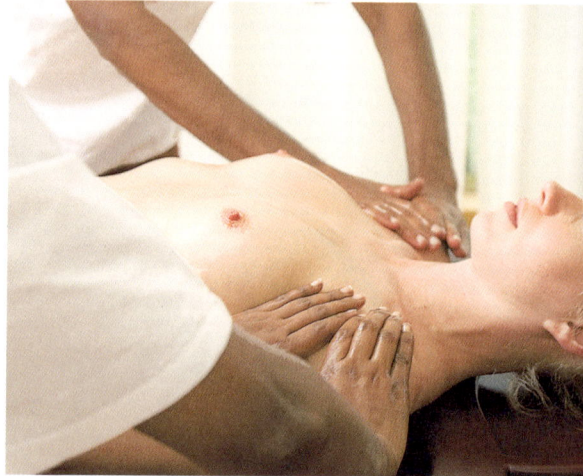

Avec *pichauli*, une partie pénètre, l'autre s'imprègne des toxines, et elle est ensuite rejetée par l'écoulement et l'essuyage.

Le massage dure de vingt minutes, en cure bien-être, jusqu'à trois heures, dans certains soins thérapeutiques.

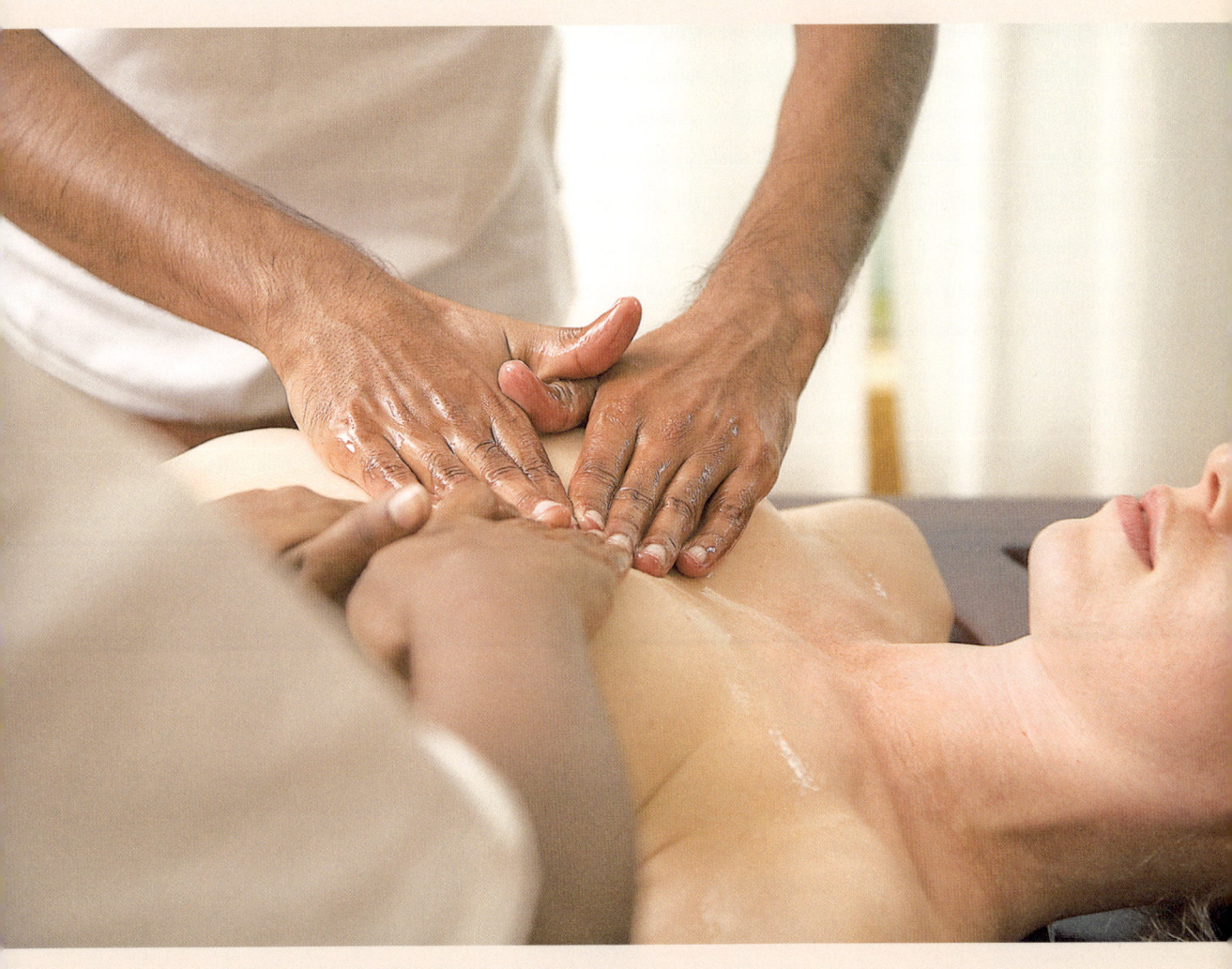

Les massages * 147

Shastishalipindsweda, le massage au riz au lait

Pinda signifie « corps », *sweda*, « sudation », *shast* « soixante » et *shali* est une sorte de riz. *Shastishali* est un riz particulier récolté au bout de soixante jours. L'ayurvéda regorge de détails et de subtilités de ce type : par exemple, pour certains soins, on recommande du *ghee* fabriqué à partir du lait d'une race bien précise de vache noire.

Shastishalipindsweda est un massage du corps entier, à quatre mains. Il s'effectue avec des pochons remplis d'un mélange de riz cuit et d'herbes ayurvédiques.

Le pochon est trempé dans du lait chaud et appliqué en mouvements de rotation sur tout le corps, en particulier sur les articulations. Le rythme est assez rapide pour éviter le refroidissement. Le mélange sera moins chaud pour les personnes sujettes aux problèmes de circulation et aux problèmes cardiaques, ainsi que pour les femmes enceintes.

La chaleur et l'aspect crémeux du liquide produisent un effet anti-*vata*, une forme d'oléation, par les matières grasses du lait, et une sudation, par la chaleur du mélange.

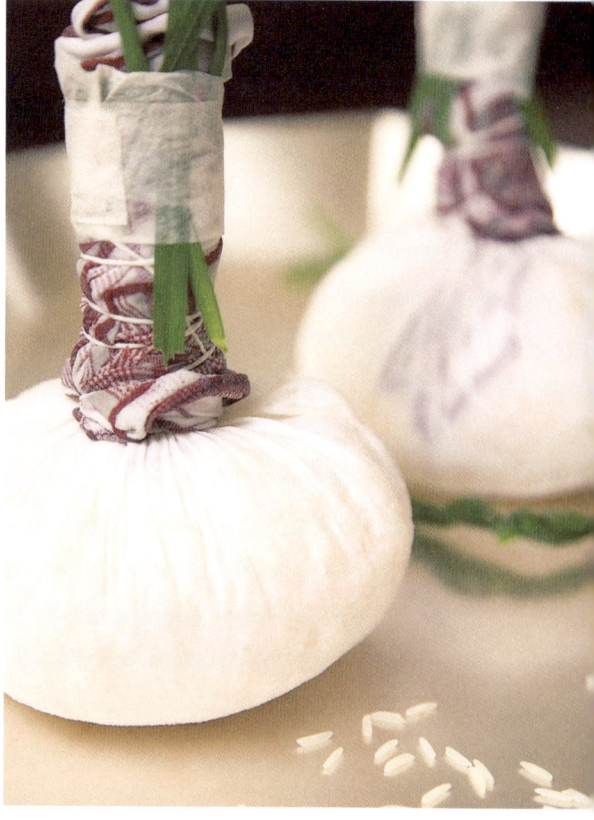

Ce massage redonne au corps force et énergie. Il est recommandé en cas de douleurs dorsales et articulaires, de raideurs et de rhumatismes, de fatigue chronique et de courbatures, ainsi que pour les insomnies et pour tous les problèmes du système nerveux. La sensation du riz trempé dans le lait chaud, toute de douceur et d'onctuosité, est surprenante et inégalable. La peau devient très douce et souple.

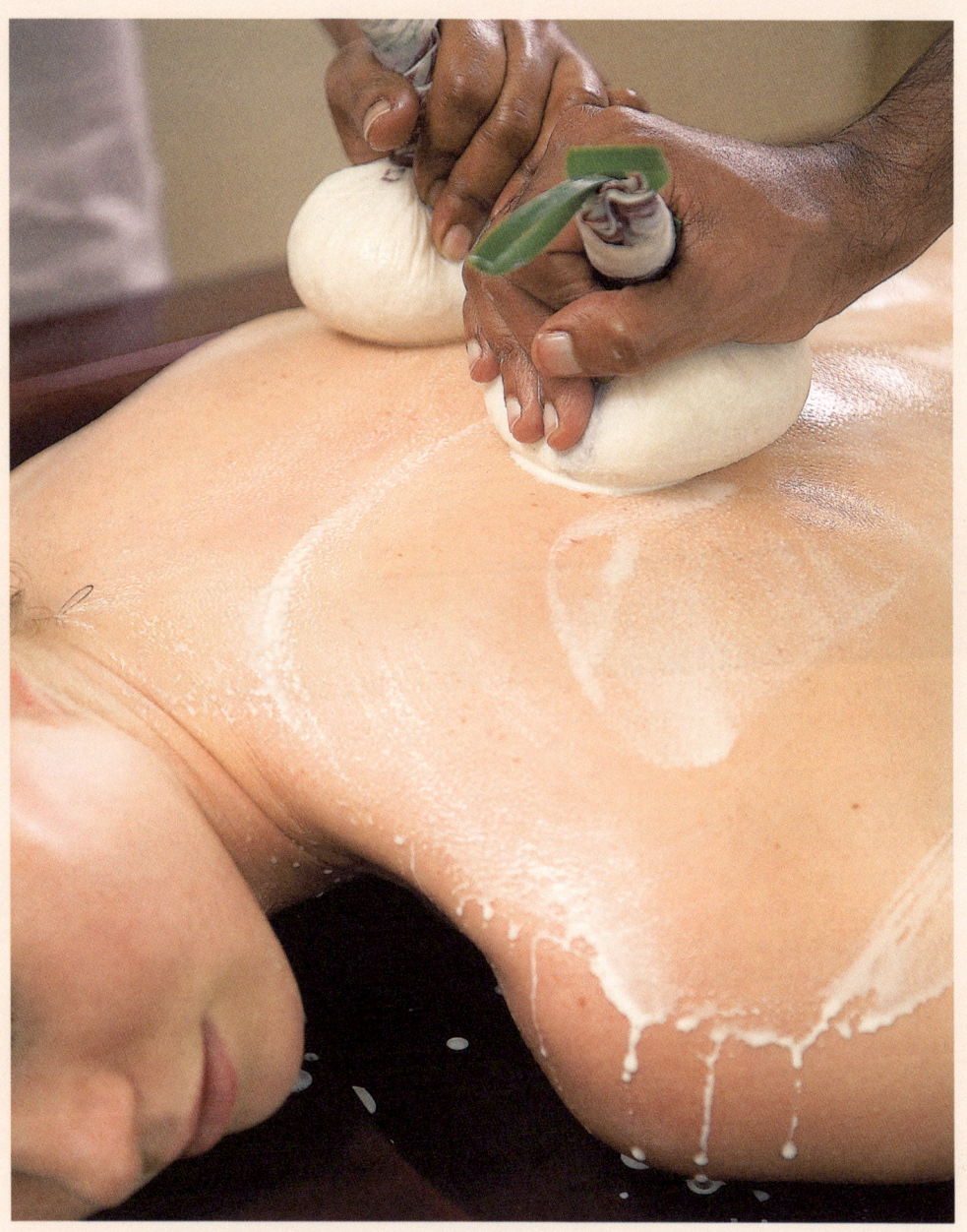

Les massages ✲ 149

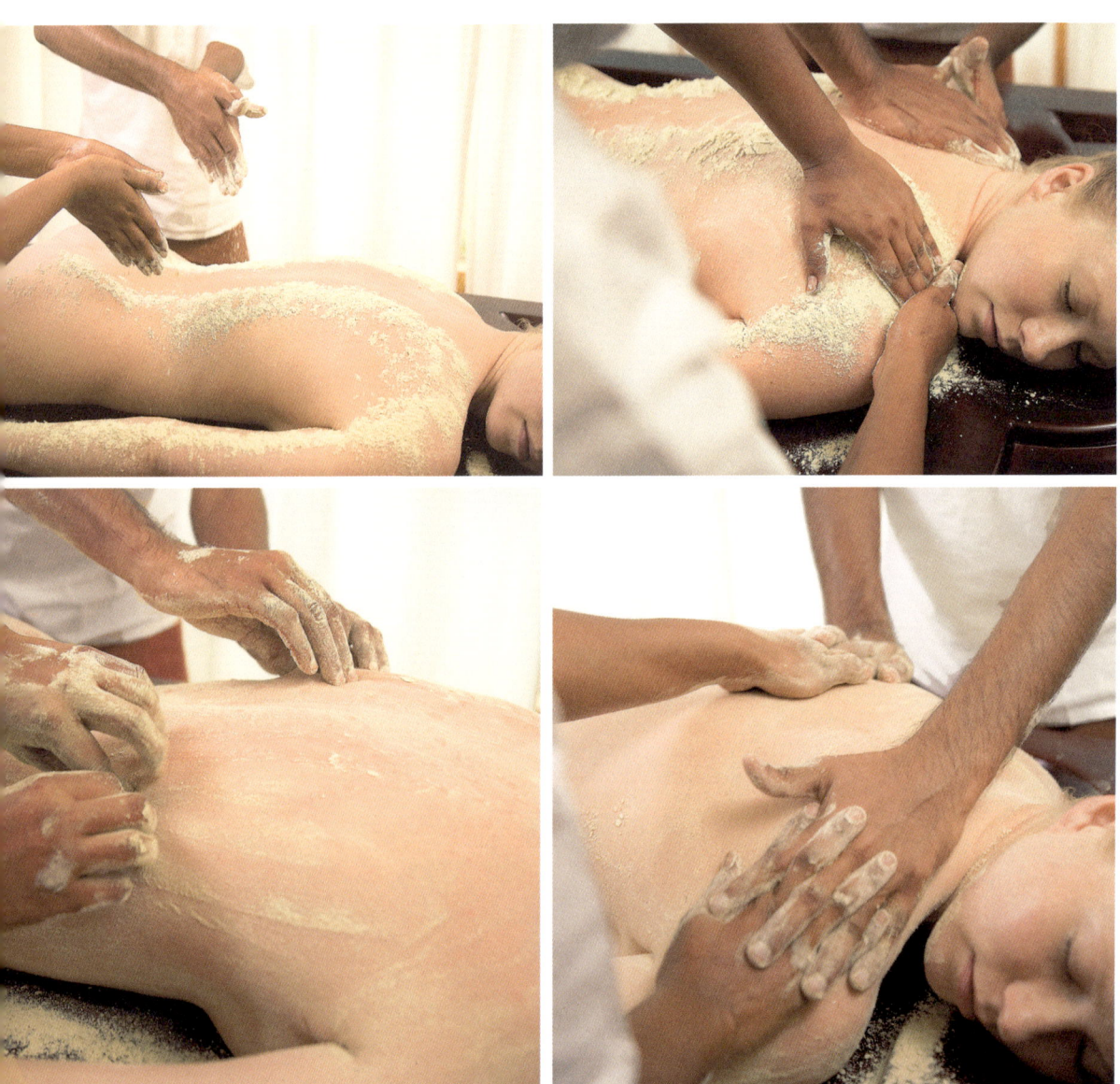

150 ✶ LA CURE BIEN-ÊTRE

Udvartana, le massage à la farine de pois chiche

Grand massage à quatre mains, très tonique, *udvartana* a la particularité de ne pas utiliser d'huile, mais un produit sec : un mélange de farine de pois chiche, d'argile, d'épices ou de poudre de plantes. On peut également trouver des mélanges contenant des minéraux purifiés et des métaux oxydés d'une façon entièrement naturelle (soufre, calcium, fer, cuivre, zinc, aluminium) et traités avec des couches de terre riches en herbes et en minéraux. Les oligoéléments présents dans la poudre vont pénétrer dans la peau et agir profondément au niveau du corps tout entier.

Par les mouvements rapides et la nature sèche de la poudre, ce massage est plutôt de nature à diminuer *kapha*. Il réchauffe (celui qui le reçoit et celui qui le pratique !) et s'adresse tout particulièrement aux personnes ayant des problèmes de poids (le pois chiche a une action reconnue sur le cholestérol). Mais, pour tous, il redynamise, permet de lutter contre les stagnations et les léthargies de toutes sortes. C'est un des soins que les futurs époux reçoivent avant le mariage.

Udvartana nettoie la peau en profondeur et il agit comme un gommage très doux. Sa pratique est très revitalisante. Il permet de découvrir des sensations nouvelles. C'est un massage joyeux et sonore. Il invite à la créativité des masseurs, en alliant des mouvements glissés, des pincements, des frottements, des claquements, etc. La musique s'ajoute à la danse !

Udvartana peut être pratiqué sur l'ensemble du corps ou seulement sur certaines parties (dos, jambes). Il en existe des variantes, à pratiquer avec du sel, par exemple, en massage préconception, pour préparer la future maman.

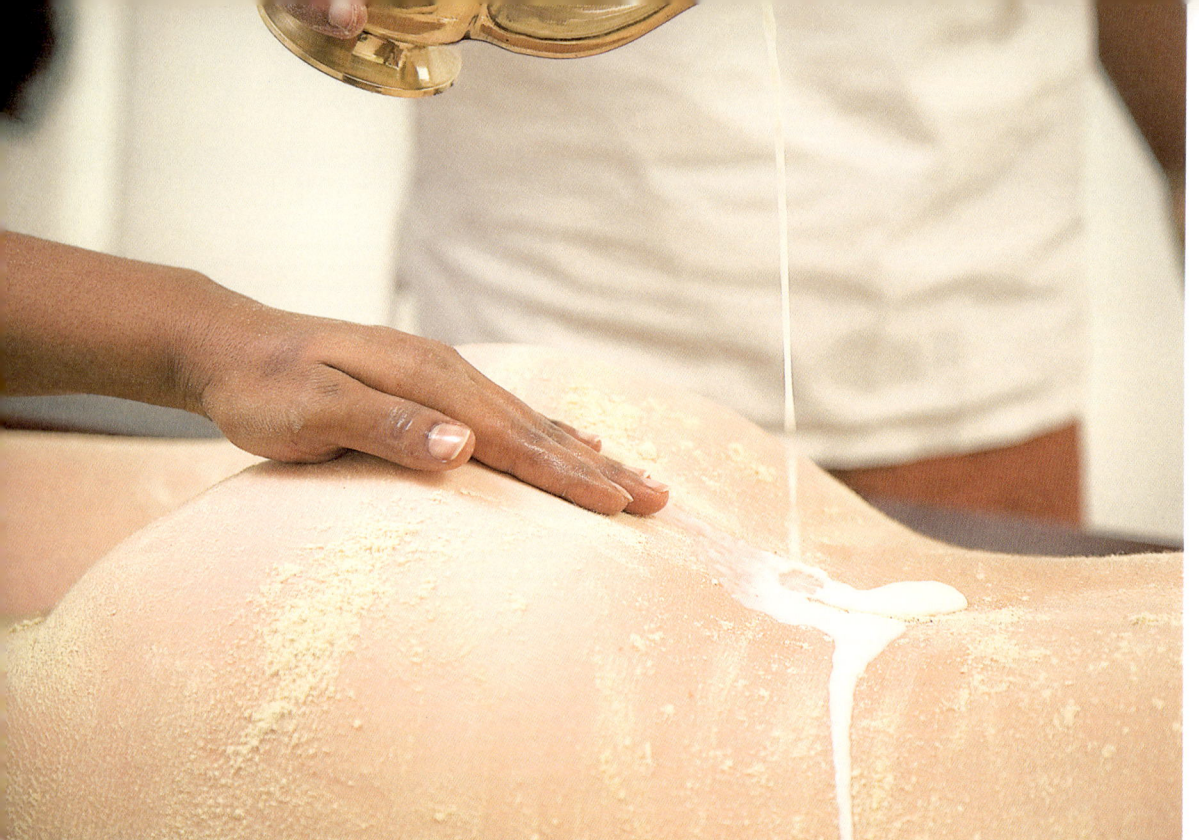

Kesardudh, le massage au lait safrané

Juste après *udvartana*, le corps est soit simplement essuyé à sec, soit lavé avec un mélange de lait tiède et de safran. Ce mélange rajeunit la peau, renforce son tonus, en améliore la couleur.

Le lait est refroidissant par nature, le safran est réchauffant. Le mélange équilibre les deux polarités *yin* et *yang*. La couleur safran a également une action aphrodisiaque. Cette épice noble agit sur les glandes endocrines et la tête.

La couleur jaune orangé est la couleur de la créativité et de la guérison. Elle a une action sur le plexus solaire et apporte relâchement, voire détachement – c'est la couleur que revêtent les moines bouddhistes.

Les guerriers kshatriya, qui composaient une des castes indiennes anciennes, s'habillaient également en safran quand ils savaient que la guerre était perdue, et se jetaient dans la bataille corps et âme, jusqu'à leur dernière goutte de sang.

Pizzichili

Pizzichili est un soin exceptionnel de subtilité. C'est un massage produit par un filet d'huile dessinant sur la peau des trajets correspondant à ceux des *nadis*, ou méridiens (voir pp. 36-37).

Pizzichili est un grand massage de réjuvénation. La sensation produite est indescriptible. Il est conseillé de le recevoir en série (au minimum trois jours d'affilée pour un maximum d'effets).

Le filet coule d'un tampon de coton gorgé d'huile que le masseur presse régulièrement entre ses doigts. Cette technique demande une certaine dextérité et une bonne expérience, pour produire un filet aussi continu que possible (un goutte-à-goutte produirait un agacement lorsque le corps est en état de réceptivité maximale). D'une main, le masseur produit le filet, de l'autre, il masse le curiste. La quantité de liquide utilisée varie entre 3 et 5 litres.

Pizzichili peut être pratiqué dans différentes positions : le massé peut être assis, allongé sur le dos, sur le ventre, sur le côté gauche ou droit, comme pour le massage des sept postures (voir pp. 156-161).

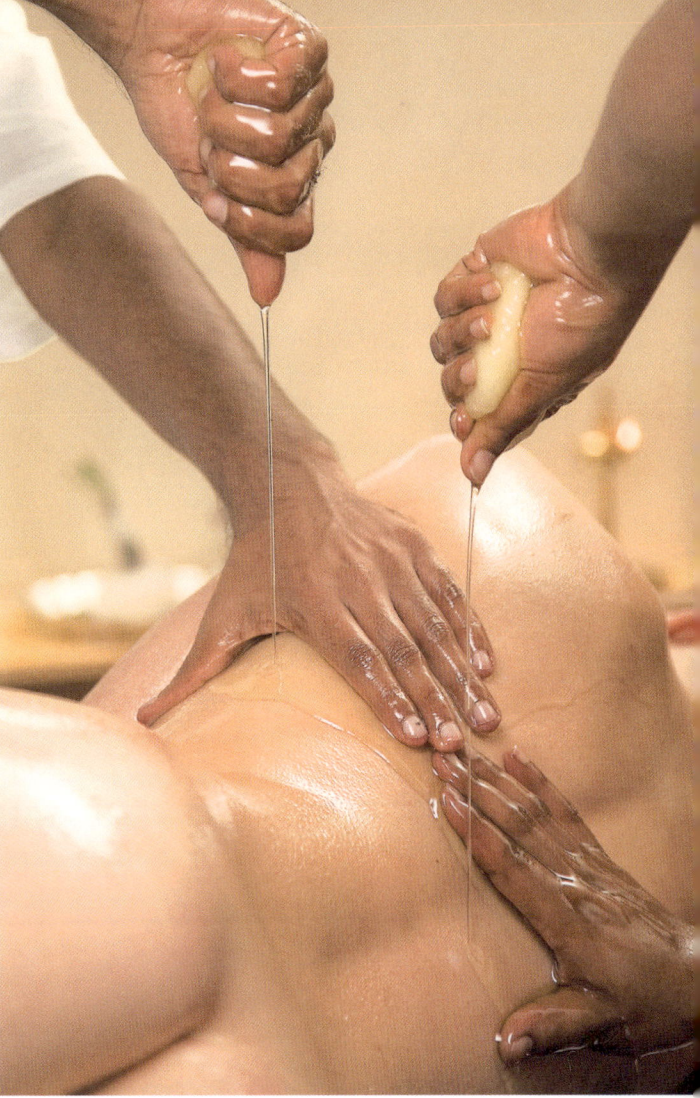

Il existe des variantes de *pizzichili* lors desquelles l'huile est remplacée par de l'eau, du lait ou par des mélanges aux herbes.

Pizzichili régule *vata*. Il est excellent pour lutter contre les rhumatismes, les douleurs articulaires, le diabète, les problèmes de tension. Il fortifie le corps, élimine la fatigue, apporte un sommeil réparateur et renforce l'immunité.

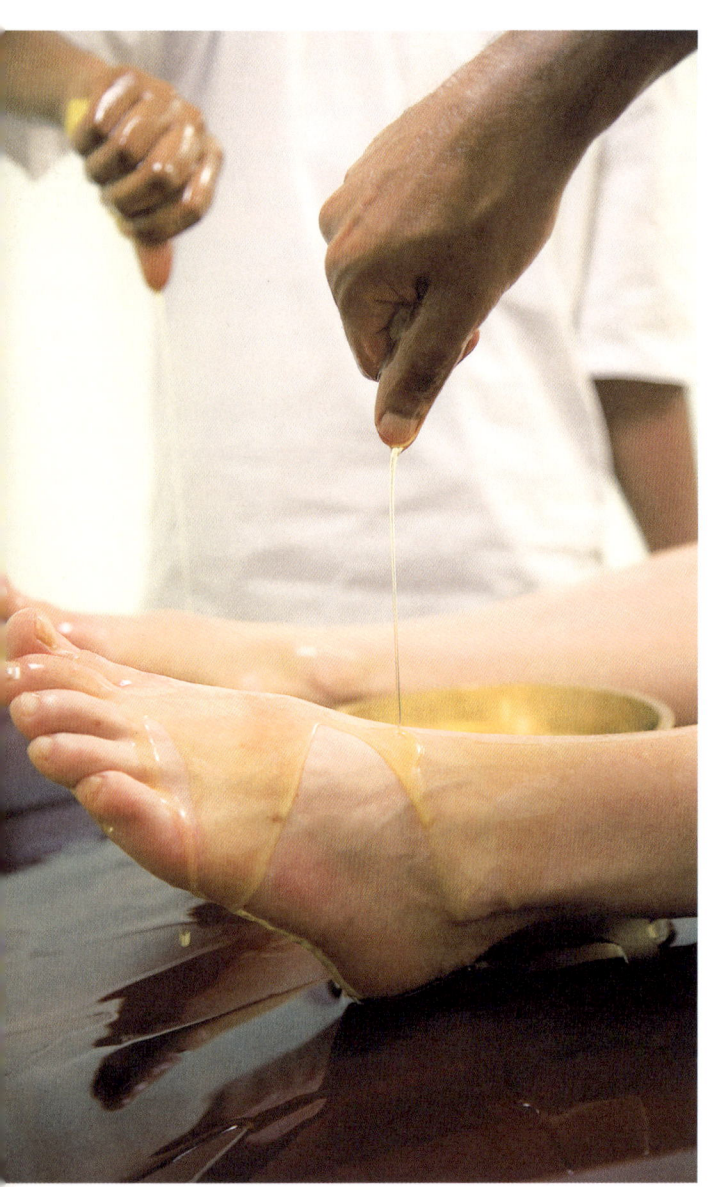

Ghritadhara

Comme *pizzichili*, *ghritadhara* se pratique avec un filet de *ghee* fondu qui coule sur la partie inférieure des jambes (orteils, mollets, genoux), selon des trajets énergétiques précis.

Comme tous les soins des jambes et des pieds, il relie deux pôles : d'un côté, l'énergie tellurique de la Terre ; de l'autre, l'énergie du Ciel. Il est précieux pour soulager tous les déséquilibres émotionnels. C'est un soin très subtil aux effets imperceptibles. Il demande à être répété plusieurs jours de suite et produit, graduellement, une sensation de légèreté intérieure, ou une élévation de la conscience. L'utilisation du *ghee* en fait un soin particulier pour équilibrer *pitta*.

Shirodhara

Shirodhara est un filet d'huile chaude ou tiède (*dhara*) qui s'écoule sur le front, en un mouvement de balancier.

Le poids du liquide, appliqué régulièrement pendant le temps du traitement, influence la respiration crânienne. Ce soin apporte une détente profonde de l'esprit. Il augmente les perceptions. Il est conseillé dans les problèmes chroniques tels que maux de tête, insomnies, vertiges, stress, nervosité, anxiété, impatience, manque de concentration, insomnie, fièvre, fatigue, anorexie, problèmes de mémoire, problèmes ORL, et favorise la santé des cheveux et de la peau. Il augmente *ojas* (voir pp. 23-24) et équilibre la communication entre les deux hémisphères du cerveau (l'un réputé plus rationnel, l'autre plus intuitif). En Inde, il est utilisé en milieu hospitalier, selon des protocoles intenses, pour traiter les épilepsies, les paralysies et d'autres pathologies neurologiques graves.

Shirodhara doit être effectué par des thérapeutes confirmés ; le calme doit être absolu et les gestes sûrs pour pouvoir se concentrer sur cette pratique quasi-méditative, aussi bien pour le masseur que pour le massé.

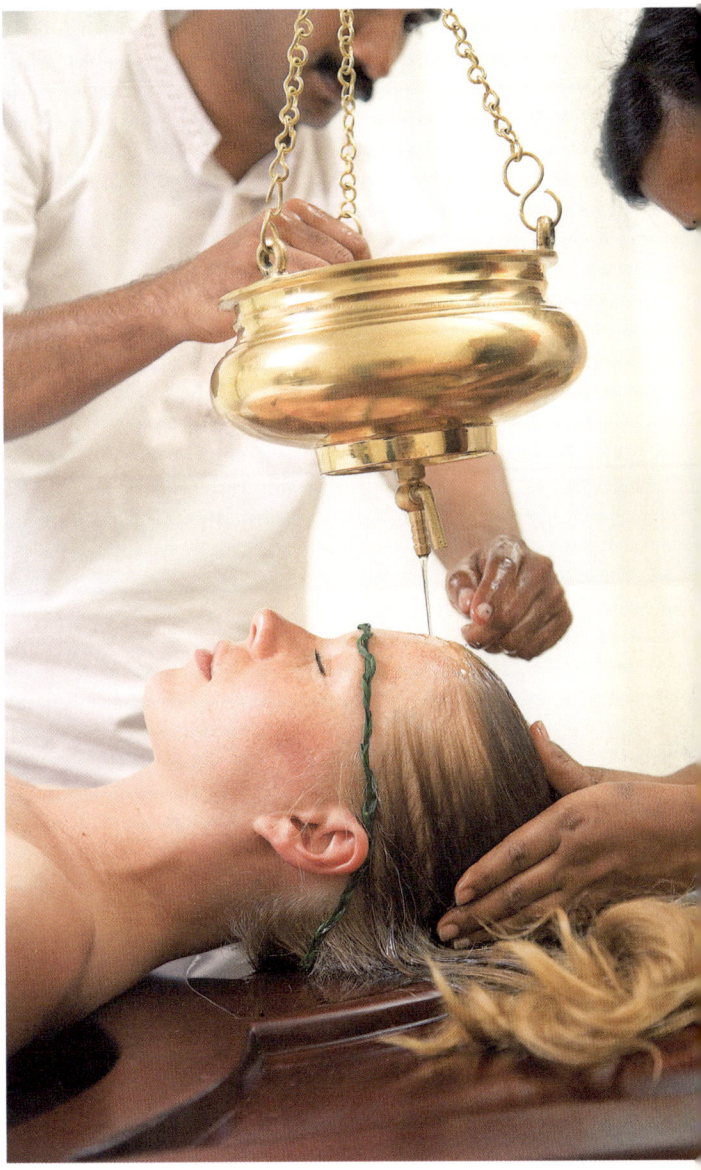

Les massages

Sapta sthiti, les sept postures

Sapta sthiti est généralement le massage de fin de cure. Il met un point d'orgue à tous les soins et à tous les traitements reçus pendant quelques jours. Il réorganise, rassemble, ponctue en beauté le parcours du curiste.

Ce massage des sept postures est une technique très particulière de l'ayurvéda, où la personne va être massée en prenant tour à tour sept positions différentes (sur le dos, sur le ventre, sur le côté, assis, etc.). Le rythme de la respiration est alors différent selon la posture. Ce massage agit sur la polarité du corps en lien avec les deux grands canaux d'énergie décrits dans l'anatomie subtile de l'ayurvéda, *ida* et *pingala*, avec leur polarité respectivement lunaire et solaire (voir pp. 32-38).

Ce massage stimule le processus d'élimination du corps. Il est englobant, rassurant, très subtil et puissant. Il ne se pratique que sur les personnes qui ont déjà une certaine expérience du massage et, de toute façon, en fin de cure.

Le massage dure exactement sept minutes dans chaque position. Le masseur n'a pas d'autres consignes : c'est à lui de déterminer le massage qu'il va faire. Cette liberté dans le mouvement est l'aboutissement de longues années de pratique, lorsque le masseur n'a plus besoin de répéter un protocole appris. Les mains sont devenues intelligentes, cette intelligence du cœur et de la relation, en harmonie avec un état intérieur équilibré et sans attente, uniquement tourné vers le don à l'autre par le toucher. Le massage prend alors toute sa dimension artistique.

Première posture

La personne massée est assise, les jambes libres et détendues, comme un bébé. Le masseur commence par masser le dos, de façon libre, selon sa sensibilité et ce qu'il ressent de son partenaire. Il peut insister sur les épaules, les trapèzes, les omoplates, la région lombaire, les hanches et les fesses.

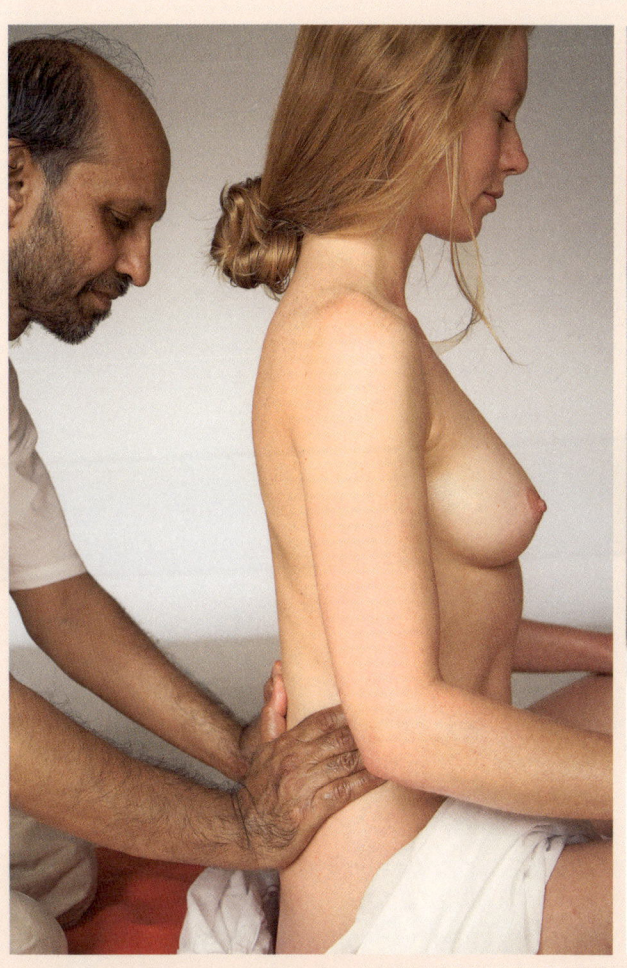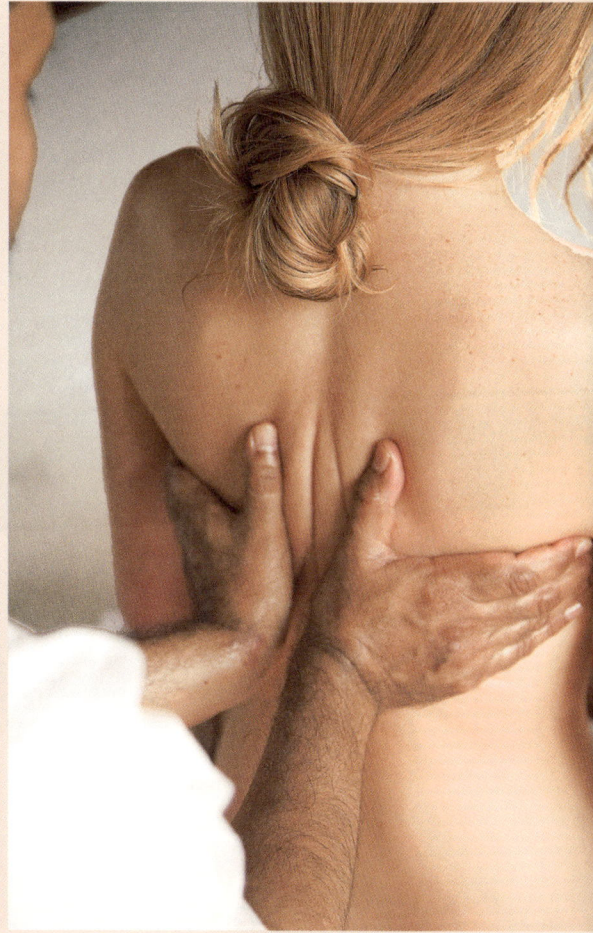

Les massages * 157

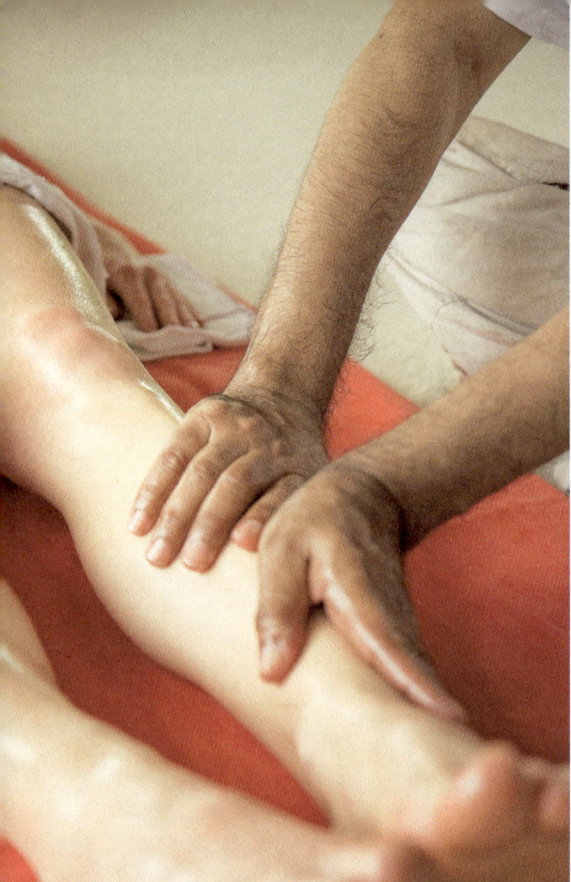
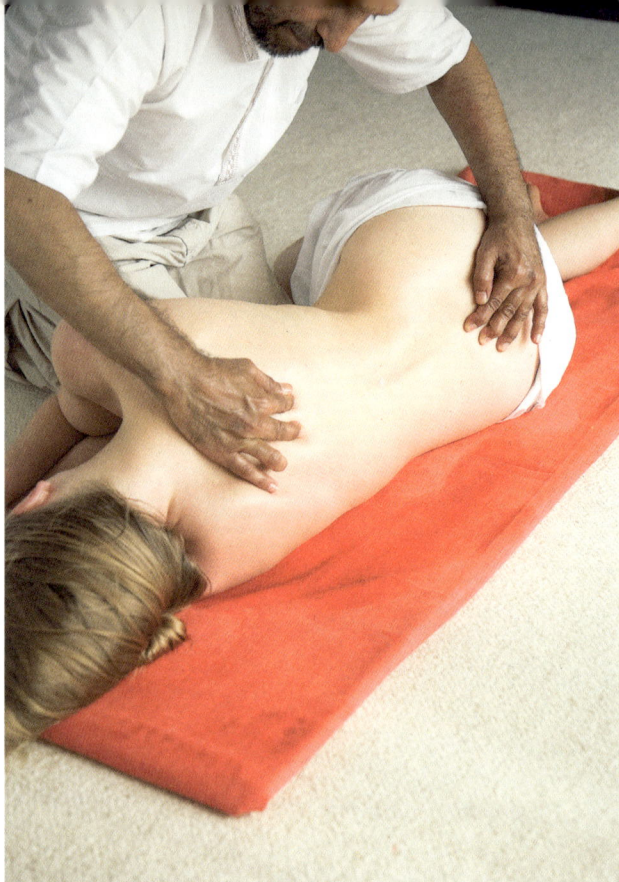

Deuxième posture

Sur le dos. Le masseur masse principalement les jambes, mais peut aussi masser tout le devant du corps. Pour le massage des jambes, il suit une règle de base relative aux membres inférieurs, respectant ainsi le sens de la circulation énergétique, à savoir : un mouvement ascendant sur la face interne de la jambe (de la cheville vers l'aine), puis un mouvement descendant sur la face externe de la jambe (de la hanche vers le petit orteil, le long de la « couture du pantalon »). À partir de ce principe, les variations possibles sont infinies.

Troisième posture

Sur le côté gauche. Le masseur insiste sur les hanches et les fesses. Ces zones sont souvent peu massées et sont pourtant le siège de tensions assez profondément enfouies. Souvent, les personnes massées s'étonnent de découvrir des points douloureux qu'elles n'avaient jamais repérés auparavant. Le massage se fera d'autant plus délicatement et progressivement, pour détendre sans provoquer de réactions de désagrément. L'objectif n'est pas d'éliminer les tensions à tout prix en une seule fois ; le risque serait de voir un curiste se rétracter pour se protéger.

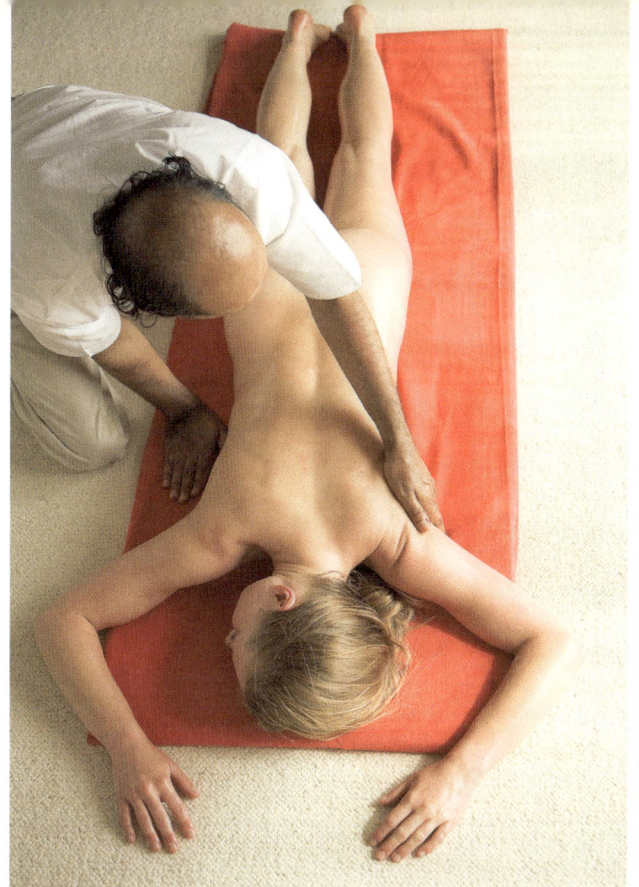
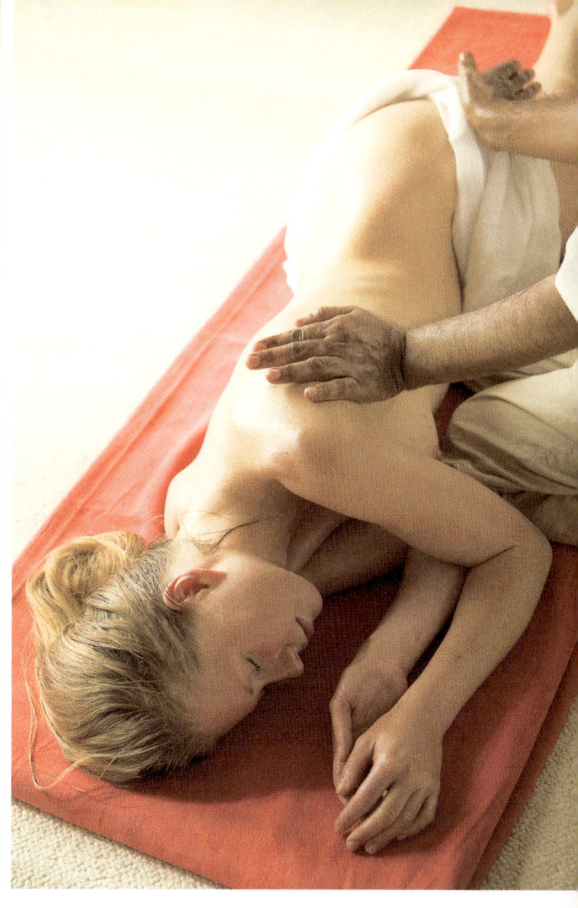

Cinquième posture

Sur le côté droit. Comme pour le côté gauche, le masseur insistera sur les hanches et les fesses, mais peut également masser le dos et les jambes, ainsi que les flancs, la nuque, les bras. La position sur le côté est très relaxante. Elle est rassurante, car le curiste a les genoux et les bras pliés, comme lorsqu'il dort. Elle expose moins que la position sur le dos par exemple, où là, les zones les plus fragiles comme le ventre ou la poitrine, sont en première ligne.

Quatrième posture

Sur le ventre. Ce sont alors le dos et l'arrière des jambes qui seront massés, par de grands mouvements, de grands lissages généraux et fluides, à moins que le masseur ne sente la nécessité d'insister un peu sur une région qui aurait besoin d'une attention particulière.

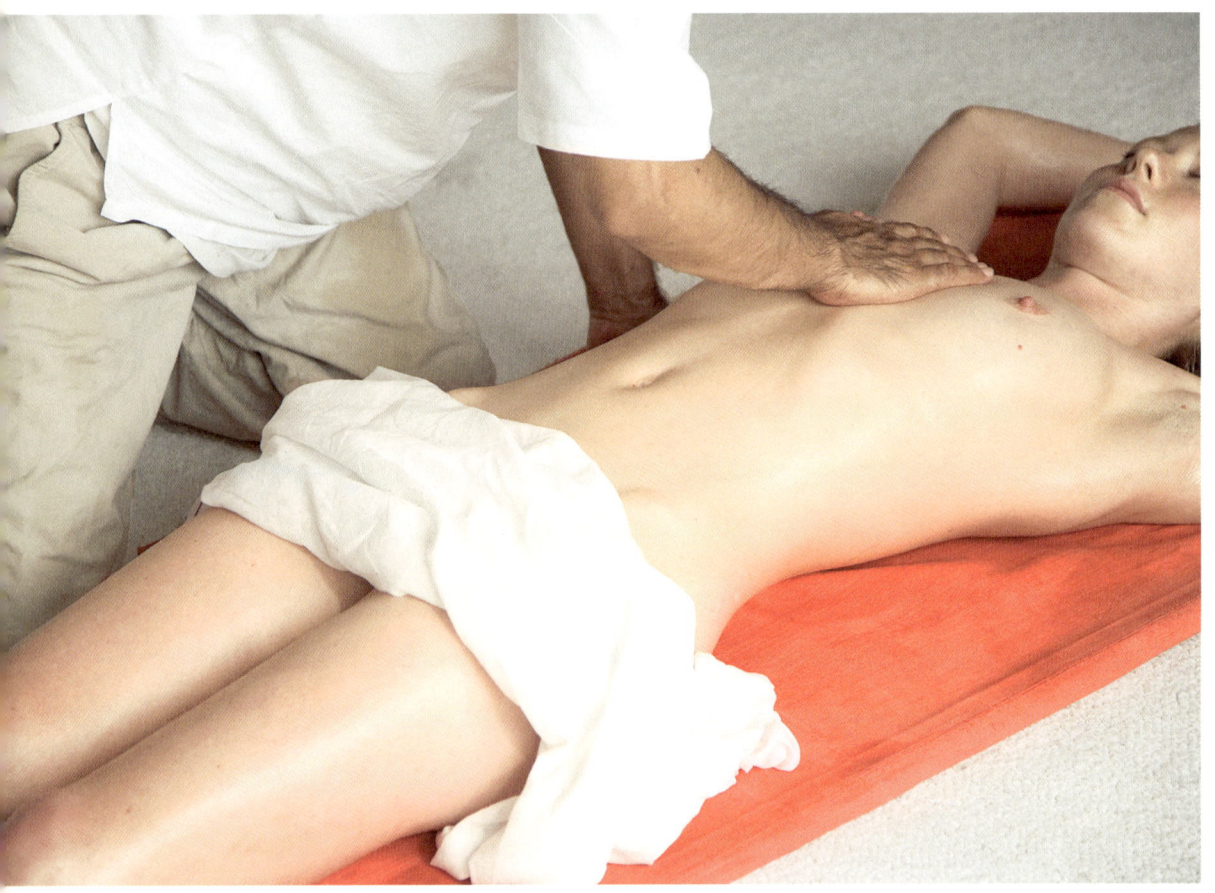

Sixième posture

Sur le dos. Le masseur privilégie le haut du corps, du diaphragme aux clavicules. Il peut insister sur la région du sternum, des côtes, des seins, de la nuque, du visage, toujours avec une infinie délicatesse dans son attitude intérieure (cela n'exclut pas de masser un peu en profondeur).

Septième posture

Le curiste est assis, en tailleur, ou sur les talons : le masseur insistera un peu plus sur la tête et le haut du corps.

Lors des premières postures, le massage sera plus fort, plus appuyé, pour devenir de plus en plus subtil vers la fin. On dit que ce massage symbolise les sept étapes de la vie.

Pendant tout le massage, la personne massée doit garder les yeux fermés, y compris lorsqu'elle change de posture. C'est important pour intérioriser tous les effets du massage.

Pour finir ce beau massage, le masseur prend les mains du curiste et les joint au niveau de son cœur, en salutation, pour quelques respirations amples et sereines, qu'ils effectuent ensemble.

Le curiste est ensuite invité à un temps de repos.

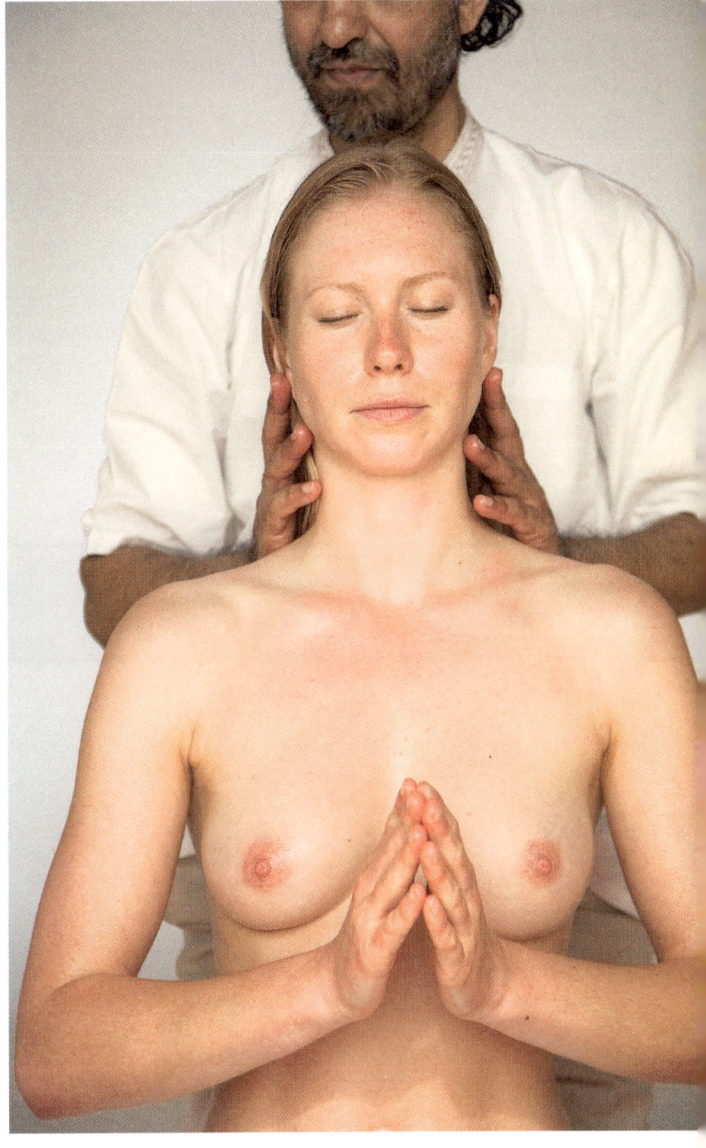

Les massages ✱ 161

SAVOIR DONNER UN MASSAGE

Donner un massage ne s'improvise pas. Au-delà du plan de cure (quels soins seront donnés et à quel moment), la qualité des massages, et donc de la formation des thérapeutes, est primordiale. Même si un plan de cure est bien conçu, bien organisé, si les thérapeutes n'ont pas une formation suffisante, l'effet produit par les soins et les massages peut être largement diminué, voire nul. Il est bien sûr nécessaire de maîtriser la technique des massages, les bases théoriques qui fondent l'ayurvéda, mais, plus encore, le thérapeute se doit d'avoir une attitude adaptée. Le curiste idéal, nous l'avons vu, sait s'abandonner en confiance dans le processus de cure. L'attention, la prévenance du thérapeute, son écoute sont primordiales. Il doit savoir doser une présence bienveillante, discrète, non interventionniste. Cela demande un certain travail intérieur, qui va au-delà des cours et des formations que l'on peut recevoir. Le calme, l'ouverture du cœur, l'humilité sont des qualités à cultiver en permanence.

Les curistes qui ont expérimenté les différents soins savent que s'ils reçoivent, par exemple, *shirodhara*, pratiqué par un thérapeute soucieux, stressé, ils ne vont pas en ressortir apaisés ; en revanche, ils auront peut-être absorbé toutes les tensions du thérapeute.

Les thérapeutes, même expérimentés, ont chaque jour à prendre soin de leur aspect extérieur (propreté, vêtements, etc.), de leur santé physique et morale, en soignant leur alimentation, en pratiquant eux aussi les exercices de relaxation, de détente, en restant en contact avec les cinq Éléments.

Pour savoir masser, il faut aussi avoir reçu des massages soi-même : c'est indispensable pour comprendre de l'intérieur les soins que l'on prodigue aux autres, pour expérimenter l'état dans lequel le curiste se trouve (est-il en confiance, se sent-il respecté ?) et pour apprendre ce qui n'est pas dans les livres. Par exemple, un geste ou une attitude que l'on a appréciés ou au contraire, un détail pratique qui a gêné...

SE RESSOURCER, SE RÉÉNERGÉTISER,
REGAGNER TOUJOURS PLUS DE CONFIANCE, DE RÉCEPTIVITÉ

La formation continue est une nécessité pour toujours être « dans le bain », pour ne pas dévier du chemin en restant en contact avec la source, pour progresser sans stagnation ou déperdition du savoir-faire.

Les soins

Les massages sont la partie la plus « visible » de la cure, la plus appréciée pour le bien-être immédiat qu'ils procurent. L'ayurvéda regorge cependant d'autres pratiques, des soins souvent simples et courts, mais dont l'importance et l'efficacité méritent notre intérêt. La plupart sont facilement transposables chez soi.

Padaprakshalan, les soins des pieds

En sanskrit, *pada* signifie « pieds », *prakshalan* signifie « laver », « nettoyer », « purifier ».

Dans l'Inde traditionnelle, laver les pieds de son maître, de ses parents ou de ses hôtes, était un rituel pour exprimer respect et vénération : on versait de l'eau tiède ou froide sur la plante des pieds, puis de l'eau de rose ou du lait. Aujourd'hui, ces pratiques existent encore dans les rituels religieux, au cours desquels on lave les pieds des statues de divinités. La pratique de *padaprakshalan*, en préparation au massage des pieds ou seule, s'inspire de ces rituels et de descriptions issues de légendes mythologiques.

L'attention portée à ces soins est justifiée par l'importance de la plante des pieds, où se trouvent nombre de points réflexes et de zones en lien avec l'ensemble de l'organisme (voir p. 124). *Padaprakshalan* est constitué de gestes simples à pratiquer selon l'alternance suivante : marche sur l'herbe et sur des petits cailloux, pour un contact privilégié avec l'Élément Terre et une première stimulation des points réflexes du pied ; bains de pieds chauds (pendant 3 minutes) et froids (pendant 45 secondes), séquence que l'on répète à trois reprises pour stimuler la circulation sanguine et énergétique en profondeur ; stimulation des points réflexes des pieds, possible à l'aide d'un petit rouleau en bois muni de picots.

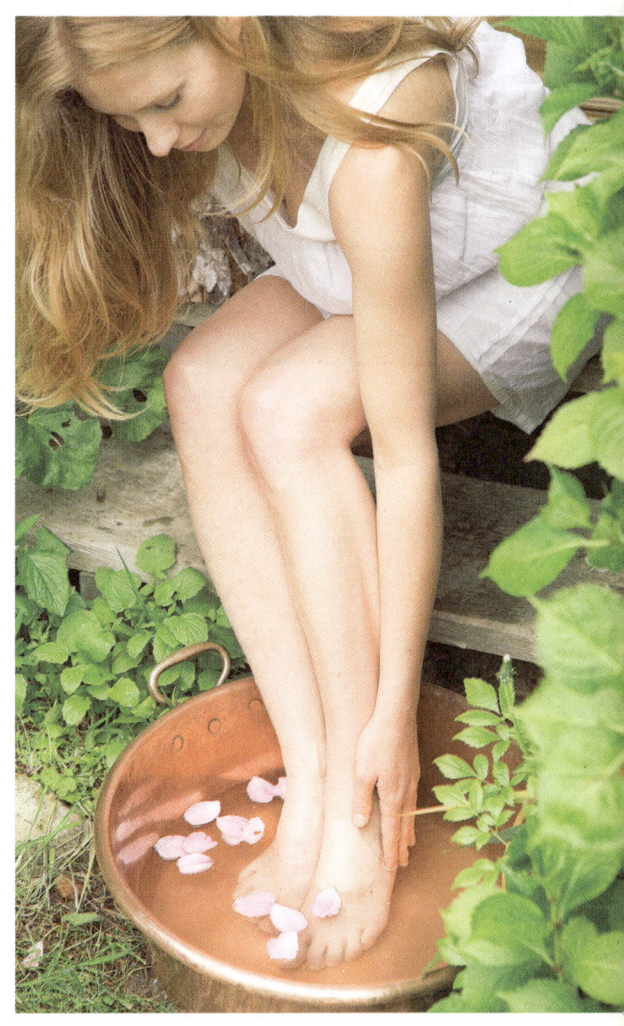

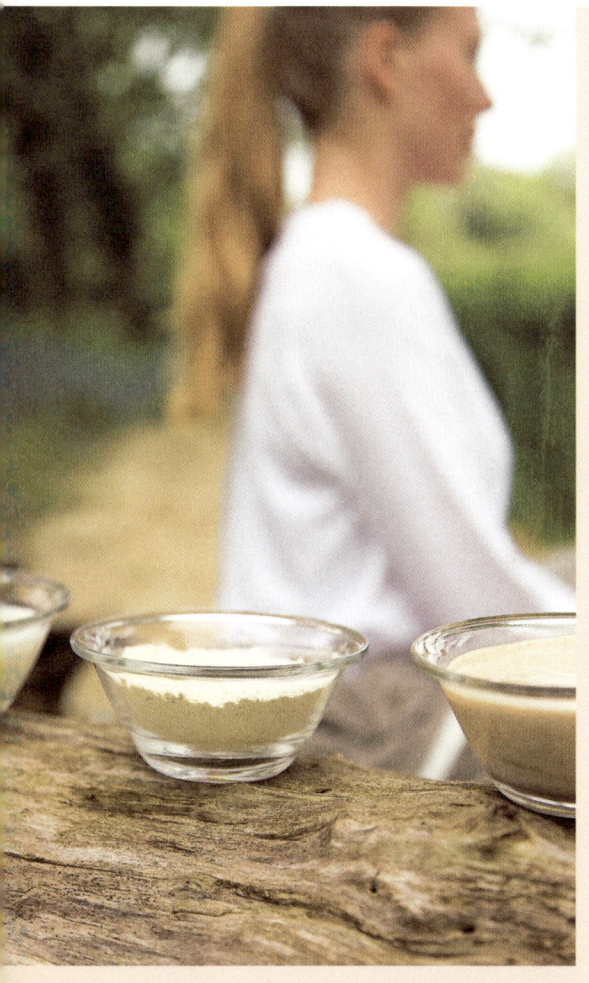

LA BEAUTÉ

Pour l'ayurvéda, la beauté est une expression du corps et de l'âme. Pour exprimer notre être intérieur et le transformer en beauté extérieure, une certaine discipline est nécessaire, sur quatre plans : au niveau physique, pour tenter d'amener le corps vers la perfection; au niveau émotionnel, dont l'équilibre est indispensable à l'évolution personnelle; au niveau de l'esprit, qui, lorsqu'il est apaisé, permet de développer nos facultés pour mieux atteindre nos objectifs; et enfin – et c'est là la discipline la plus complexe, la plus subtile et la plus difficile –, au niveau spirituel, qui n'est pas l'adhésion à une croyance ou à une philosophie, mais une quête de son propre absolu.

La beauté du corps, et en particulier celle du visage, des mains, des yeux, ainsi que la silhouette et le maintien, dépendent du bon fonctionnement de nos organes – qui sont, pour l'ayurvéda, tous de la même importance, quelles que soient leurs fonctions. La beauté nécessite ainsi un fonctionnement correct des *malas* (voir pp. 25-26), et des *dhatus* (voir pp. 22-24) forts et en bonne santé. Pour cela, l'alimentation doit bien entendu être de bonne qualité, puisqu'elle est, selon l'ayurvéda, la source de toute une série de transformations métaboliques (voir pp. 45-52), qui mènent à *ojas*, cette « lumière » qui est la véritable beauté, l'aura qui se dégage d'une personne.

Ainsi, plus on développe *ojas*, plus la beauté est visible, mais plus se développe aussi une forme d'immunité intérieure, qui permet de faire face aux maladies. C'est la raison pour laquelle l'ayurvéda insiste sur les bienfaits des cures ayurvédiques, et sur la cure de beauté qui doit la suivre.

QUELQUES CONSEILS

Pour accompagner les soins spécifiques, il est recommandé de consommer les boissons que nous avons déjà présentées aux pp. 93-99 : jus d'*Aloe vera*, jus de jeunes pousses de blé, « potion des initiés » (citron, gingembre, miel, etc.), jus d'*amla* et tisane de fenugrec.

LES SOINS DES YEUX

La beauté des yeux a été évoquée p. 164 ; ces pratiques peuvent être complétées par des lavements des yeux avec des tisanes (eaux de bleuet, camomille), des compresses d'eau de rose ou de lait froid (en prenant soin de bien laver les yeux après pour éviter les risques d'infection), un maquillage avec du khôl naturel, qui protège de la poussière et des bactéries, et des massages du pourtour des yeux, autour desquels se trouvent des *marmas* importants (voir p. 37).

LES SOINS DU VISAGE

Ils sont nombreux, mais parmi les plus simples et accessibles figurent le nettoyage du visage au yaourt — qui, par sa légère acidité, est un très bon démaquillant —, un gommage à la farine de pois chiche (en frottant délicatement, en petits cercles) — qu'on rincera avec du lait, puis de l'eau, et une sudation du visage (voir p. 166), qui aura pour effet d'éliminer les points noirs. Un massage du visage (voir p. 210) terminera la séance.

Vous pouvez confectionner un masque à effet lifting avec de la farine de pois chiche (3 c. à s.), du yaourt (3 c. à c.), du lait entier (3 c. à c.) et du curcuma (1/2 c. à c.), que vous laisserez sécher quelques minutes (ne prolongez pas la pose du masque, le curcuma a un fort pouvoir colorant), puis appliquer de l'huile de sésame ou de noisette, additionnée d'un peu de lait, pour nourrir la peau.

Ces soins de base du visage peuvent très bien être adaptés et appliqués sur les mains.

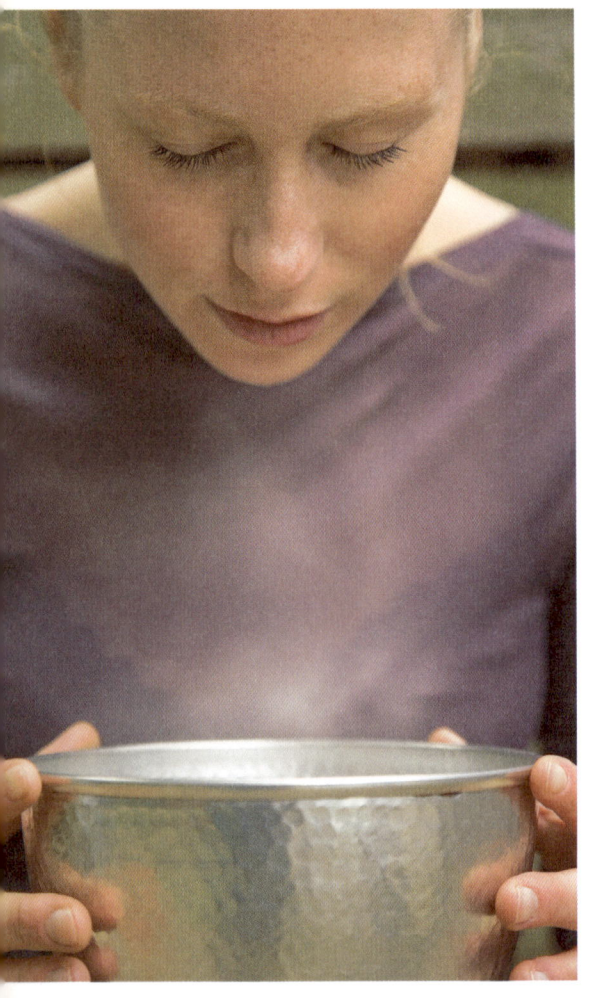

Swedana, la sudation

Swedana signifie « sudation ». Elle permet la dissolution des toxines hydrosolubles et suscite la transpiration, un des *malas* (voir pp. 25-26).

La sudation partielle du visage s'effectue avec une décoction de thym indien (*ajowan*). Ce soin nettoie le visage et améliore le fonctionnement des voies respiratoires, comme les inhalations classiques. Le thym indien, par ses propriétés réchauffantes et aseptisantes, est bénéfique en cas de refroidissement, de rhume ou de tout autre affection des voies respiratoires. Préparez une tisane ou une décoction de thym indien bien chaude. Respirez les vapeurs pendant environ 7 minutes avec les moyens dont vous disposez : soit en mettant une serviette sur votre tête pour former une petite tente et en vous penchant au-dessus du récipient, soit en utilisant les appareils pour sudation (rayon « petit électroménager »).

En Inde, le recours à la *sweden box* est courant. C'est une table en bois percée de trous, surmontée d'un couvercle qui permet de retenir la chaleur (semblable aux appareils à UV que l'on trouve dans les instituts d'esthétique). On s'y allonge sur le dos, et seule la tête en dépasse. La vapeur (parfois chargée d'herbes médicinales) vient du dessous. L'usage de la *sweden box* sera préféré au sauna classique, car elle permet de garder la tête au frais, comme le recommande l'ayurvéda. Les sudations sont effectuées sur des temps assez courts – généralement moins de 15 minutes ; elles sont contre-indiquées en cas de problèmes cardiaques ou circulatoires.

Gandouche

Pratique très ancienne de l'ayurvéda, ce soin d'hygiène quotidien consiste à garder une cuillerée à soupe d'huile de sésame ou de tournesol dans la bouche pendant 20 à 15 minutes, tout en marchant doucement, dans la nature si possible. On peut soit garder calmement l'huile, soit la remuer énergiquement dans la bouche. L'huile, qui s'est chargée de toxines, est recrachée, puis on se lave la bouche et les dents.

Ce soin effectue un massage intérieur de la cavité buccale ; les mâchoires se détendent, il se crée un équilibre au niveau du liquide céphalo-rachidien. Il permet également de dissoudre les toxines liposolubles. *Gandouche* embellit les lèvres, renforce les dents et assainit les gencives. Le visage est plus harmonieux et plus rayonnant, car plus détendu.

Une variante de *gandouche*, avec de l'eau, est souvent conseillée aux pratiquants du yoga des yeux (voir p. 216) : boire trois gorgées d'eau, garder une autre gorgée dans la bouche et hocher la tête de droite à gauche, assez vigoureusement, comme pour dire un « non » catégorique (attention si la nuque est fragile), recracher l'eau, reprendre une gorgée et hocher la tête de haut en bas, comme des « oui » vigoureux, recracher l'eau ; reprendre une gorgée et faire des rotations de la tête, lentement et souplement, dans un sens puis dans l'autre, avant de recracher ; tremper l'annulaire et le majeur joints dans de l'eau, de l'eau de rose ou de bois de santal, et les poser sur la paupière droite (les yeux fermés) ; tremper à nouveau les doigts et recommencer ainsi douze fois. Répéter la même séquence sur la paupière gauche, puis entre les sourcils, à l'emplacement du « troisième œil ».

Le sel et le sable chauds

Le premier soin consiste à appliquer sur la poitrine un pochon de tissu rempli de sel chauffé (à 60 °C maximum). Le sel a pour propriété d'absorber l'humidité. Il régule l'excès de *kapha*, réchauffe la région du cœur et réconforte. Il est en général proposé dans la première partie de la cure, mais peut être pratiqué chez soi en cas de rhume et de toux, car il libère les bronches de l'excès de mucus.

Le sable chaud, appliqué en pochons sur différentes parties du corps, agit sur *vata*. La chaleur soulage les douleurs articulaires. Ce soin est plus doux et plus subtil que le sel chaud. Il est proposé après qu'un premier travail d'élimination des toxines ait été réalisé.

Shita vastra, l'enveloppement dans des linges mouillés

L'enveloppement dans des linges trempés dans de l'eau glacée (jambes ou bassin ou ventre ou corps entier) a une action amincissante et stimule la circulation. Le soin dure de 15 à 20 minutes, temps durant lequel on peut suivre une séance de relaxation ou écouter une musique douce.

L'eau glacée contracte les tissus et les vaisseaux en superficie. La circulation veineuse, plus périphérique, est diminuée au profit de la circulation artérielle, plus profonde. Le froid agit également sur la circulation énergétique et lymphatique, ainsi que sur les muscles, qu'il tonifie. Selon l'ayurvéda, la pratique régulière de *shita vastra* permet la disparition de la cellulite. En Inde, dans certains hôpitaux ayurvédiques ou naturopathiques, ce soin est pratiqué pour traiter varices et phlébites et, appliqué au niveau du ventre, pour soigner des fibromes utérins ou des dysfonctionnements gynécologiques.

Au début de la pratique, le froid est surprenant, voire un peu désagréable pendant un court instant. Puis, une chaleur douce et agréable fait place aux premières sensations.

Les soins des yeux

Netranjan
Netranjan est un soin particulier des yeux. Il agit sur un des sous-*doshas* de *pitta*, responsable des yeux. Il se pratique avec de l'huile de ricin, dont la texture est très épaisse et très douce.

Très simplement, mais très délicatement, il suffit de tremper son doigt dans l'huile et de la faire glisser sur la paupière inférieure, légèrement tirée vers le bas, comme pour appliquer du khôl. Il faut bien sûr faire preuve d'une grande douceur et de précision (le tout avec une hygiène irréprochable, et en utilisant une huile bio).

Akshi tarpan
Ce soin particulier des yeux consiste à créer un petit puits de pâte autour de l'œil (à l'aide de farine biologique et d'eau) et à le remplir de *ghee*. Le *ghee* est versé tiède ou froid sur les yeux fermés, mais on peut les ouvrir ensuite. Les cils doivent tremper dans le liquide. Ce « bain » régule *pitta* mais équilibre également les autres *doshas*. Il est bénéfique pour les yeux fatigués, secs, douloureux, les cernes, les chocs, les vertiges, les conjonctivites. Il améliore la vision de nuit mais aussi la beauté des cils.

Le temps de pose varie de 10 à 15 minutes. Une fois le ghee retiré, on pose la boule de pâte sur les yeux comme un cataplasme. Il faut éviter l'exposition au vent et au soleil juste après *akshi tarpan*.

Kati basti, soin pour le dos

Kati basti est un excellent soin pour les douleurs dorsales. On confectionne là encore un petit puits de pâte au niveau des lombaires ou de la partie douloureuse, que l'on remplit d'huile de sésame chaude. L'huile a, comme nous l'avons vu, des vertus anti-*vata* par sa texture grasse et moelleuse (*vata* en excès est responsable des douleurs). La chaleur, elle aussi, équilibre *vata*, dont une des caractéristiques est la fraîcheur.

Quelques autres soins

L'utilisation quotidienne d'un gratte-langue permet l'élimination des toxines et la stimulation des points réflexes de la langue, et la pratique de *gandouche* (voir pp. 166-167) aide à détendre visage et mâchoires ; de plus, l'huile utilisée nourrit les gencives.

Le yoga

Pendant toute la durée de la cure, et même plus tard, l'ayurvéda conseille de pratiquer quelques exercices physiques très doux, comme le hatha yoga, d'avoir un contact avec les cinq Éléments, en prenant des bains d'air, des bains de soleil, des bains de mer ou de rivière, en effectuant de longues promenades, au contact de la nature. Tout ceci est très important pour les corps physique, mental et émotionnel. Les exercices proposés ici peuvent faire partie de la cure ou d'un programme personnel quotidien, à pratiquer chez soi.

Ces conseils de yoga sont donnés à titre indicatif. Nous ne faisons ici qu'effleurer le sujet vaste et complexe du yoga. Rapprochez-vous d'un professeur compétent pour une pratique régulière.

L'ayurvéda conseille la pratique du yoga pendant quelques minutes tous les jours, ou une ou deux fois par semaine en séance d'une heure à une heure trente.

Yoga signifie « union de soi avec l'absolu ». Il existe dans cette voie plusieurs courants ou écoles. En ce qui concerne plus particulièrement la santé, l'ayurvéda conseille la pratique du hatha yoga, caractérisé par ses postures (*asanas*) et ses respirations (*pranayamas*), ainsi que par la méditation. Cette approche apporte l'équilibre et calme l'esprit. Il est important que chaque partie du corps, chaque organe soit sollicité par l'exercice pratiqué et bénéficie de chaque mouvement.

La séance comportera des exercices dans différentes positions : assis, debout, sur le dos ou sur le ventre. Chacun apporte sa spécificité, tout en conservant une approche globale du corps et du souffle : équilibre, tonicité, étirements, massage interne des organes, renforcement ou détente des muscles, fluidité des circulations sanguine, lymphatique, énergétique, etc., apaisement ou tonification par les différents types de respiration.

Chaque séquence est séparée par une phase de repos indispensable pour ressentir les effets des postures et permettre au corps d'en intégrer les bienfaits dans ses mémoires profondes.

La pratique des postures et des respirations donne souvent envie de dormir. Mais plutôt que de sombrer dans le sommeil, il est conseillé de profiter de l'état de calme profond et de détente pour poursuivre sa journée. De cette façon, le calme s'inscrit en nous et fera petit à petit partie intégrante de notre mode de vie.

Les postures décrites vont donc agir sur tout notre corps : articulations, glandes endocrines, circulations, organes internes, etc., permettant un meilleur « fonctionnement » de l'organisme. Sans oublier l'approche plus subtile et énergétique : la pratique du yoga, même dans sa forme la plus physique, ouvre les canaux d'énergie (les *nadis*, voir pp. 36-37), les sept *chakras* (voir p. 32) et permet une meilleure circulation de l'énergie appelée *kundalini* (voir p. 35).

Pour que les soins de la cure aient des effets plus profonds et plus durables, la pratique du yoga est donc une nécessité : les effets des soins sont accrus par lui, tout comme les effets des postures seront améliorés par la pratique des soins ayurvédiques. Cette synergie est particulièrement bénéfique.

La série de postures que nous vous proposons compose une séance qui peut être pratiquée quotidiennement.

Shavasana, la détente profonde

Shavasana doit être pratiquée entre chaque *asana*. Le repos entre les postures est en effet aussi important que les postures elles-mêmes. La détente profonde qu'elle procure aide le corps à emmagasiner l'énergie et à se régénérer. Quelques minutes de *Shavasana* valent plusieurs heures de sommeil.

S'allonger sur le dos, les jambes légèrement écartées. Les bras sont allongés le long du corps, légèrement écartés. Les paumes des mains sont tournées vers le haut, vers le ciel. Les épaules sont basses. La tête est bien dans le prolongement du corps, le menton légèrement rentré vers la poitrine ; la nuque est bien étirée. Décambrer légèrement les lombaires. Laisser aller le corps par terre, relâcher toutes les tensions et se détendre.

Les bienfaits de cette posture

Cette posture travaille en profondeur au niveau du système nerveux, élimine la fatigue physique et mentale, relaxe et réénergétise.

Elle agit conjointement sur le corps, la respiration et le mental.

Elle aide à réguler les problèmes d'hypertension, ralentit le métabolisme.

Elle est excellente pour calmer les problèmes liés au stress et à l'anxiété. Améliore la qualité du sommeil.

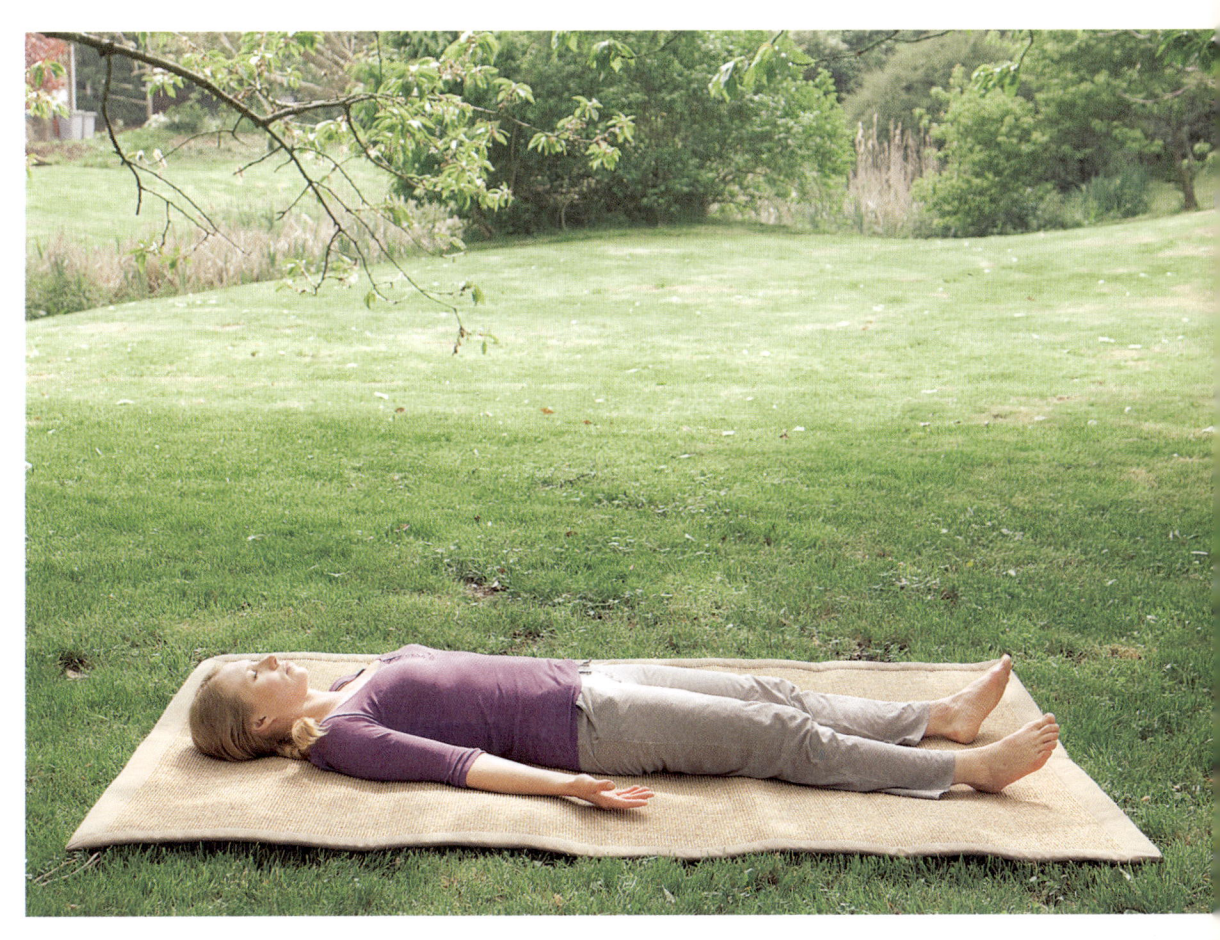

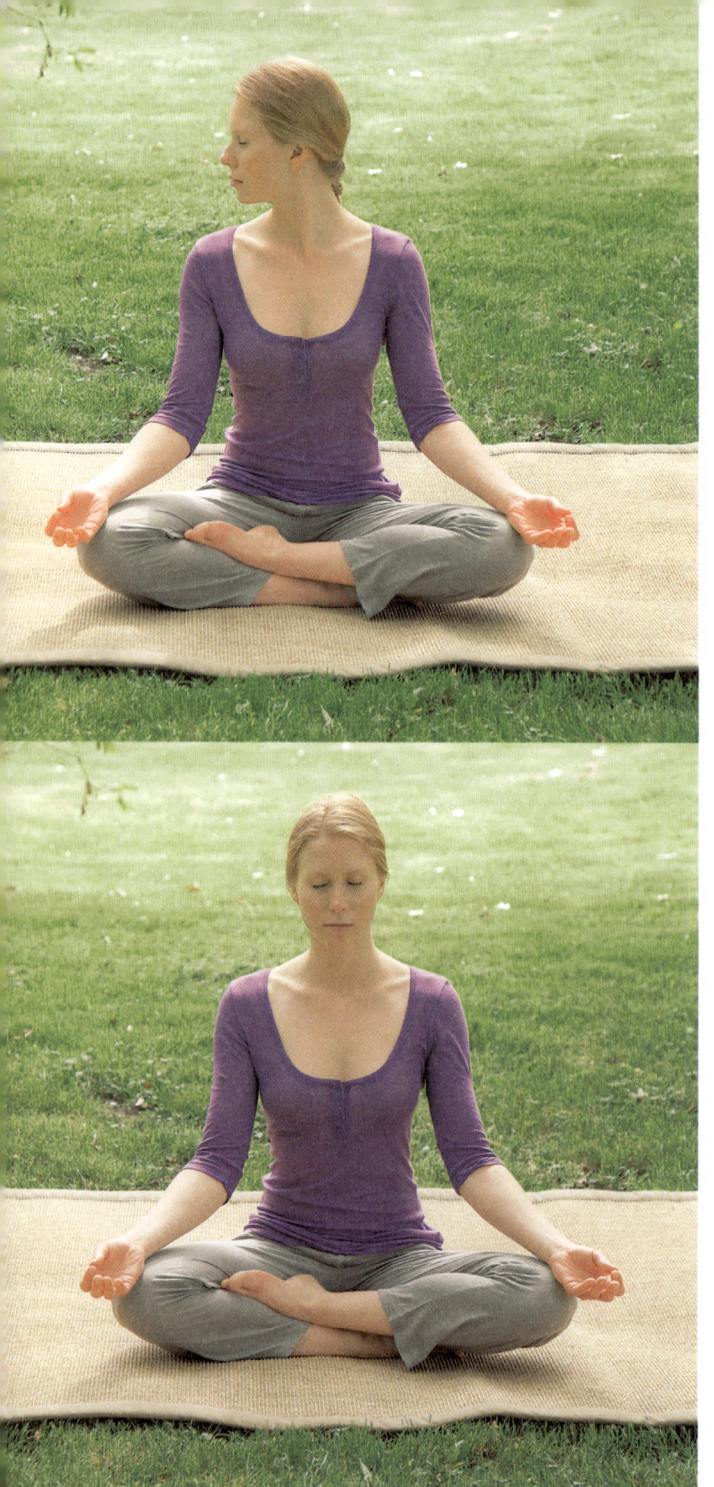

Respiration avec mouvement synchrone de la nuque

S'asseoir en lotus ou en tailleur. Les mains sont posées sur les genoux, pouce et index joints.

Inspirer profondément.

Sur l'expiration, tourner doucement la tête vers la droite, lentement, en prenant soin du cou. Le menton reste au même niveau, comme pour dire non. Rester immobile dès que l'expiration est terminée.

Inspirer à nouveau et, en expirant, ramener la tête au centre. Il est possible de fermer les yeux ou de les garder ouverts, en regardant au loin.

Répéter de l'autre côté, en se concentrant bien sur la synchronisation entre le mouvement et la respiration.

Les bienfaits de cette posture

Cette pratique permet de conserver la souplesse au niveau du cou et des cervicales et d'éliminer les tensions et les blocages de cette partie du corps. Elle retarde ainsi, ou prévient, d'éventuels problèmes d'arthrite ou de rhumatismes.

Pavanmuktasana, la posture du fœtus

S'allonger en *Shavasana*.

Serrer les jambes l'une contre l'autre ; inspirer en restant immobile.

Expirer. Ramener les deux genoux sur la poitrine. Avec les deux mains, enlacer les genoux et les tirer vers la poitrine au maximum de ses possibilités. Rester immobile, respirer lentement, régulièrement (six ou douze respirations).

Lorsque l'on travaille avec les deux jambes, le nez est entre les genoux, les bras enlacent les jambes, avec, si c'est possible, la main droite qui attrape le coude gauche et vice versa.

Les bienfaits de cette posture

La posture du fœtus est une excellente préparation pour toutes les postures suivantes, par son action sur les organes abdominaux et sur le souffle. Le souffle ainsi travaillé sera une aide précieuse pour profiter au maximum des bienfaits des autres *asanas*.

Pavanmuktasana est bénéfique pour les problèmes liés au diabète, à l'hypertension et aux règles douloureuses. Elle élimine les gaz intestinaux et régule *vata*, condition indispensable pour poursuivre la séance de yoga.

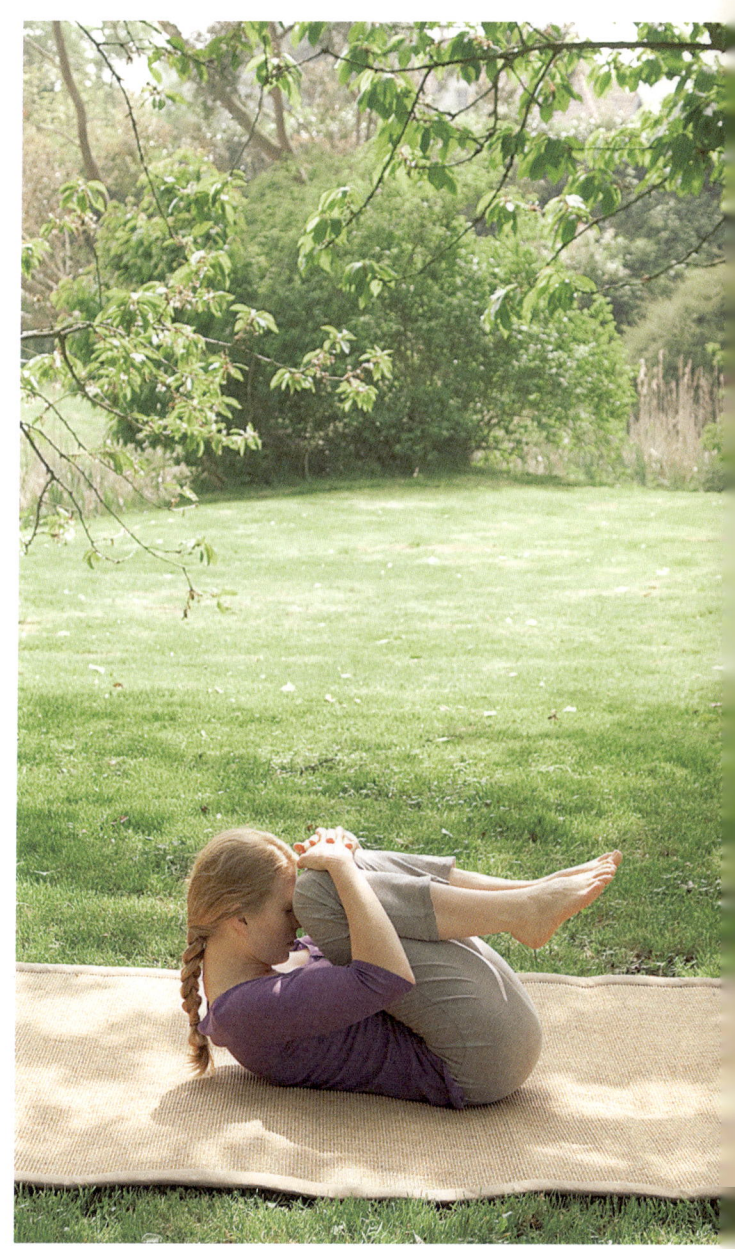

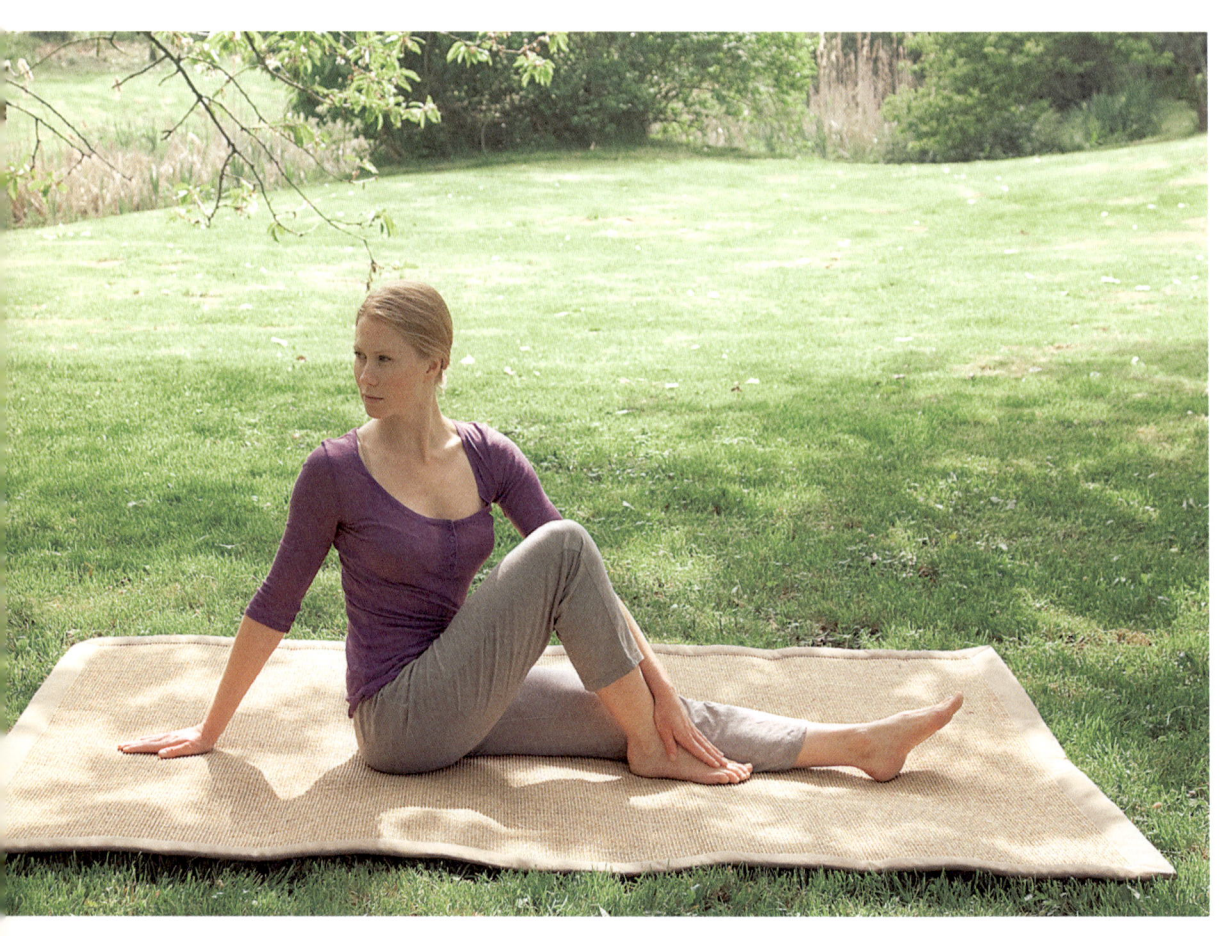

Ardha matsyendrasana, la posture de torsion

S'asseoir, les jambes allongées devant soi.

Plier le genou droit, plante du pied au sol, le pied à côté du genou gauche. Placer la main droite au sol, derrière le dos.

Avec la main gauche, attraper, selon ses possibilités, le pied ou le genou droit.

Inspirer profondément. Sur l'expir, se tourner vers la droite ; la tête reste dans le prolongement de la colonne vertébrale. Regarder aussi loin que possible vers l'arrière.

Essayer de sentir la courbe spiralée dessinée par la colonne. Rester immobile en respirant calmement (six ou douze respirations).

Répéter avec la jambe gauche pliée, et en se tournant vers la gauche.

Penser à garder les épaules détendues.

Les bienfaits de cette posture

Cette posture assouplit les muscles dorsaux, libère les articulations et les disques intervertébraux jusqu'aux cervicales, ainsi que les nerfs associés.

Elle masse les organes internes (foie, vésicule, reins), favorisant ainsi la digestion et le péristaltisme intestinal (les toxines sont ainsi plus facilement éliminées).

Elle est efficace contre les lumbagos, les rhumatismes et les maux de tête dus aux tensions du dos.

Elle assouplit la colonne vertébrale latéralement et affine la taille.

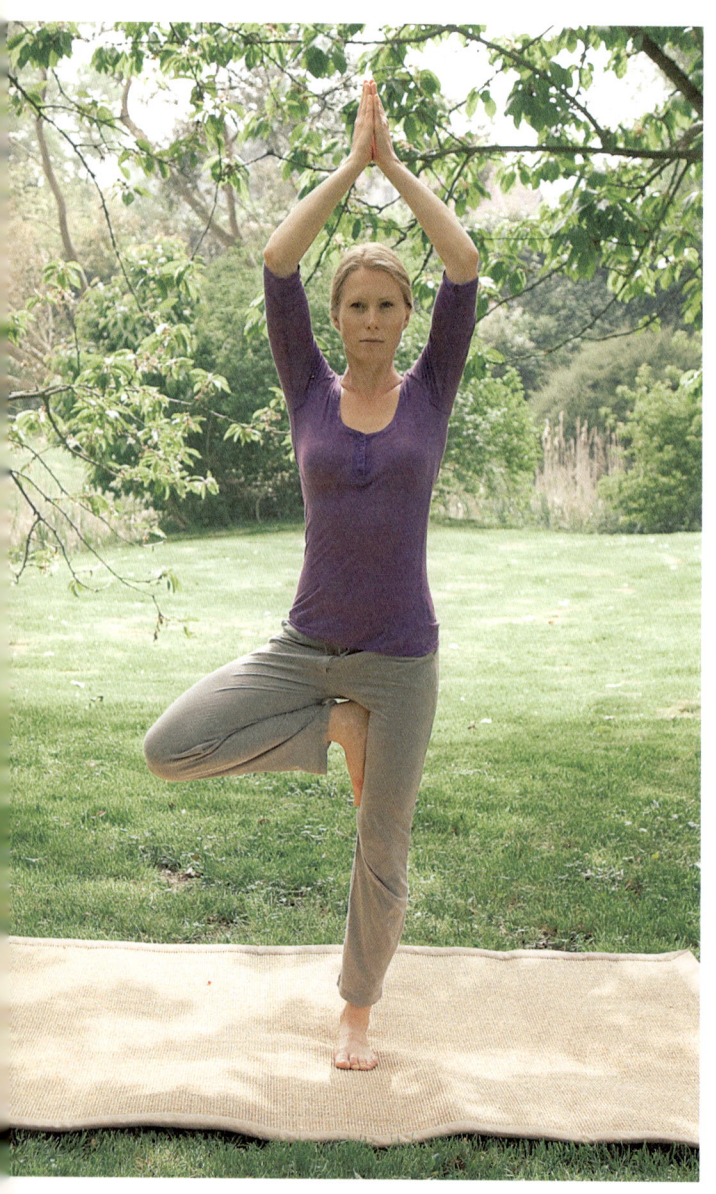

Vrikshasana, la posture de l'arbre

Debout, jambes serrées, bien en contact avec le sol, porter tout le poids du corps sur la jambe droite.

Lever lentement la jambe gauche, en faisant glisser la plante du pied sur la jambe droite. La monter le plus haut possible, au niveau du périnée ou à mi-cuisse, selon ses possibilités. Placer les mains en salutation au-dessus de la tête.

Rester immobile (six ou douze respirations) en fixant un point au sol devant soi pour mieux s'équilibrer et, si on est parfaitement stable, fermer les yeux quelques instants.

Même chose de l'autre côté.

Les bienfaits de cette posture

Cette posture travaille l'équilibre physique et mental, développe la concentration et la coordination corps/esprit. Elle renforce les muscles des mollets et travaille sur la verticalité.

Ardha Chandrasana, la posture de demi-lune

Debout, jambes serrées, le corps bien droit, monter un bras à la verticale. Bien s'étirer vers le ciel.

Se pencher vers la droite, en expirant, le corps formant une demi-lune. Il doit être sur un même plan, sans pencher en avant ou en arrière, comme si l'on était collé contre un mur.

Respirer calmement dans cette posture d'étirement.

Sur une expiration, revenir et recommencer de l'autre côté.

Puis relâcher complètement les bras, les jambes, et se détendre.

La véritable demi-lune se pratique avec les deux bras, les mains en salutation.

Les bienfaits de cette posture

Se pencher, s'étirer latéralement, en arrière ou en torsion, représente un travail de toute la colonne vertébrale auquel le yoga donne une importance considérable pour la santé du dos. Le vieillissement, selon le yoga, n'est autre que le dysfonctionnement ou le vieillissement de la colonne vertébrale.

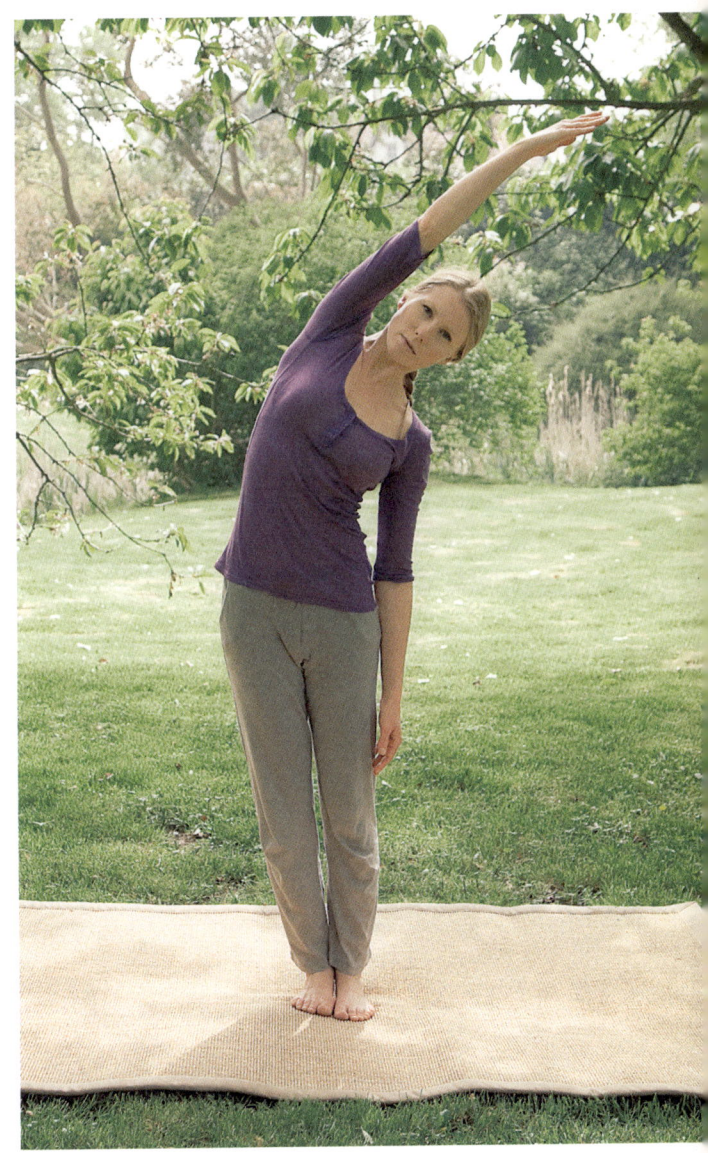

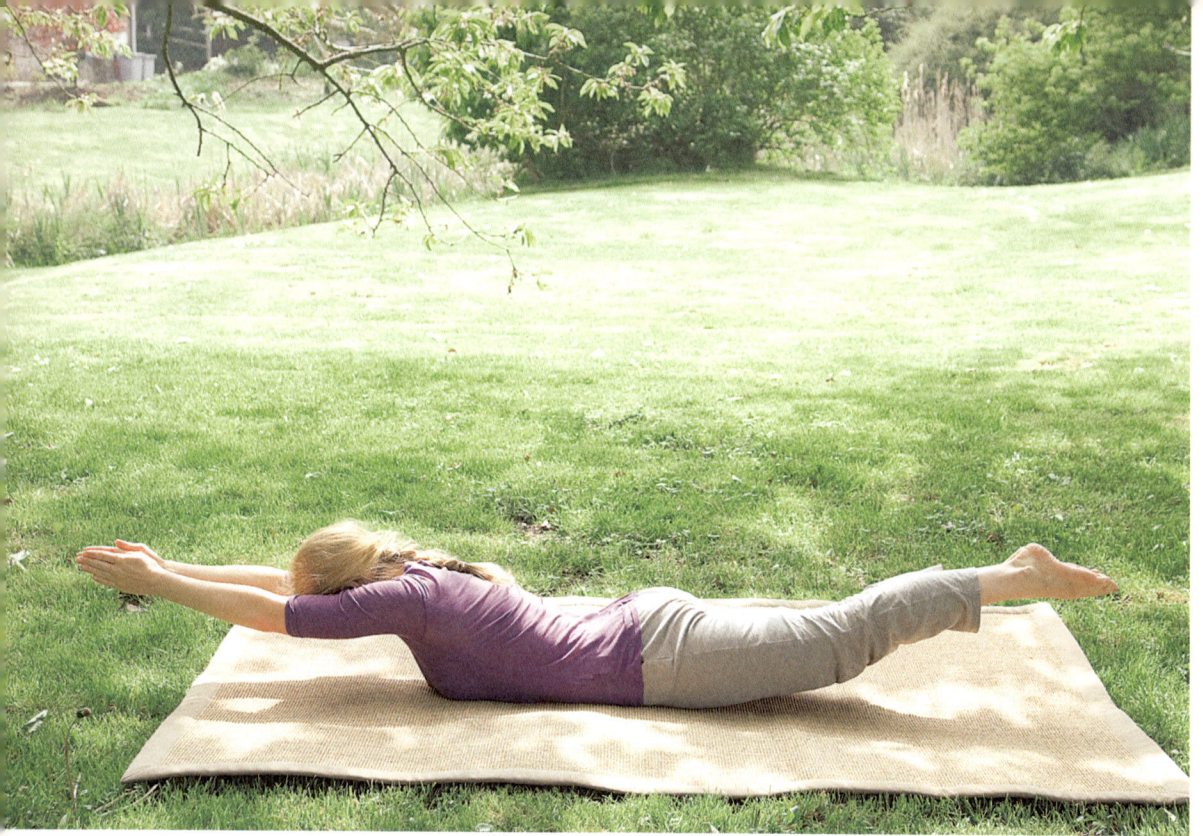

Naukasana, la posture du bateau

S'allonger lentement sur le ventre. Les jambes sont légèrement écartées. Le front est au sol, les bras allongés devant soi, paumes des mains au sol ou jointes.

Lever lentement les bras, la tête, les jambes. Étirer bien tout le corps et rester en équilibre sur le ventre.

Rester immobile en respirant calmement (six ou douze respirations).

La tête doit rester dans le prolongement du corps (les oreilles restent entre les bras), et ne doit pas être renversée vers l'arrière.

Revenir et se détendre.

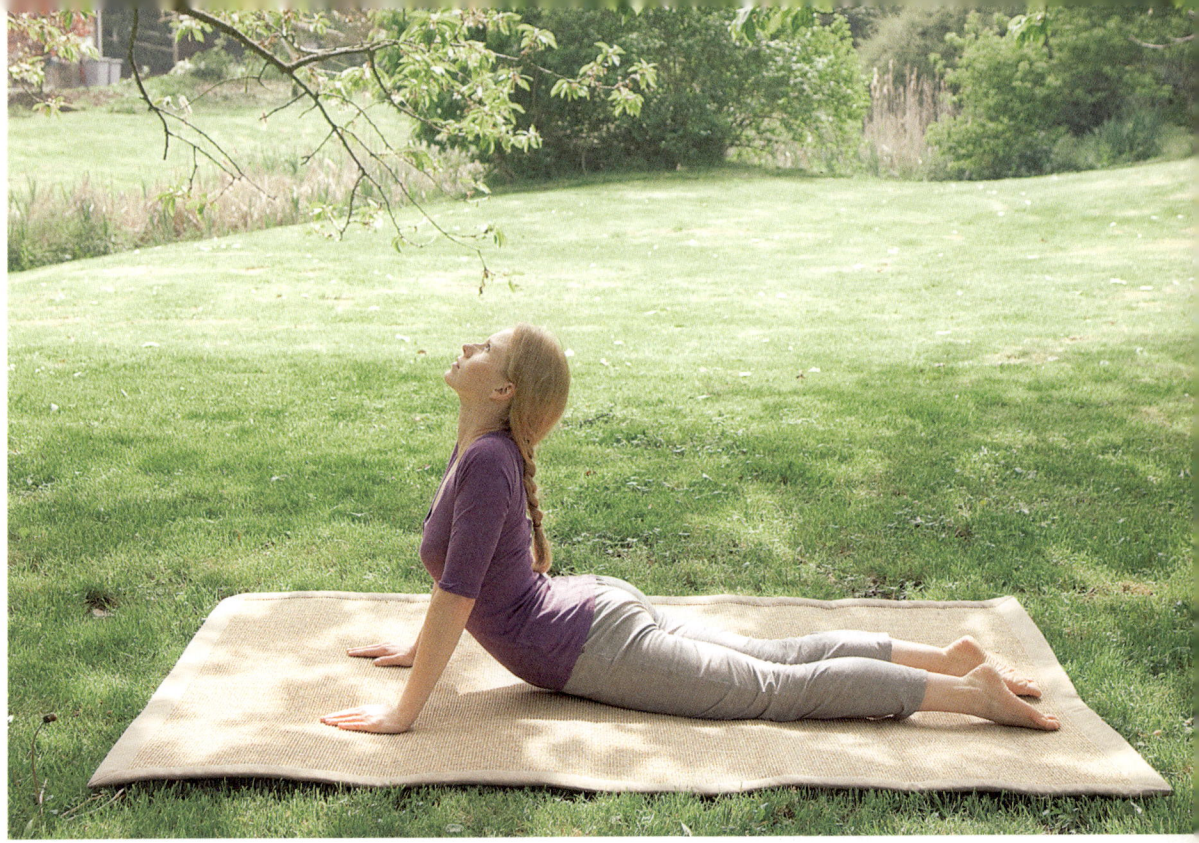

Bhujangasana, la posture du cobra

S'allonger sur le ventre. Le front est au sol, les paumes des mains à plat au sol de chaque côté de la poitrine.

Lever progressivement le buste, les bras restent légèrement pliés. La tête est dressée vers le haut. Le nombril reste en contact avec le sol, les coudes sont pointés vers le ciel. On pratique alors la posture du sphinx.

Selon les possibilités, en veillant à ne pas cambrer la région lombaire, tendre les bras et regarder vers le ciel.

Rester immobile (six ou douze respirations). Respirer naturellement en se concentrant sur la gorge.

Relâcher lentement la posture et se détendre.

Cette posture est à pratiquer avec douceur en synchronisation avec les respirations.

Les bienfaits de cette posture

Cette posture est une panacée pour ceux qui ont la colonne vertébrale en mauvais état. La région vertébrale est tonifiée, les muscles du dos sont massés et renforcés. La poitrine est pleinement ouverte.

Cet *asana* combat la constipation ; c'est également une très bonne posture pour soulager les troubles utéro-ovariens.

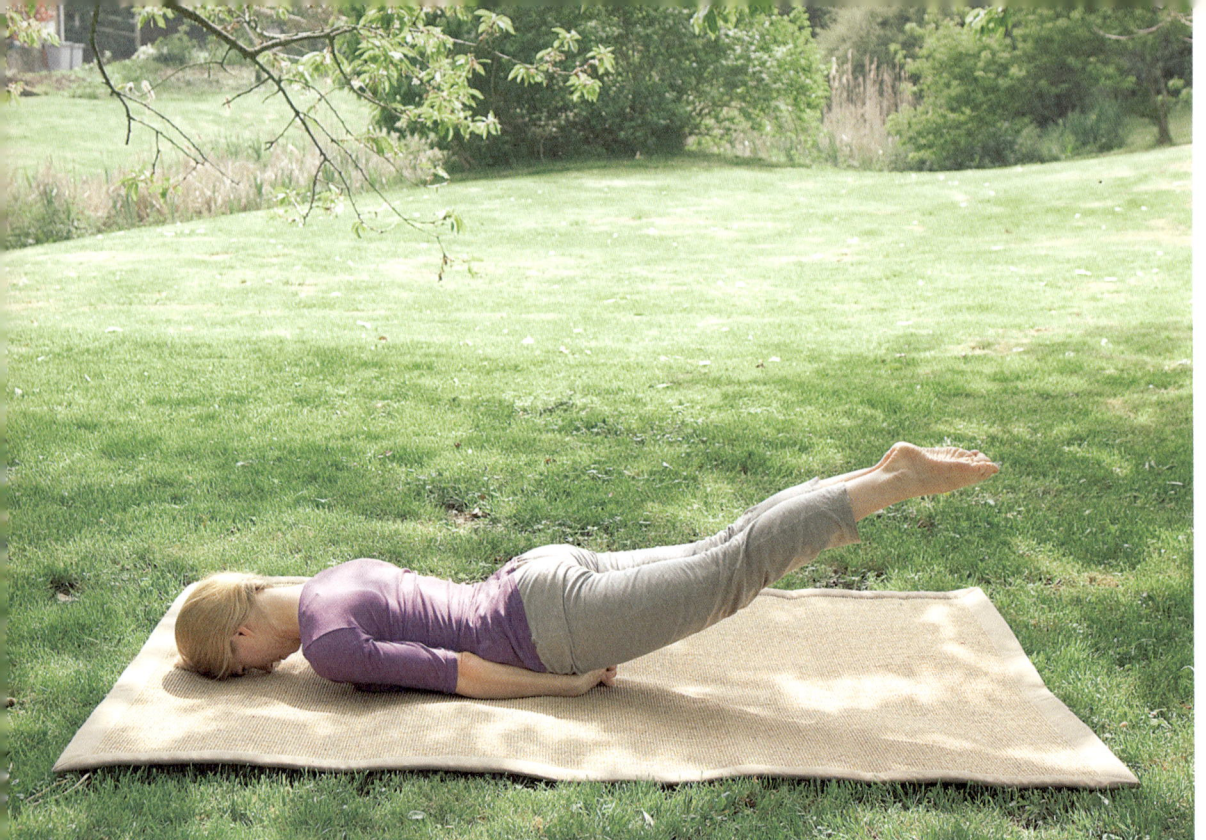

Ardha Shalabhasana et Shalabhasana, la demi-sauterelle et la sauterelle

S'allonger sur le ventre, les jambes serrées, le menton ou le front sur le sol, les bras allongés de chaque côté du corps, paumes des mains à plat sur le sol ou poings serrés sous les cuisses.

Lever lentement la jambe droite, en la gardant bien tendue. Se concentrer sur le bas du dos. Rester immobile (six ou douze respirations). Revenir et pratiquer de l'autre côté, puis avec les deux jambes en même temps.

Les bienfaits de cette posture

Cet *asana* régularise les fonctions intestinales et renforce la résistance de la paroi abdominale. Elle aide à soulager le rhumatisme des hanches, des genoux, des chevilles et du rachis lombaire.

Elle soulage les règles douloureuses et les problèmes féminins.

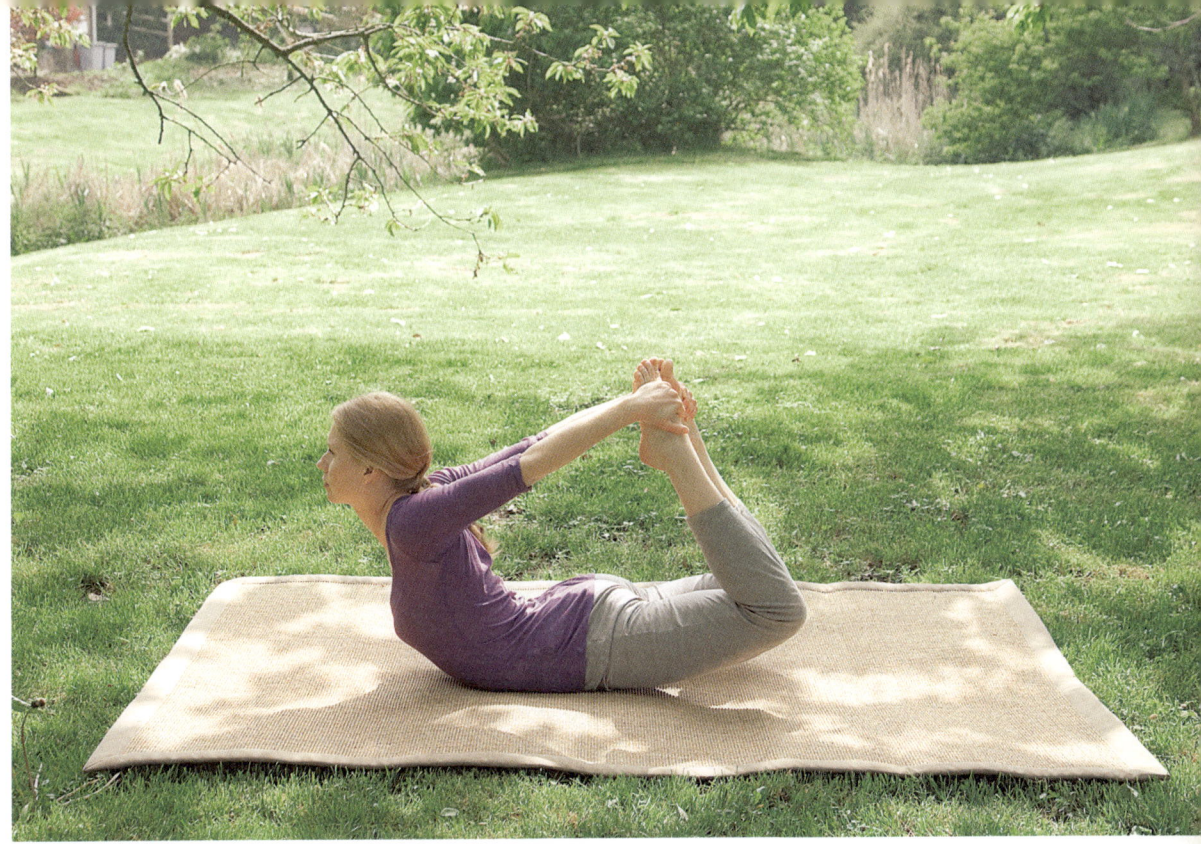

Dhanurasana, la posture de l'arc

S'allonger sur le ventre, plier les deux genoux, les talons sur les cuisses. Avec les mains, attraper les deux chevilles. Tirer les jambes vers l'arrière et soulever les genoux, les bras, la tête, la poitrine. Étirer tout le corps et rester en équilibre sur le ventre.

Rester immobile en respirant calmement.

Veiller à ce que la cambrure corresponde à la morphologie et aux possibilités.

Les bienfaits de cette posture

C'est une posture qui agit sur l'ensemble du corps ; elle masse les organes internes, régularise les fonctions de digestion et de reproduction.

Elle masse également le foie, le pancréas et le cœur en douceur. Elle ouvre la cage thoracique, stimule le plexus solaire et les reins.

Elle est conseillée pour redresser la colonne vertébrale et pour assouplir les muscles profonds du dos et les grands droits.

Elle régularise le cycle menstruel et stimule les glandes endocriniennes (thyroïde et surrénales).

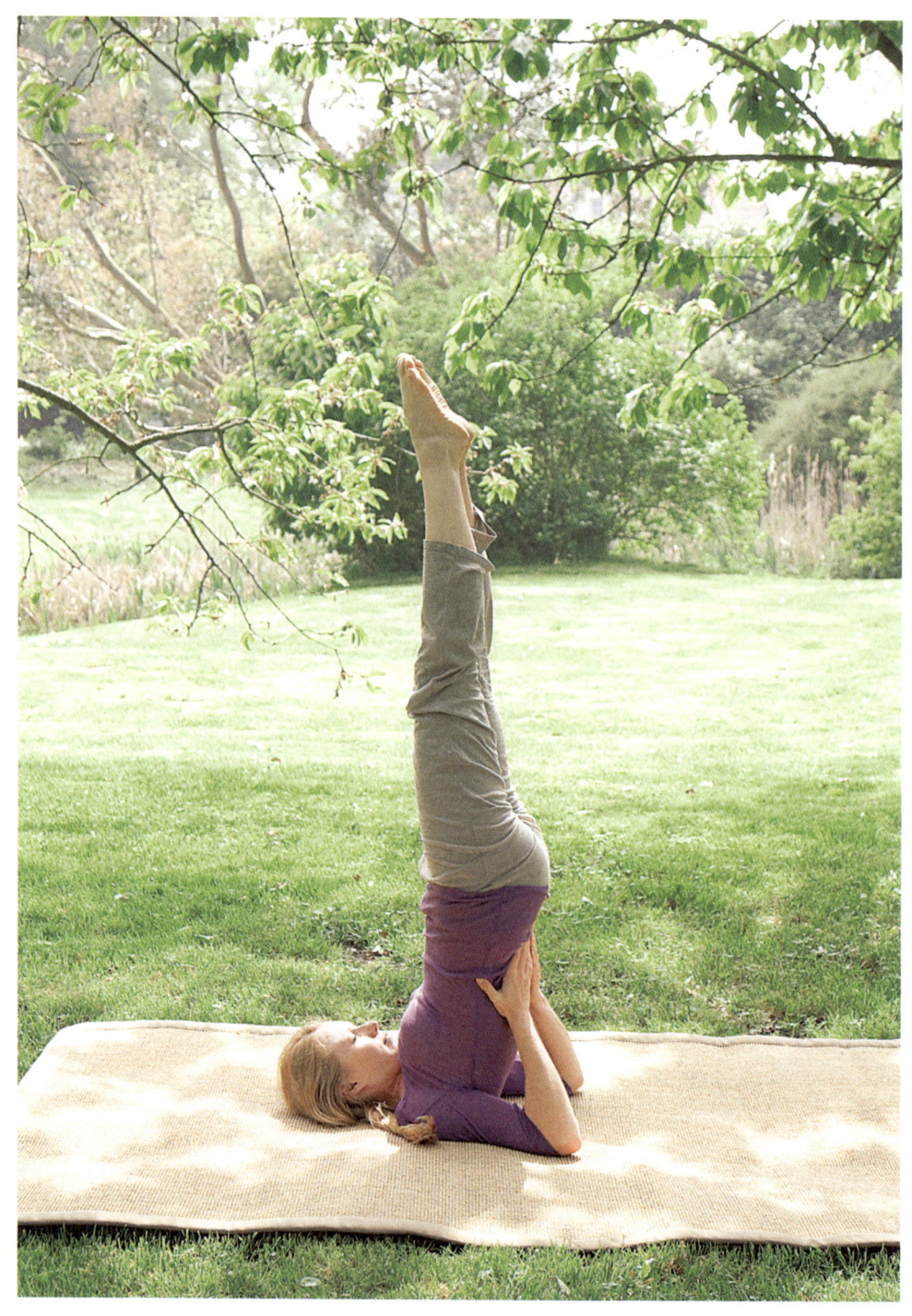

Sarvangasana, la posture de la chandelle

La posture parfaite est difficile à exécuter. Les jambes et le dos doivent être parfaitement à la verticale.

La tête est bien dans le prolongement de la colonne vertébrale, le menton légèrement rentré vers la poitrine pour bien étirer la nuque. Ne pas bouger la tête pendant la posture.

En inspirant, monter les deux jambes à la verticale.

Puis, en prenant appui sur les mains, continuer le mouvement en soulevant le bassin ; les jambes sont légèrement inclinées vers l'arrière. Soutenir le dos en posant les mains sur le bas du dos, coudes au sol, et, petit à petit, redresser les jambes à la verticale.

Rester bien immobile (un, deux ou trois cycles de douze respirations abdominales).

Pour quitter la posture, descendre une jambe en arrière, la remonter à la verticale. Refaire de même avec l'autre jambe, puis avec les deux. Vous vous trouvez en posture de charrue (p. 186).

Dérouler très progressivement le dos, le plus lentement et le plus consciemment possible, vertèbre après vertèbre.

Les bienfaits de cette posture

Pour tous les yogis, cette posture est considérée comme la « mère » des *asanas*. Elle effectue un travail exceptionnel sur la glande thyroïde et sur tout le corps. Elle est jugée comme la posture la plus complète du hatha yoga.

Elle améliore les troubles ovariens et les problèmes séminaux. Elle agit aussi sur les symptômes du vieillissement en cas de dérèglement thyroïdien.

C'est une posture inversée, qui favorise le retour veineux au niveau des jambes. Elle tonifie les jambes et l'abdomen, la colonne vertébrale et les cervicales.

En raison de l'inversion du corps, le sang irrigue plus fortement sa partie haute et les glandes endocrines. La circulation veineuse qui apporte le sang vers le cœur se fait sans effort, grâce à la pesanteur. La poitrine et le cou reçoivent un sang nouveau, la région thyroïdienne est irriguée et stimulée à l'avant et à l'arrière. Cette posture décongestionne aussi les jambes et le bassin, replace les organes descendus, favorise la respiration diaphragmatique. Elle soulage également les varices, la constipation, la spermatorrhée.

Cette posture est à éviter en cas d'hypertension, de problèmes oculaires et de problèmes cervicaux.

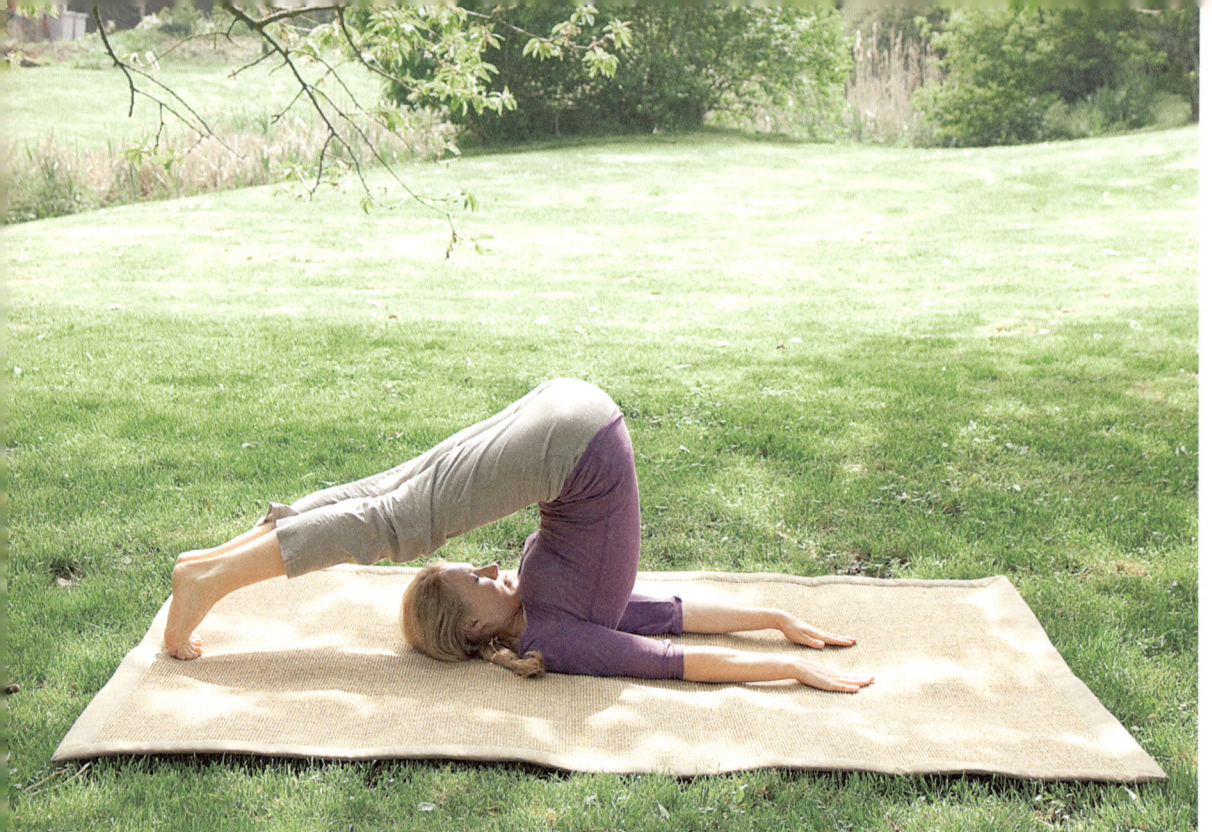

Halasana, la posture de la charrue

À partir de la position précédente (posture de la chandelle), descendre très doucement les jambes derrière la tête, les jambes bien allongées. Si c'est possible, les pieds touchent le sol et les mains viennent se croiser sur le sommet de la tête.

Rester immobile (six ou douze respirations).

Redescendre très lentement, en déroulant bien toute la colonne vertébrale sur le sol, vertèbre après vertèbre.

Les bienfaits de cette posture

Cette posture est le prolongement de la posture de la chandelle et ses effets sont les mêmes. De plus, grâce à leur contraction, les organes abdominaux sont régénérés.

Elle est conseillée pour lutter contre la constipation et l'indigestion.

C'est une posture extraordinaire, qui conserve la souplesse et la tonicité de la colonne vertébrale, et libère les espaces intervertébraux.

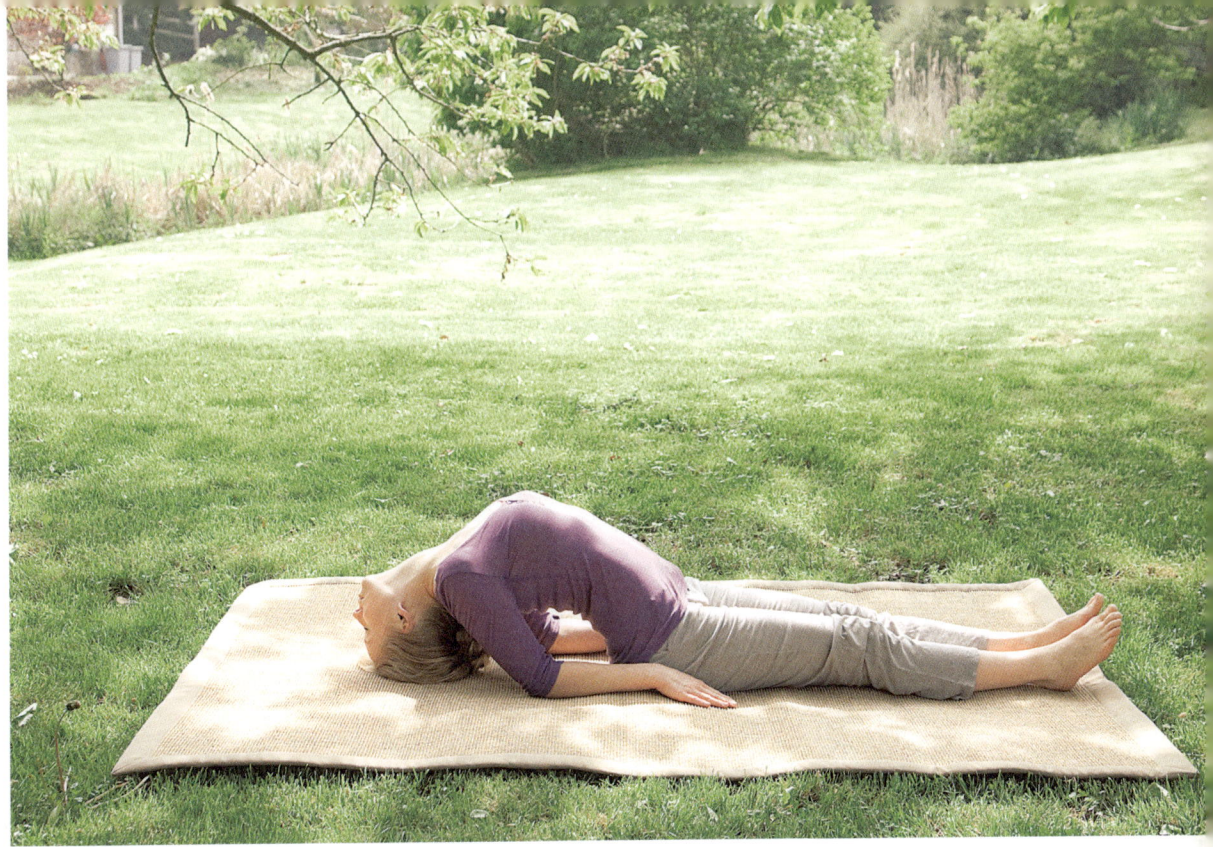

Matsyasana, la posture du poisson

C'est la posture complémentaire de *sarvangasana* (la chandelle) et de *halasana* (la charrue). Elle doit être pratiquée immédiatement après.

S'allonger sur le dos, soulever le buste. Prendre appui sur les avant-bras. Renverser la tête, poser le sommet du crâne au sol.

Rester immobile en respirant calmement. Replacer doucement la tête.

Les bienfaits de cette posture

Cette posture équilibre et harmonise les effets puissants et bénéfiques des deux postures précédentes. Elle effectue un travail remarquable sur la glande thyroïde, sur les cervicales et sur tout le dos. Elle est conseillée pour les troubles abdominaux et les maladies pulmonaires.

Cette *asana* développe le thorax et, de ce fait, accroît la vitalité en améliorant la capacité respiratoire. Elle masse le dos en luttant contre nos positions habituelles toujours inclinées en avant. La région thyroïdienne est bien irriguée, et c'est son bon fonctionnement qui permet, entre autres, l'absorption et l'assimilation du calcium.

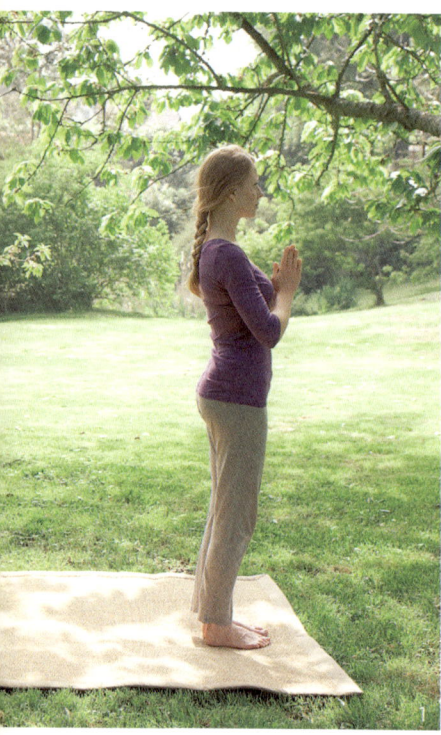 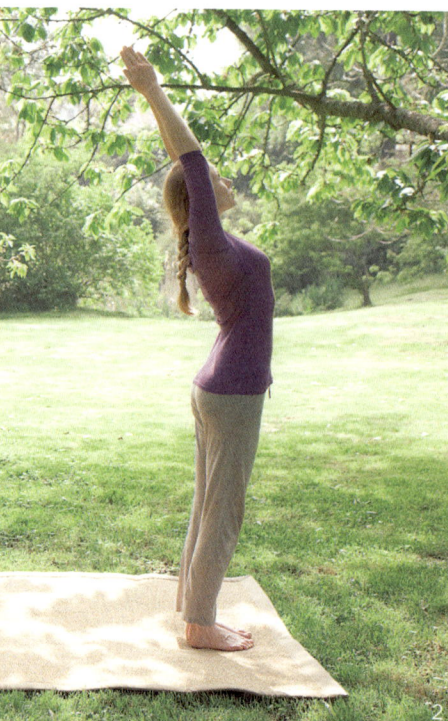 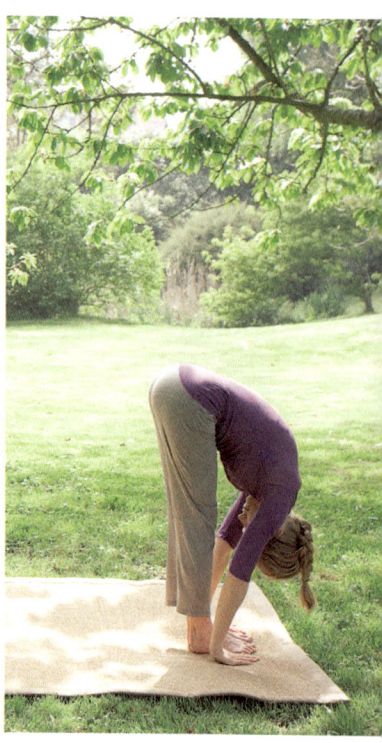

La salutation au soleil

La salutation au soleil est un exercice d'assouplissement indispensable au cours d'une séance. Mais elle peut aussi être pratiquée indépendamment, plusieurs fois de suite, pendant une dizaine de minutes. Chacune de ces postures procure des bienfaits particuliers et leur enchaînement même agit puissamment sur les systèmes glandulaire, circulatoire et digestif, et contribue à les harmoniser. Par ailleurs, la synchronisation souffle/mouvement travaille sur la respiration, contribuant ainsi à faciliter l'élimination des toxines de l'organisme.

1. Se mettre debout, les mains jointes en salutation, à hauteur de la poitrine, les pieds joints. Respirer normalement. Expirer. Amener le menton vers le sternum pour allonger les cervicales.

2. Inspirer profondément.
Lever les bras et la tête le plus haut possible et incliner légèrement en arrière, au niveau du haut du dos. Protéger le pincement des

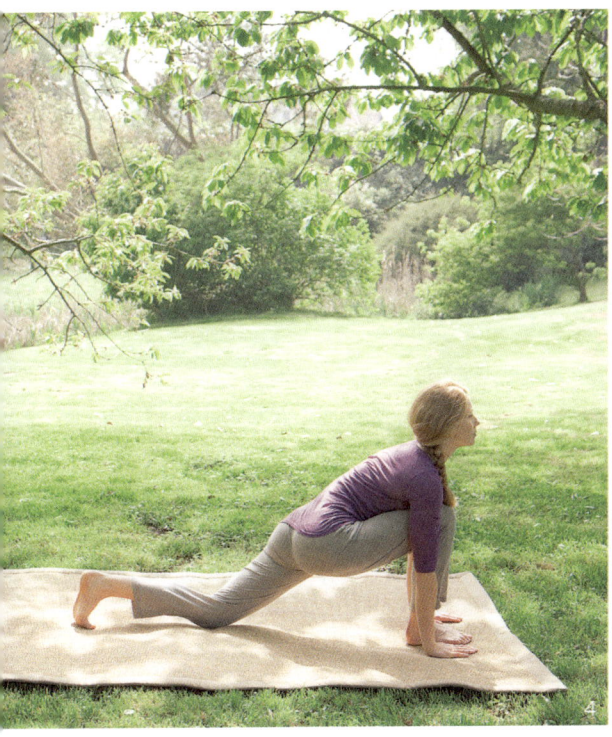 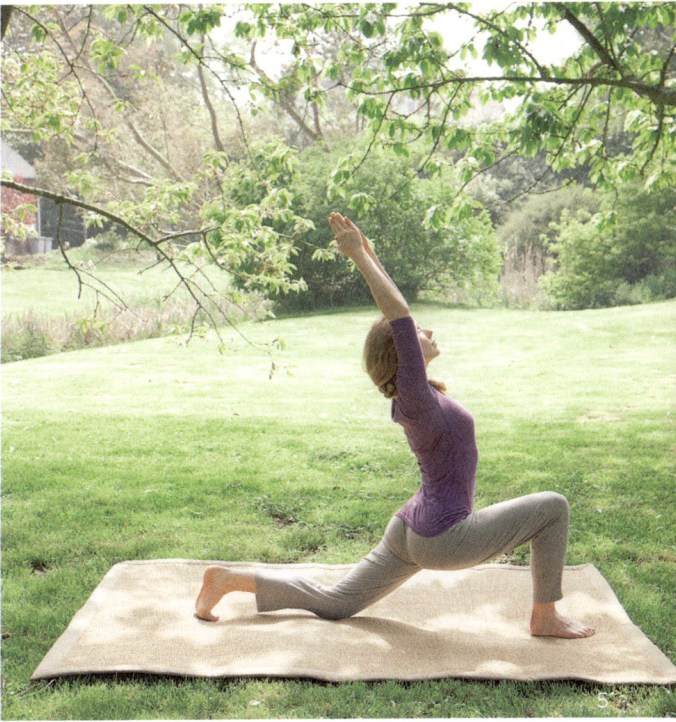

lombaires en s'étirant au maximum vers le haut et en contractant légèrement les fessiers pour basculer le bassin vers l'avant.

3. En expirant, pencher le corps en avant, les mains au sol, de chaque côté des pieds si on le peut, sinon au niveau des chevilles ou des genoux. Si possible, la tête touche les genoux et les jambes restent bien tendues.

4. Retenir son souffle, poumons vides. Glisser la jambe gauche en arrière, les mains et le pied droit sont alignés.

5. Inspirer. Lever les bras, mains en salutation, et s'étirer en arrière.

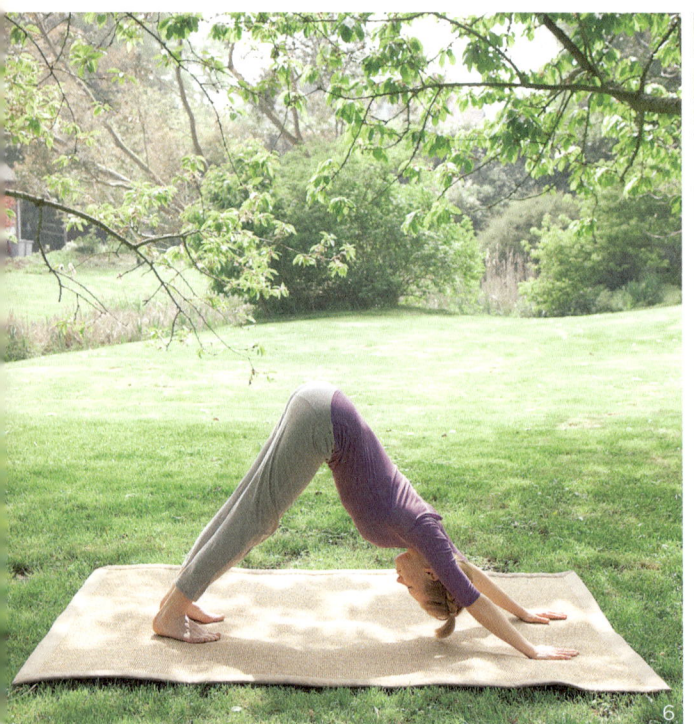 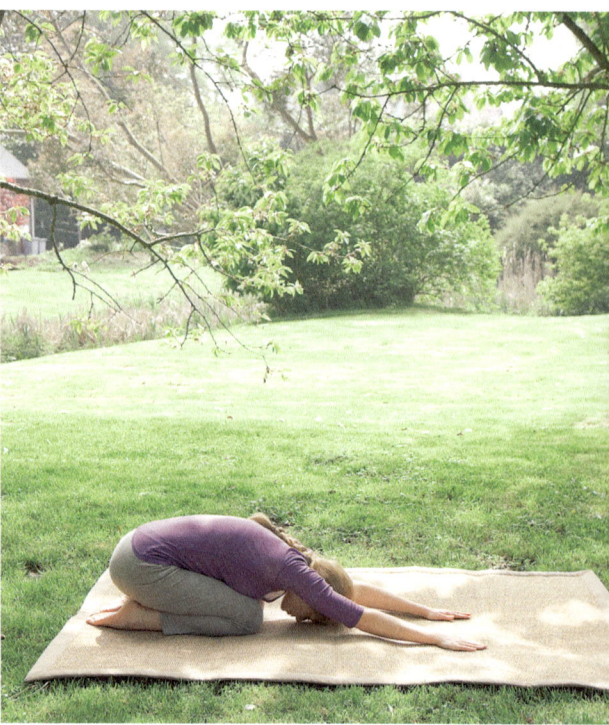

6. Expirer.

Ramener les mains au sol, glisser la jambe droite en arrière. Pousser les fesses vers le haut. Le corps forme un V renversé. La tête est dans le prolongement du dos, la nuque bien allongée.

7. Plier les genoux, le front au sol, les fesses sur les talons.

Laisser le corps se reposer sur le sol.

La respiration est libre, les bras aussi allongés que possible vers l'avant

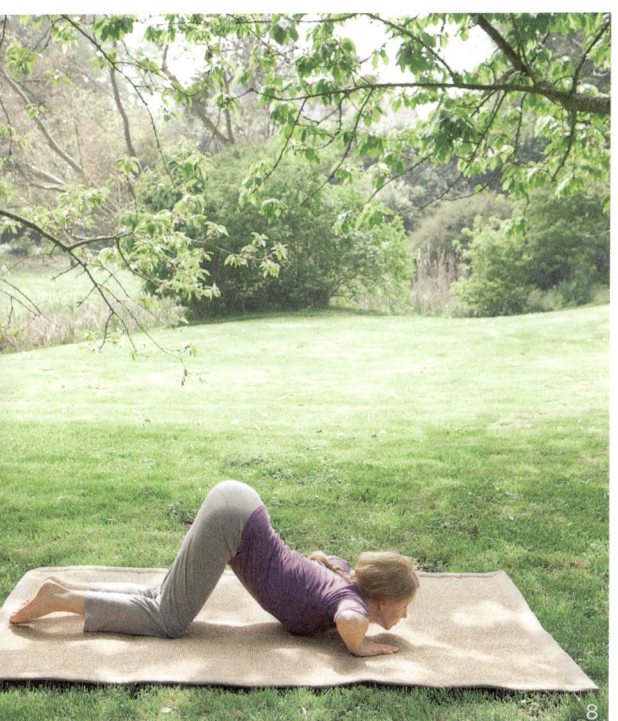
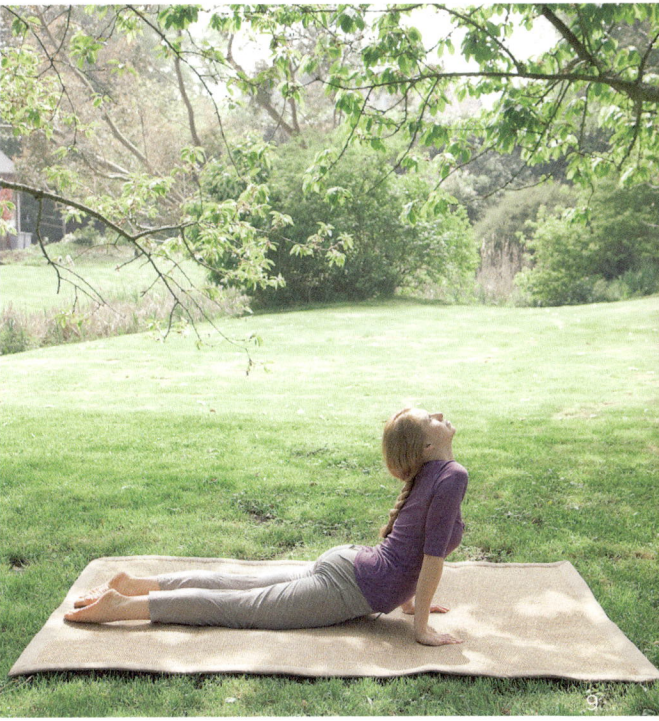

8. Glisser la tête entre les deux mains.

Le menton, la poitrine, les genoux et les orteils viennent en contact avec le sol.

9. En inspirant, continuer à s'allonger et à s'étirer en formant un arc avec le dos.

Tendre les bras.

La tête et le buste se soulèvent, le ventre au sol, selon la souplesse. Bien détendre les épaules et dégager la tête.

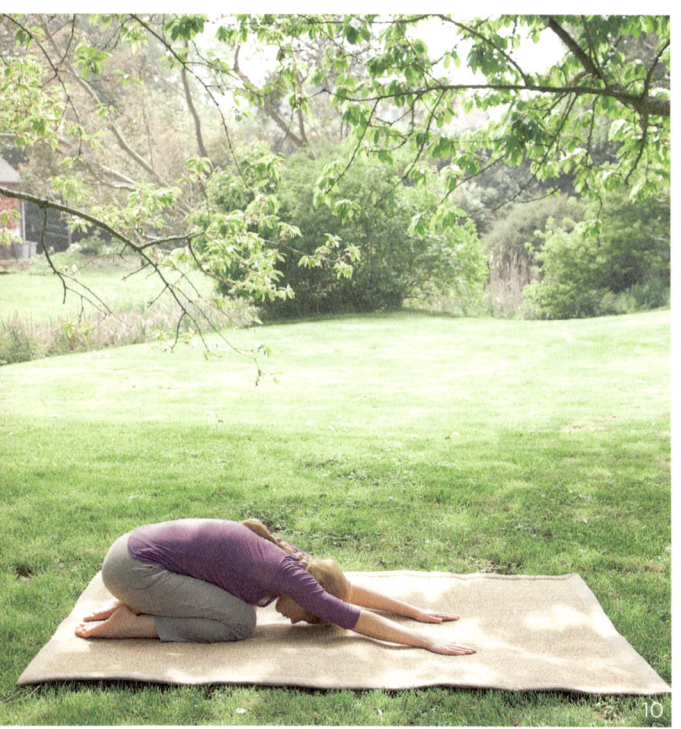 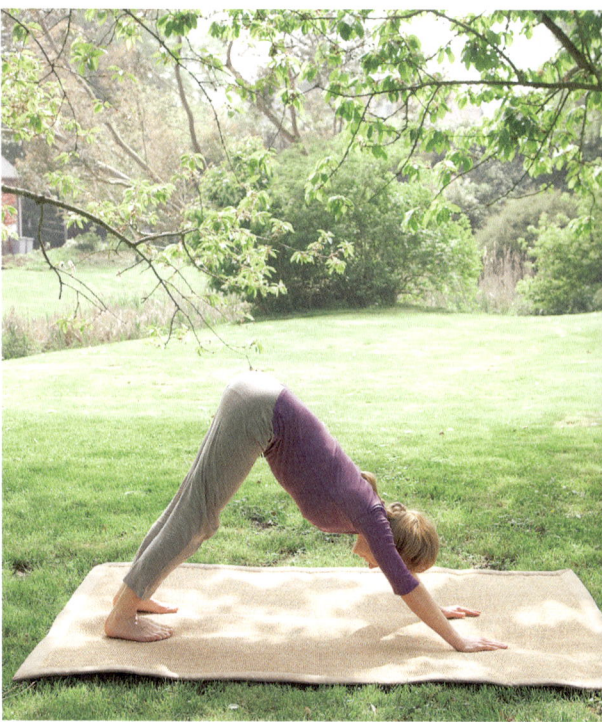

10. Plier les genoux, le front au sol, les fesses sur les talons.

Laisser le corps se reposer sur le sol.

La respiration est libre.

11. Expirer.

Pousser les fesses vers le haut, comme précédemment.

Le corps forme un V renversé. La tête est dans l'alignement du dos, la nuque bien allongée.

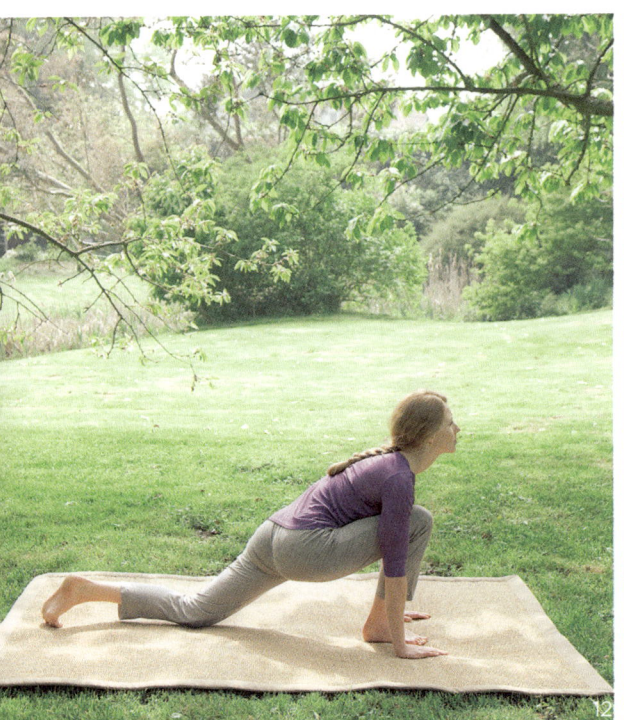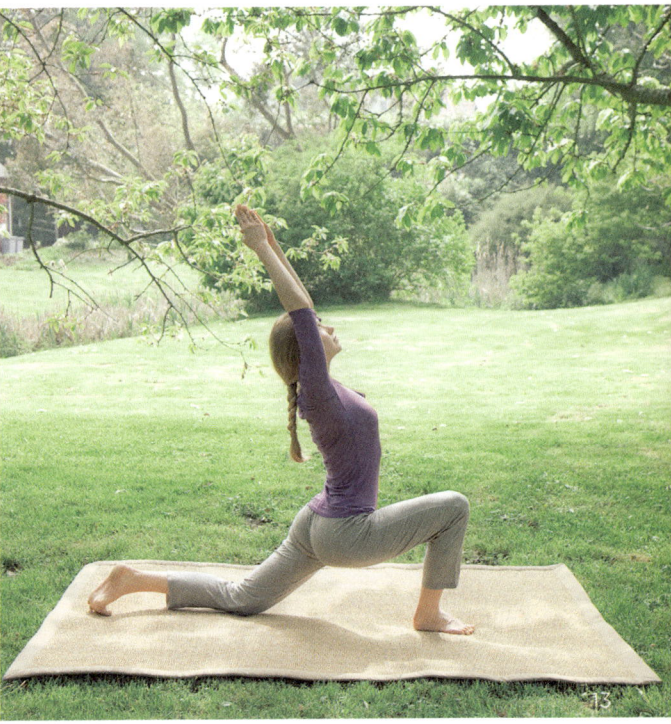

12. Plier la jambe droite, le pied droit en avant, entre les deux mains (comme dans la posture 4).

13. Inspirer.

Lever les bras, en les allongeant vers le ciel, la tête reste entre les bras, sans cambrure cervicale.

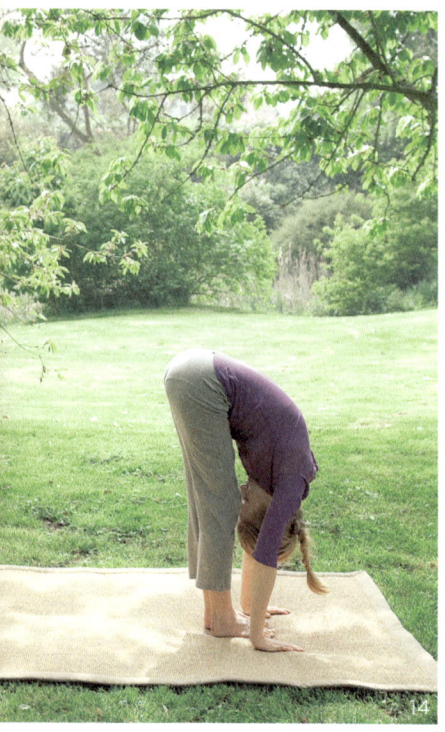 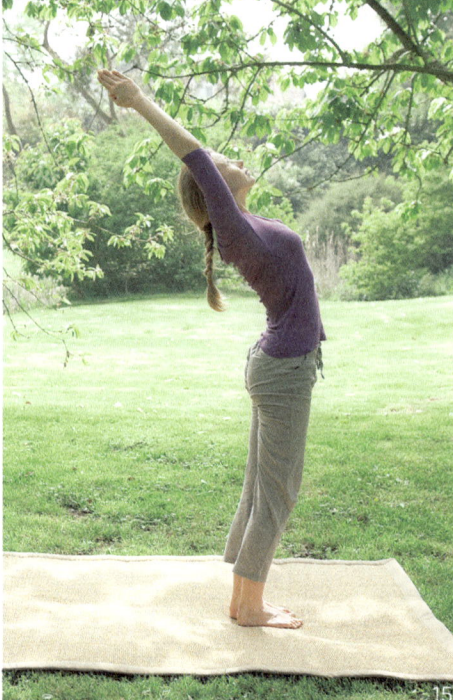 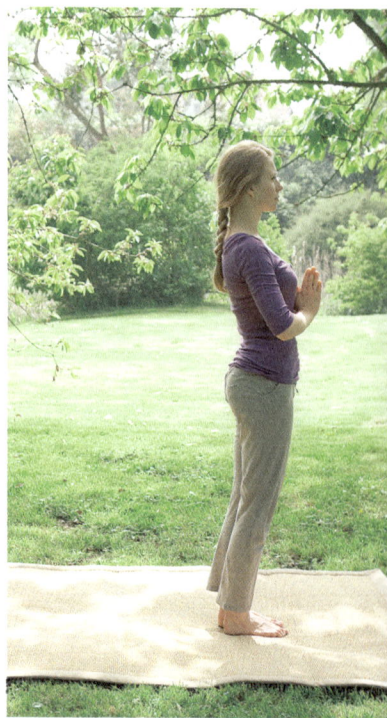

14. Expirer. Se redresser et se pencher pour poser le front sur les genoux.

15. Inspirer. Se relever, les bras vers le haut. S'étirer légèrement vers l'arrière.

16. Expirer. Plier les bras, les mains en salutation, à hauteur de la poitrine.

Pratiquer ainsi plusieurs salutations au soleil, en changeant de jambe à chaque fois. On trouvera petit à petit un rythme fluide, bien placé sur la respiration.

S'allonger quelques instants après la pratique.

Autres exercices physiques

En dehors du yoga, d'autres pratiques sont également conseillées : marche, jogging tranquille, exercices en plein air, gymnastique, danse, en pratique douce et respectueuse de l'organisme, et en dehors de toute recherche de performance et de compétition. Même lorsque le temps nous est compté, 45 minutes de marche par jour (en une ou deux fois) pourraient être quasi indispensables.

L'ayurvéda conseille bien sûr de pratiquer les exercices physiques en plein air, dans un espace non pollué et agréable, pour bénéficier d'un bain des cinq Éléments (voir pp. 15-18). À défaut de cet idéal, pratiquons à l'intérieur (quitte à faire jouer notre imagination pour les beaux paysages !).

Pendant la cure, les exercices violents, trop toniques, les sports très physiques ou les arts martiaux sont déconseillés. Ils augmentent *pitta*.

Les mouvements rapides, les longs déplacements en voiture (au-delà de 100 km) aggravent *vata*. C'est pourquoi la meilleure solution, accessible à tous et quels que soient notre âge et notre condition physique, est la marche.

La pratique du yoga, avec des axes plus spécifiques, permet de renforcer certaines parties du corps : yoga des yeux, yoga du dos, etc., et peuvent aussi faire partie intégrante d'une cure, selon les besoins de chacun.

Quelles que soient les pratiques choisies, le yoga conseille toujours la modération : ni trop, ni trop peu et toujours en fonction de son corps, de sa condition physique. Sans oublier d'offrir à son corps la quantité de repos nécessaire. Il n'est pas notre esclave, c'est une partie de nous-même ; c'est pourquoi il faut l'aimer et favoriser son épanouissement, son repos et sa détente.

Il n'est pas nécessaire de dormir pour reposer le corps ; en restant simplement allongé, il se relâche et reprend des forces.

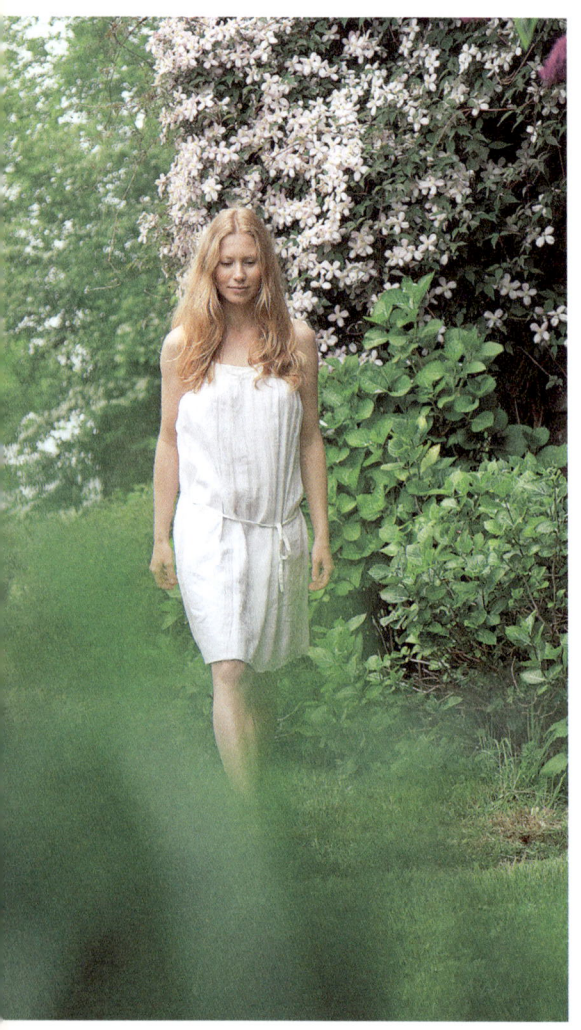

Le repos et la relaxation

Sans le repos, la relaxation et le sommeil, une cure ayurvédique serait incomplète. C'est pendant ces moments de détente privilégiés que la régénération cellulaire s'opère. Le système nerveux et le mental se calment, le physique et l'émotionnel prennent un nouvel essor vers l'enthousiasme.

La plupart du temps, l'endormissement est assez naturel, dès que l'on entre dans le rythme de la cure. Un seul conseil : dormez quand vous voulez, autant que vous voulez, quelle que soit l'heure. Comme pour la pratique du yoga, les temps de repos ne doivent pas être imposés et déterminés à l'avance. Chaque curiste trouve son propre rythme, soit par le sommeil, soit par les siestes ou les temps de récupération entre les soins. Le reste du temps, entre les soins, il est recommandé de privilégier la marche dans la nature, de s'installer au soleil, sans aucune pression, sans montre à regarder. Un véritable repos du corps et de l'esprit.

Le sommeil

Le jour est en toute logique consacré à la période d'activité, la nuit est destinée au repos. Au lever du soleil, l'énergie du corps et de l'esprit s'intensifie (période *vata*), au coucher du soleil, elle décline (période *kapha*). Ces variations sont également liées aux effets de l'ensoleillement et ses conséquences sur les glandes endocrines du cerveau.

Préparer un bon sommeil

Trouver le sommeil, auquel nous consacrons entre le tiers et la moitié de notre vie, n'est pas forcément facile. Pour entrer au mieux dans cette phase, l'ayurvéda fait quelques recommandations :

Tout d'abord, la journée doit se dérouler aussi calmement et agréablement que possible, pour ne pas générer des tensions et des fatigues. Le corps doit effectuer suffisamment d'exercices physiques pour garantir une bonne circulation sanguine et énergétique, une meilleure respiration et une saine fatigue.

Le dîner doit être léger par sa nature, pris en petite quantité, au moins trois ou quatre heures avant le coucher. La nourriture sera simple, facile à digérer, non excitante. Certains mets, certaines saveurs, favorisent le sommeil. La nourriture satvique (voir p. 46) est conseillée, car elle est facile à digérer (la digestion devient très lente pendant le sommeil). Les règles préconisées en fin de repas doivent être respectées, comme marcher une centaine de pas ou s'allonger sur le côté gauche.

Une phase de relaxation est nécessaire avant le sommeil proprement dit, pour faire retomber la pression progressivement et commencer la nuit débarrassé des soucis et des tensions qui pourraient provoquer des insomnies ou des agitations. Il est recommandé de revêtir des vêtements propres et souples, après une douche ou une toilette. Un massage léger des jambes et de la plante des pieds aide à ramener la conscience vers le bas, vers l'Élément Terre. Les pensées et les idées diminuent, le calme s'installe. Il faudrait autant que possible éviter les lectures, les situations suscitant la peur, la violence, la colère ou la tristesse, pour favoriser un état de bien-être intérieur et de calme profond avant de glisser dans le sommeil.

Les textes anciens précisent également que la chambre à coucher doit être propre, silencieuse, sans aucune vibration de peur. Une atmosphère de beauté, de pureté doit s'en dégager. Le lit doit être agréable, ni trop haut, ni trop mou. La colonne vertébrale doit rester bien stable. En fait, le matelas doit être assez dur. Pour la tête, il est préférable d'avoir un oreiller souple, pas trop haut, pour que les cervicales puissent se détendre.

La durée du sommeil

Pendant la cure, il est recommandé de dormir autant que nécessaire. Le sommeil est un des paramètres qui seront observés lors du suivi personnel, de même que les rêves. Ils peuvent donner des indications précieuses sur la constitution, les déséquilibres, d'une personne.

En dehors des périodes spécifiques de cure, les textes ayurvédiques donnent les indications suivantes : les bébés ont besoin d'environ vingt-deux heures, les

LÂCHER LES TENSIONS AVANT DE DORMIR Relâcher le corps tout entier, prendre conscience de chacun de ses muscles, et les détendre, avec l'aide d'une respiration tranquille et profonde. En restant conscient, on observe ensuite chaque partie de son corps, soit en commençant par les orteils et en remontant vers le sommet de la tête, soit en descendant du sommet de la tête vers les pieds, vers les orteils. Il faut essayer de faire le tour rapide de chaque organe physique et de se laisser aller, de laisser partir toutes les pensées, tous les sentiments, de laisser le corps se remplir d'énergie de détente. Après cette pratique, appelée *yoga nidra*, il faut s'étirer, respirer et bâiller.

enfants de dix heures ; durant la jeunesse, sept à huit heures de sommeil sont nécessaires ; à partir de soixante ans, six heures seulement suffisent. Il existe bien sûr de grandes variations individuelles.

Quand le corps et l'esprit sont fatigués, *kapha* augmente, et, avec le calme et la paix de la nuit, il nous conduit naturellement vers le sommeil pour permettre une régénération physique et énergétique. Les trois premières heures de sommeil sont profondes, puis, petit à petit, le sommeil devient calme et léger, apaisant la conscience. Le sommeil pris avant minuit est le plus réparateur. Le repos compte double pour chaque heure de sommeil prise avant minuit. Ainsi, une personne qui dort de vingt-deux heures à cinq heures du matin, soit sept heures de sommeil effectif, aura un repos équivalent à neuf heures de repos.

Le sommeil est aussi important que la nourriture. Il nourrit les *dhatus* (voir pp. 22-24), augmente la sensation de bonheur, fortifie la santé, donne de la force, augmente la connaissance et l'enthousiasme, il renforce l'appétit de vie.

L'insomnie augmente *vata*. Cet excès rend le corps sec, le mental triste, faible, et la respiration agitée. C'est pourquoi ceux qui travaillent la nuit doivent se reposer le plus souvent possible, fortifier leur corps avec des aliments qui équilibrent *vata* (voir p. 19) et privilégier une vie affective épanouie, afin d'éliminer ces effets négatifs.

Les rêves et le réveil

Les rêves sont, pendant le sommeil, les activités du corps physique subtil, du corps affectif et du corps mental. Les médecins ayurvédiques les utilisent, entre autres, pour établir leur diagnostic.

Il n'y a pas de nuit sans rêves, mais il est souvent difficile de les garder en mémoire au petit matin. Peut-on voyager dans les terres du sommeil et rester conscient en même temps ? Comment en rapporter des informations sans se réveiller, sans en interrompre l'intensité et la profondeur ? La façon de se réveiller est ici déterminante.
La relaxation profonde du sommeil nocturne élimine les effets de la fatigue physique, mentale et affective de la journée.

Si le sommeil n'est pas bon, *tamas* (voir p. 29) augmente ; on se lève fatigué, dans un état quasi léthargique. Au contraire, lorsque le sommeil a été réparateur, on se lève avec enthousiasme et énergie pour faire face à une nouvelle journée. Si l'on arrive à bien dormir, à se lever tôt le matin – voire une heure ou deux avant le lever du soleil –, c'est *satva* qui domine, et on éprouve une aspiration à la pureté, à la légèreté, au spirituel.

Les premières heures du matin sont celles où la nature et la lumière s'éveillent. L'interférence de la lumière avec les énergies subtiles augmente le mouvement vers le réveil et le bien-être, vers une sorte d'épanouissement de l'être. Prolonger le sommeil revient à contrarier le mouvement de la nature. Des pensées négatives ou absurdes peuvent alors envahir l'esprit.

L'idéal serait de se réveiller doucement, spontanément, sans l'aide d'un réveil, sans bruit, sans choc. Le corps est encore endormi. À cet instant, la conscience se trouve dans le corps physique subtil et va réveiller le corps physique doucement, lentement. Pour bien profiter de cette transition, aucun mouvement ne doit être fait. Il ne faut bouger ni vers la gauche, ni vers la droite, ni même les globes oculaires. La respiration est presque arrêtée. Si l'on reste absolument tranquille et immobile, on se souviendra de ses rêves – en d'autres termes, de ce qui s'est passé dans le corps physique subtil.

Il faut, pour cela, rester calme, chercher sans agitation les mots ou l'atmosphère de l'état intérieur qu'on a vécu, pour que, subitement, les rêves deviennent nets et clairs. On observe alors que notre conscience plonge encore plus profondément vers l'état de sommeil que l'on vient de quitter. Après avoir mémorisé autant que possible les informations de ce voyage dans la nuit, la conscience revient à la surface et l'on peut alors commencer doucement à allonger ses membres, à étirer tout son corps, à bien respirer, à bâiller, avant de se lever avec enthousiasme.

Selon l'ayurvéda, les premières heures du matin devraient être consacrées à l'étude, à la méditation, à une élévation spirituelle. Il conseille de se lever tôt, de bien prendre le temps de se préparer pour la journée, afin de se donner toutes les possibilités de rester serein et en bonne santé. De plus, l'ayurvéda considère que ces instants, où le corps et le mental se trouvent dans un état d'apaisement, sont les plus propices à la prise de conscience de soi. On est alors capable d'observer avec beaucoup plus de tranquillité et d'objectivité toutes nos actions et réactions intérieures. On arrive à distinguer les fantaisies de nos vrais objectifs. On est en mesure de comprendre si l'on est sur son propre chemin ou bien en train de dériver.

LA MÉDITATION

Il existe une infinité de méthodes et d'approches pour aborder la méditation. Voici quelques exemples pour débuter.

L'OBSERVATION DES PENSÉES

S'asseoir dans un endroit calme et paisible, le dos bien droit mais sans tensions. Fermer les yeux et essayer d'observer les pensées qui passent, sans chercher à les analyser, à les retenir ou à les chasser, sans les juger. Après quelques semaines de pratique, un calme intérieur s'installe.

LA CONCENTRATION SUR LES BRUITS EXTÉRIEURS

Fermer les yeux et se concentrer sur les sonorités extérieures – une belle musique ou les bruits de la rue, le bruissement des feuillages, les bruits de toutes sortes, plus ou moins lointains. Essayer de capter les vibrations sonores à très grande distance ou le plus près possible de vous, les battements du cœur ou de la respiration.

LA CONCENTRATION SUR LA FLAMME D'UNE BOUGIE

S'asseoir devant une bougie et se concentrer sur la flamme. Observer les différentes couleurs, les formes, les nuances de lumière, de cette flamme qui brûle devant soi. Si on perd la concentration, imaginer une flamme intérieure, une lumière qui brûle à l'intérieur de son cœur, se concentrer sur cette lumière, essayer de la protéger et de la faire grandir.

L'OBSERVATION DE LA RESPIRATION

Amener son attention vers la respiration, respiration de la narine gauche et de la narine droite ; observer le souffle qui entre et qui sort ; observer si son inspiration est courte ou longue, si elle vient de la gorge, du thorax ou du cœur, de la profondeur du diaphragme ou du nombril. L'observation du souffle aide à ralentir la respiration petit à petit et favorise l'apaisement des pensées.

Maintenant que vous êtes calme et apaisé, vous pouvez commencer à surveiller vos pensées, à les contrôler et à les maîtriser. En cas de difficultés, revenez simplement à l'observation de la respiration ou à l'observation de la flamme.

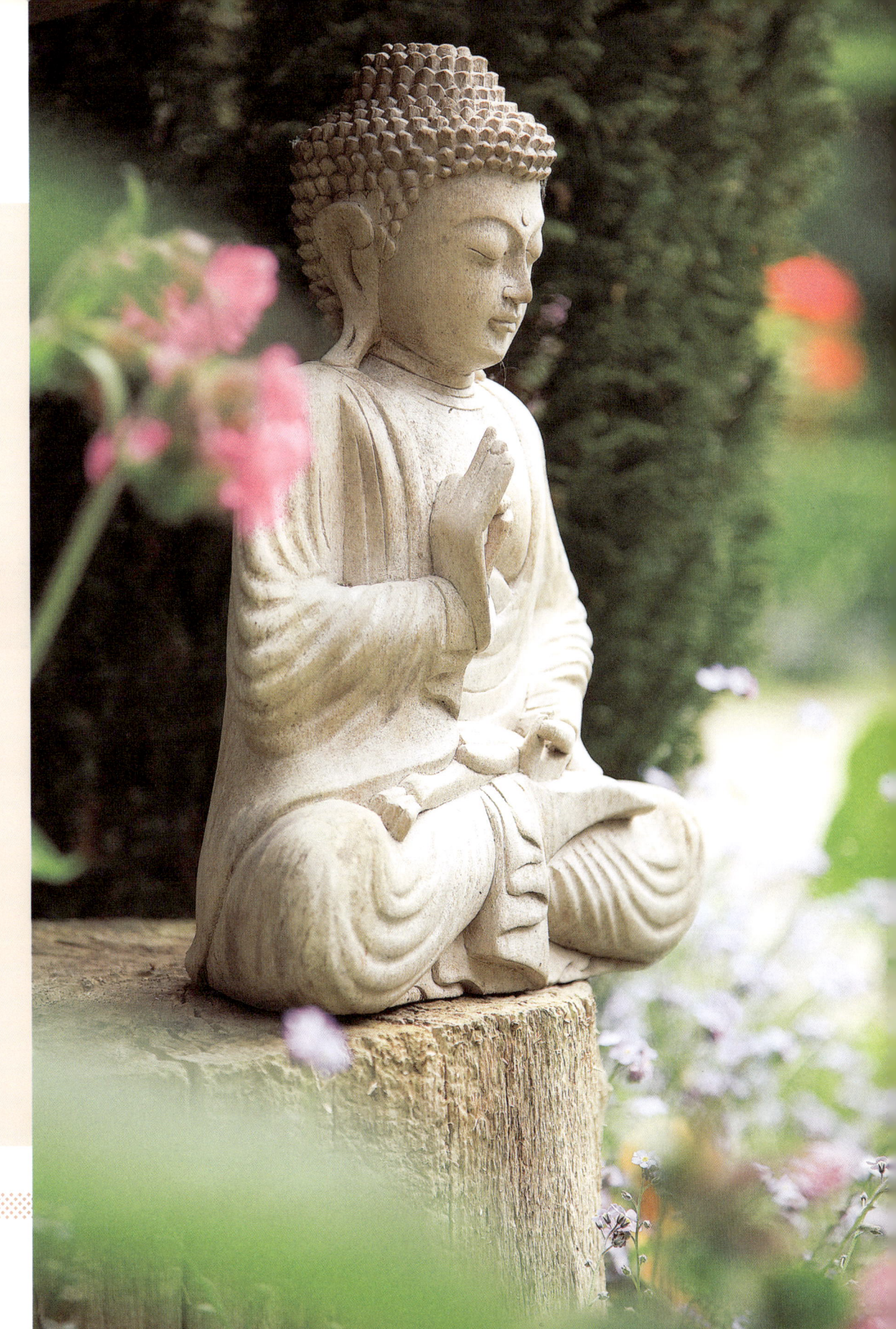

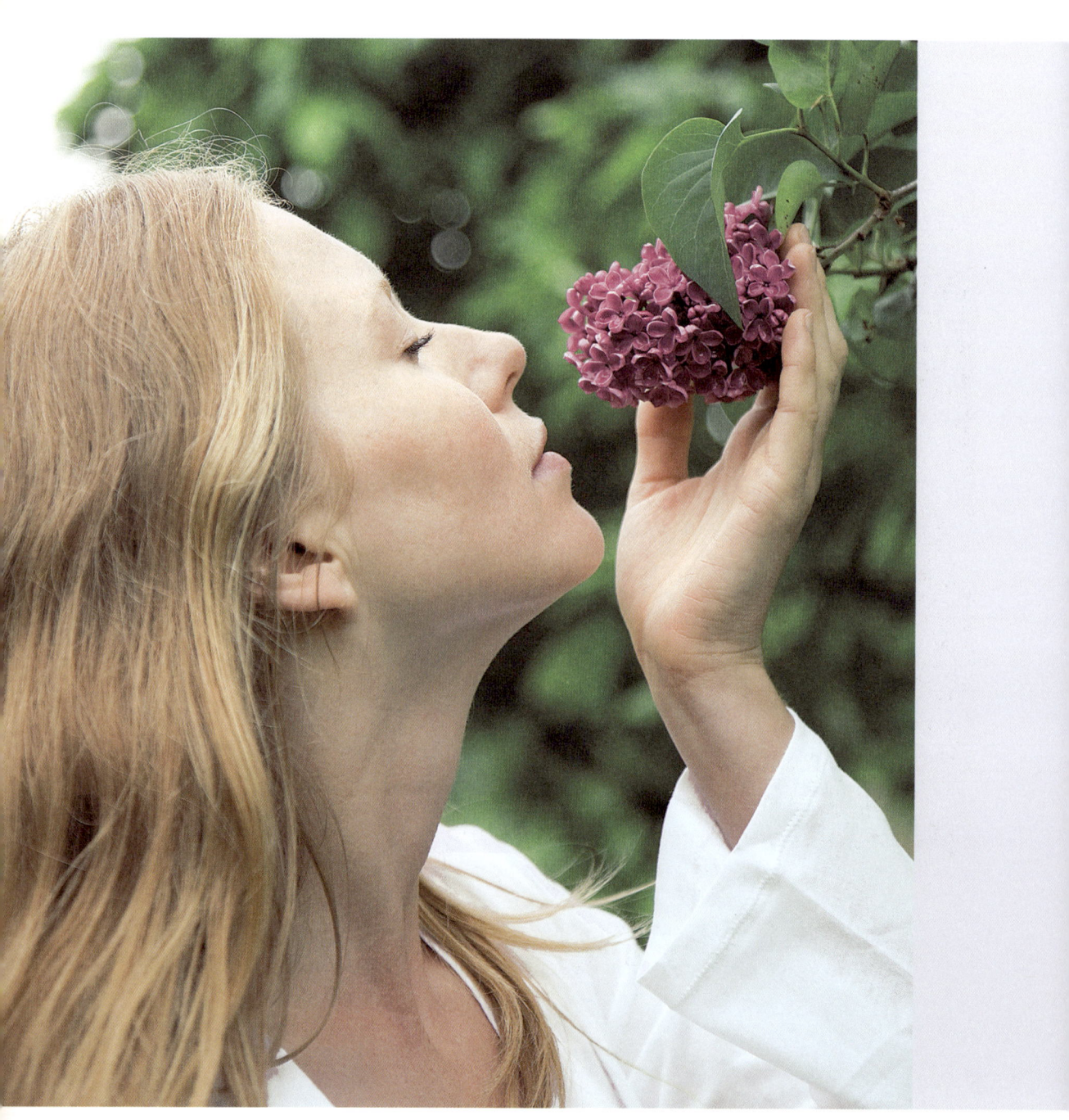

Prolonger les bienfaits de la cure

La cure est un temps pour soi pendant lequel les habitudes ont été bousculées. Revenir à la vie normale doit se faire en douceur. Comme le repos après un massage, le temps, après une cure, doit être organisé avec soin et en respectant son rythme et sa constitution. Certaines pratiques découvertes pendant la cure peuvent très bien être reprises chez soi, sans aucune contre-indication ni surveillance. Elles feront petit à petit partie intégrante de notre vie quotidienne.

Les automassages

Se masser soi-même est un art que chacun peut apprendre pour connaître son corps, ses possibilités et ses limites, et pour se faire du bien, tout simplement.

L'ayurvéda conseille de pratiquer l'automassage aussi souvent que possible, en y consacrant de quelques minutes à une heure, de préférence avant la douche ou le bain. Installez-vous confortablement dans un endroit agréable, chaud, où vous serez sûr de ne pas être dérangé. Si vous avez la possibilité de décorer votre lieu de massage en représentant les cinq Éléments (bougies, fleurs, encens, pierres, etc.), c'est encore mieux.

Auto-abhyanga

L'objectif est de détendre et d'explorer tout le corps. L'automassage modifie la façon de respirer, active la circulation du sang, développe la souplesse des articulations – avec de la pratique, il est même possible de se masser entre les omoplates ! L'automassage entretient également la souplesse de la peau et la nourrit.

Prendre un petit bol rempli d'huile de sésame tiède. Mettre une goutte d'huile sur chacun des ongles des orteils et des doigts (1).

Huiler aussi les zones du corps qui correspondent aux centres énergétiques, au-dessus du pubis, au niveau du nombril, du plexus solaire (2), du plexus cardiaque, du creux sus-sternal, sur l'espace entre les sourcils.

Mettre également une goutte d'huile dans chaque narine et dans chaque oreille.

Masser longuement, par des mouvements circulaires, chacune de ses articulations : les chevilles, les genoux, les épaules (3), les poignets, les hanches, les coudes et la nuque. Si vous avez du temps, massez l'ensemble du corps, selon votre intuition : vos pieds, vos jambes (4), vos bras (5), le dos (6), les hanches, le devant du corps, sans oublier le visage, les oreilles. Vous trouverez des détails de certaines parties du corps aux pp. 208-212.

Si vous avez opté pour un automassage assez long, allongez-vous quelques instants sur le côté, bien au chaud, pour laisser votre organisme en assimiler les bienfaits.

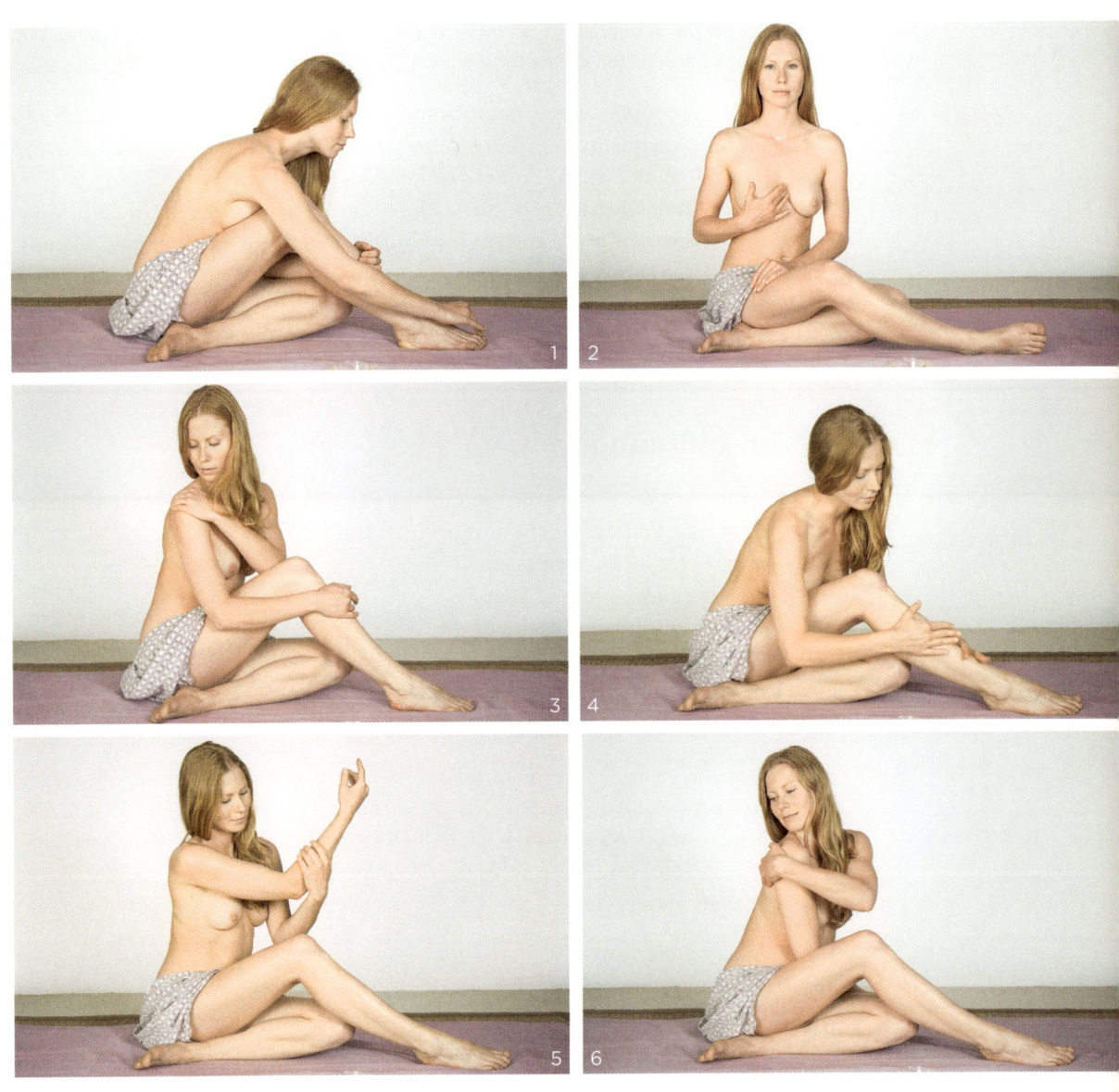

Les automassages * 205

Auto-pagatchampi

Pagatchampi est un massage idéal, que l'on peut se faire soi-même, après une longue station debout, de longues marches, lorsqu'on a les jambes lourdes, mais également pour rééquilibrer tous les canaux énergétiques au niveau des jambes (voir pp. 130, 154).

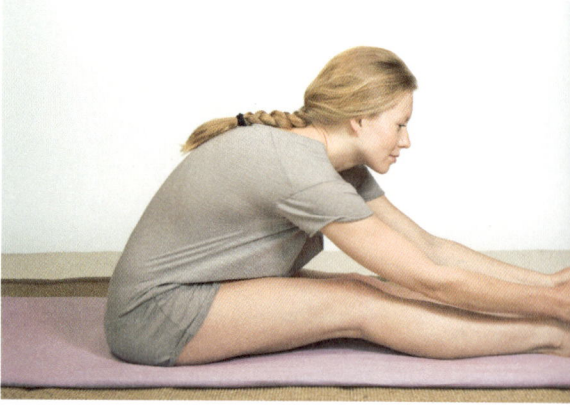

S'asseoir confortablement sur le sol, le dos éventuellement contre un mur. Les jambes sont allongées devant soi.

En partant de la cheville, glisser ses mains le long de la jambe, jusqu'à l'aine, du côté interne et redescendre du côté externe, de l'aine à la cheville (cela demande un peu de souplesse !). Répéter ce mouvement de préparation trois, sept ou douze fois.

Les mouvements suivants seront des pressions, avec les deux mains bien à plat. Appuyer sur l'expiration et relâcher sur l'inspiration. Puis, décaler les mains de quelques centimètres et remonter ainsi de la cheville à l'aine. Redescendre soit en lissant, soit en continuant les pressions. La pression peut être plus forte et plus longue au fur et à mesure du déroulement du massage. Si vous avez des problèmes de circulation (varices, etc.), dosez la pression de vos mains et choisissez plutôt des mouvements lissant pour monter, et des pressions pour descendre.

La séquence complète est à faire dans les sept positions suivantes de la jambe (3, 7 ou 12 passages) : jambes allongées, légèrement écartées (1) ; jambe repliée au niveau de la cheville (2) ; jambe repliée au niveau du mollet (3) ; jambe repliée au niveau du genou (4) ; jambe repliée au niveau de la cuisse (5) ; jambe repliée au niveau du périnée (6) ; jambe repliée au niveau du genou ou de la cuisse, en position du lotus (7).

Allonger la jambe massée et effectuer de nouveau le mouvement global lissant du début (monter à l'intérieur, redescendre à l'extérieur).

Reprendre l'ensemble sur l'autre jambe.

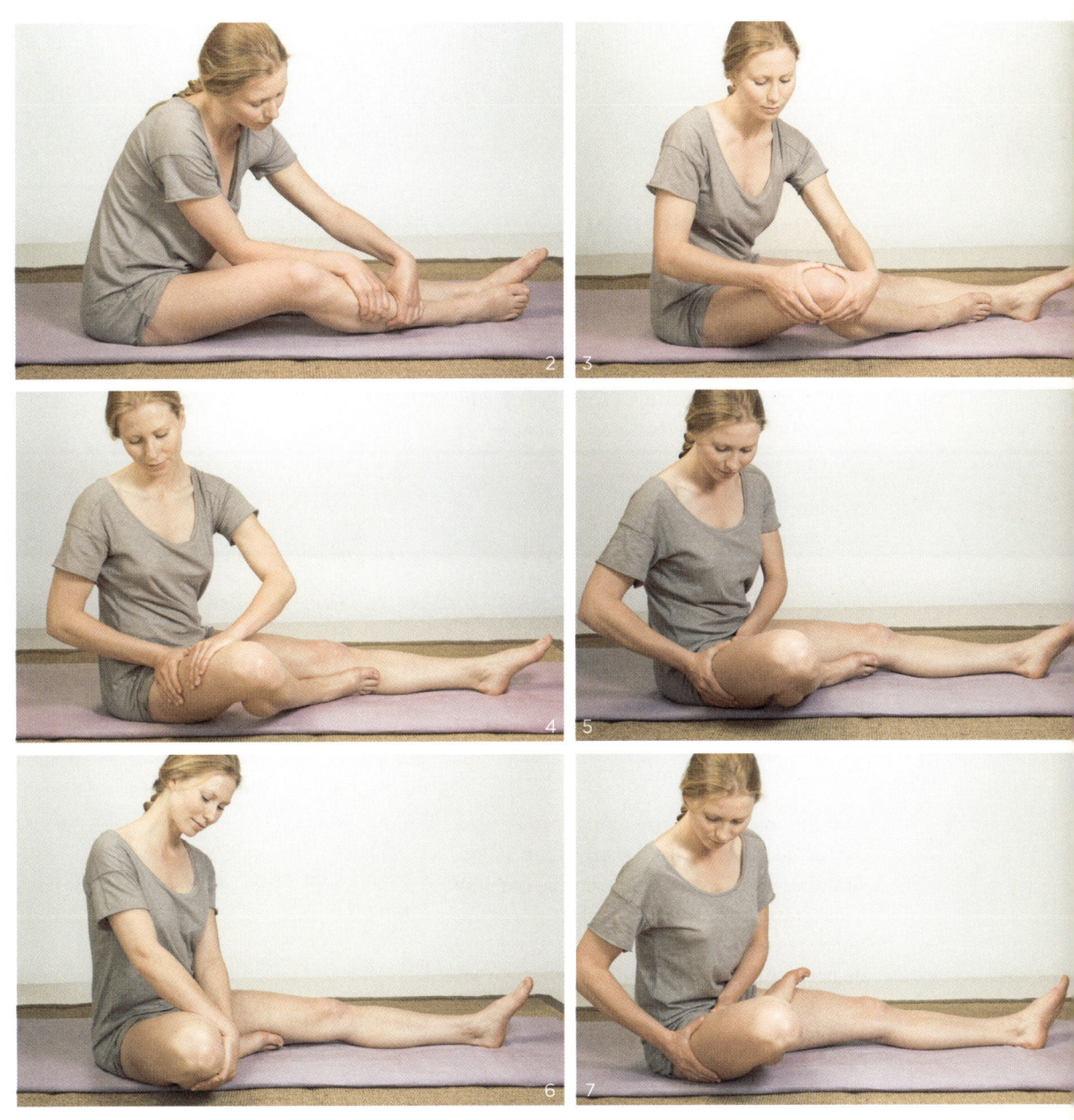

Les automassages ✻ 207

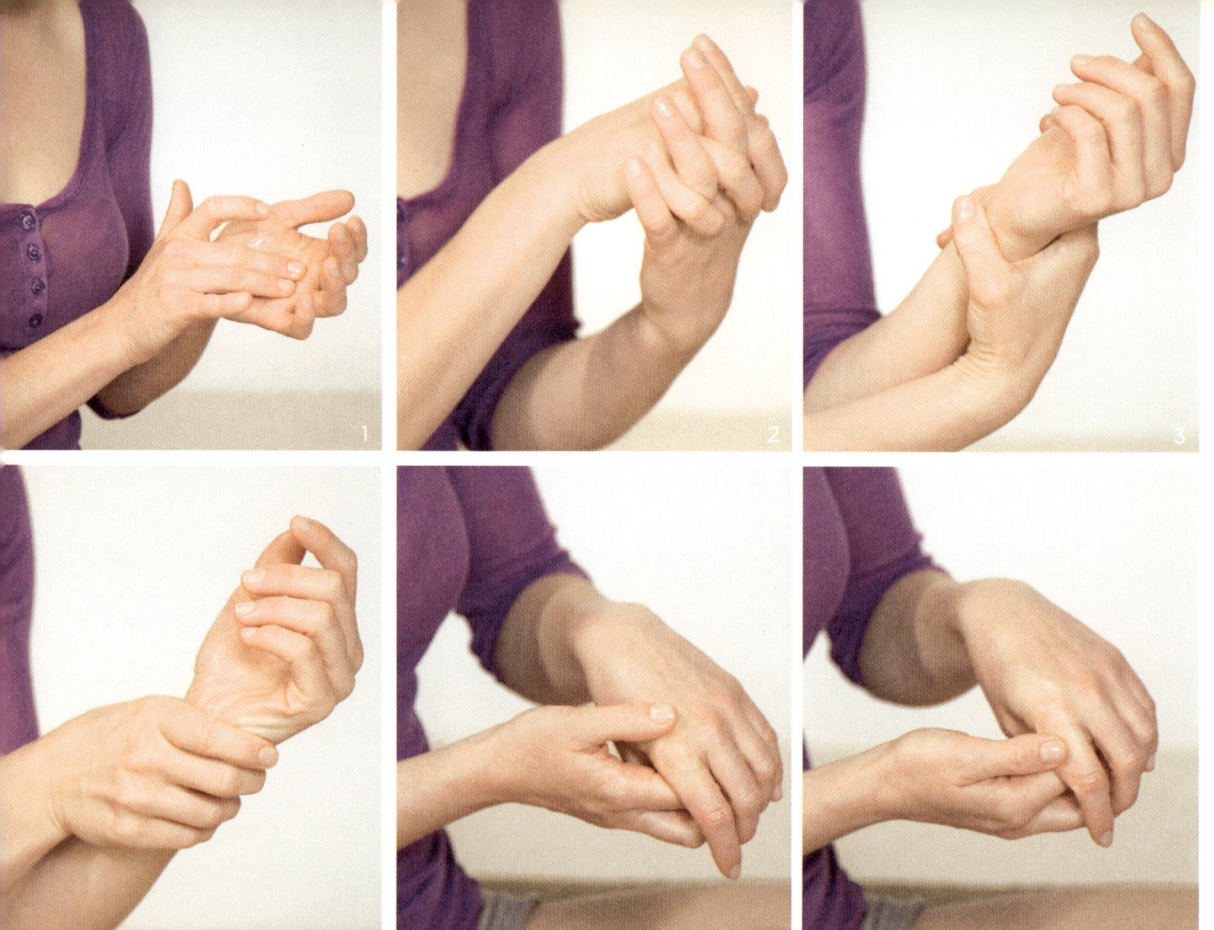

Automassage des mains

Un massage facile à faire en toutes circonstances, pour garder des mains jeunes et soignées.

Poser une goutte d'huile dans le creux de sa main (1). Tracer douze cercles dans le sens des aiguilles d'une montre.

Entrelacer ses doigts et imprimer un mouvement tournant du poignet pour l'assouplir, dans les deux sens (2).

Huiler toute la main et masser la zone du poignet, siège de nombreux points énergétiques, en faisant des cercles tout autour, comme des bracelets (3 et 4), puis en insistant sur l'articulation.

Sur le dessus de la main, insister entre les os (métacarpes). Des petites boules s'y logent souvent; essayer de les dissoudre, soit en appuyant avec la pulpe des doigts, soit en grattant avec l'ongle (5).

Effectuer le même mouvement sur le dessus des doigts, en les étirant légèrement (6).

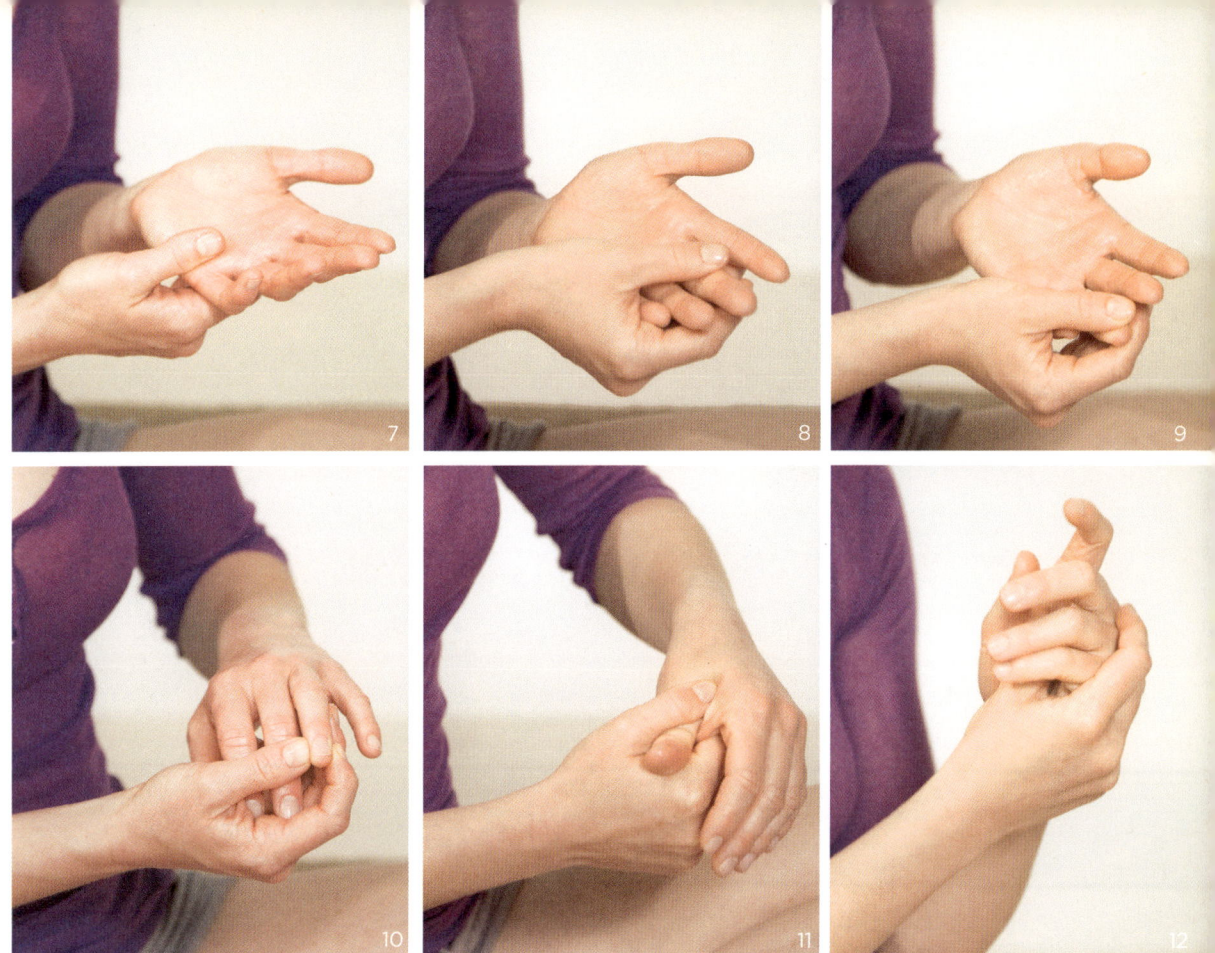

Sur la paume, masser chaque recoin, en suivant les lignes et les courbes naturelles de la main (7).

Masser chaque doigt, face interne, en insistant sur les articulations et sur la pulpe (8 et 9).

Presser chaque ongle, sur le dessus et sur les côtés (10), pour stimuler la circulation énergétique sur chaque méridien (il y en a un par doigt, deux sur l'auriculaire).

Presser le point entre les métacarpes du pouce et de l'index (11).

Terminer par un passage très doux de l'ensemble de la main (12).

LES DOIGTS ET LES CINQ ÉLÉMENTS
Selon l'ayurvéda, chaque doigt porte la symbolique et l'énergie d'un Élément — le pouce correspond à l'Éther, l'index à l'Air, le majeur au Feu, l'annulaire à l'Eau et l'auriculaire à la Terre. C'est une des subtilités du massage ayurvédique, qui explique pourquoi il est indispensable de respecter l'enseignement d'une personne expérimentée.

Les automassages ✱ 209

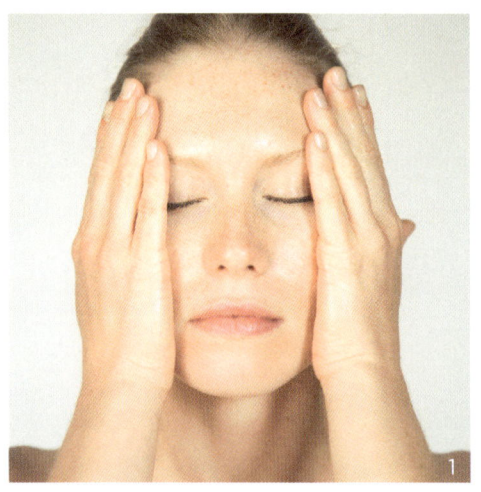 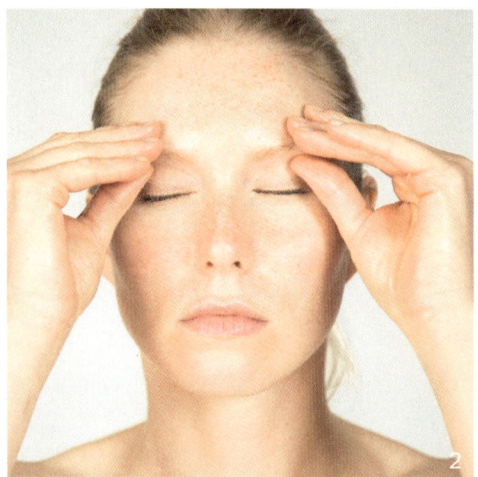

Automassage du visage

L'huile de noisette est particulièrement douce et nourrissante pour la peau du visage, mais l'huile de sésame convient aussi.

Vous pouvez soit vous allonger, soit rester assis pour ce massage. Éventuellement, placez vos coudes sur une table, cela évitera la fatigue des bras si vous vous massez assez longtemps.

Quels que soient les mouvements effectués, ils iront du centre vers la périphérie.

Huiler ses mains, ou directement le visage. Lisser son front du centre vers les tempes, en plusieurs lignes horizontales, pour couvrir toute la surface (1). Masser les arcades sourcilières, en formant une petite pince avec les doigts ; lisser les arcades en s'appuyant sur la structure osseuse. Vous pouvez aussi faire des petites pressions/pincements tous les 1/2 cm (2). Masser les tempes, en cercles. Masser les pommettes supérieures, sous les yeux. S'appuyer sur la structure osseuse et ne pas trop tirer la peau fine de cette partie du visage (3). Faire le même mouvement sous les pommettes, en ramenant le mouvement devant les oreilles. Insister sur les ailes du nez et sur le sillon naso-pharyngien (4). Masser le tour de la bouche, toujours en lignes du centre vers les oreilles, puis la mâchoire inférieure, en prenant le maxillaire entre ses doigts, comme une pince (5). Continuer par les oreilles et la nuque (6), les trapèzes (7). Terminer par de grands mouvements sur tout le visage et la tête (8).

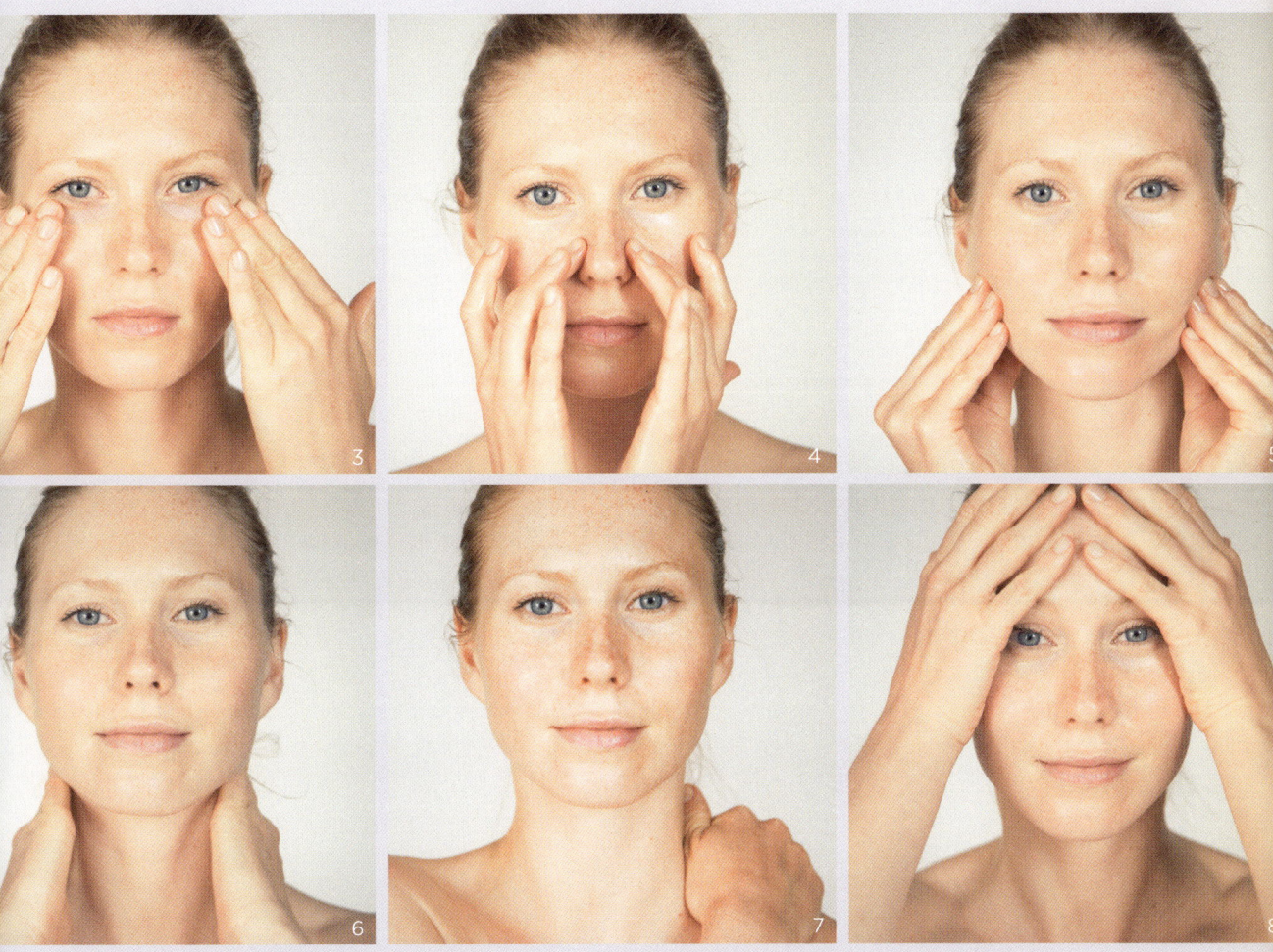

Les automassages

Automassage des seins

Ce massage n'est pas un massage de post-cure à proprement parler, mais il devrait faire partie des gestes quotidiens de chaque femme, tant pour son rôle préventif que dans une démarche esthétique.

Il est également particulièrement important pendant la grossesse et l'allaitement : il accompagne les modifications de la morphologie des seins au cours de la grossesse, les prépare à l'allaitement en préservant leur souplesse. En facilitant la circulation dans les canaux galactophores, il prévient les engorgements et facilite le retour à la normale – on évitera cependant de le pratiquer pendant la grossesse, s'il y a des contractions. En outre, il agit sur toute la région du cœur et des émotions subtiles.

Commencer par préparer la zone pectorale : par un mouvement de va-et-vient, d'une épaule à l'autre, les mains à plat, masser toute la zone des clavicules et des pectoraux (1). Masser le plexus solaire du bout des doigts, pour détendre les tensions. Faire de grands infinis tout autour des côtes flottantes et dans la région du diaphragme.

Puis, avec le plat des mains (l'une, l'autre ou les deux), dessiner des grands infinis tout autour des seins, dans un sens, puis dans l'autre, en englobant une zone assez large qui va jusque sur les flancs (2).

Dessiner des cercles, dans le sens des aiguilles d'une montre, puis en sens inverse, autour d'un sein puis de l'autre, ou autour des deux en même temps (3).

Sur chaque sein, tracer avec le bout des doigts de petites lignes en étoile, de la base du sein vers le mamelon, en imprimant de légères vibrations (4).

Avec l'annulaire et beaucoup d'huile, tracer trois cercles sur l'aréole, dans un sens puis dans l'autre (5).

Avec les cinq doigts, tirer légèrement le mamelon en direction des quatre points cardinaux (6). Puis, avec l'annulaire, presser trois fois sur le mamelon.

On retrouve dans ce massage le symbolisme des figures, (cercles, infinis) et des directions (associées chacune aux Éléments).

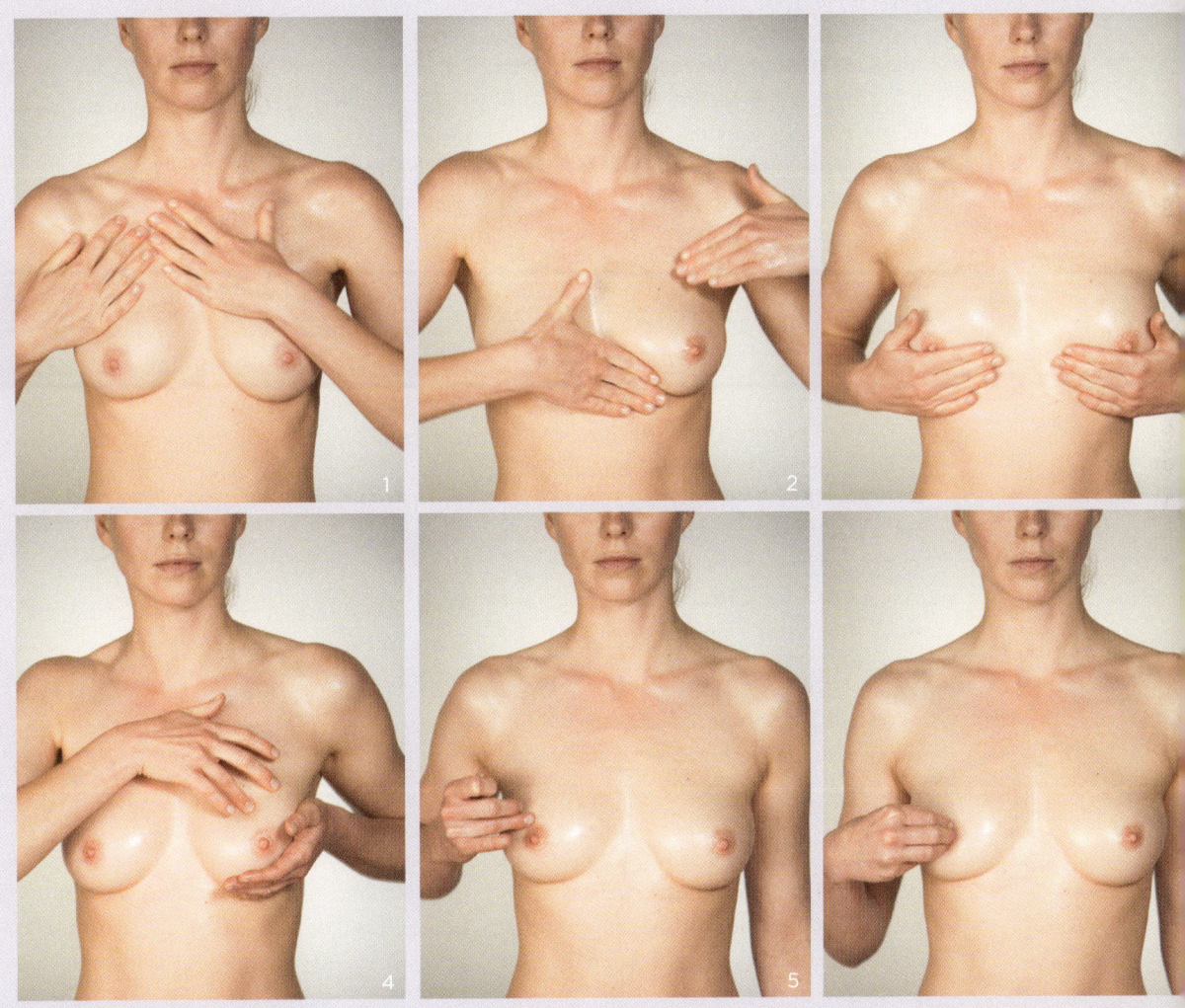

Les automassages ✱213

Exercices physiques et respiratoires

Nous avons abordé quelques aspects du yoga, pendant la cure (voir p. 170). Si vous en avez l'habitude et l'expérience, continuez à pratiquer au moins 10 minutes par jour, en privilégiant les postures et les respirations qui vous conviennent le mieux. Sinon, voici quelques idées très simples à intégrer dans votre vie quotidienne : simples, mais extrêmement efficaces.

Deux respirations pour chaque jour

Respiration 8/16/32

La pratique de ces exercices de respiration défatigue et régénère. En outre, elle remplace facilement une sieste après le repas, ou à tout autre moment de la journée. L'exercice dure entre 20 et 30 minutes.

S'allonger sur le côté gauche. Pratiquer huit grandes respirations profondes, mais sans forcer. Se détendre progressivement. Se tourner sur le dos et poursuivre par seize respirations amples dans cette position. Se tourner enfin sur le côté droit et respirer de la même manière le temps de trente-deux respirations. Puis, se retourner à nouveau sur le côté gauche, si on s'est pas endormi entre-temps !

Vous pouvez reprendre un cycle complet 8/16/32 ou simplement vous laissez aller, avec une respiration normale.

Pensez à vous couvrir chaudement.

Respiration 12 abdos/12 thorax

S'allonger sur le dos, bien confortablement. Se couvrir et mettre éventuellement un coussin sous les genoux, pour éviter la cambrure lombaire.

Poser les mains sur l'abdomen et respirer calmement, profondément. Sentir le ventre se soulever et s'abaisser en souplesse, mais sans faire d'effort particulier. Se contenter d'observer le mouvement du ventre. La respiration va vous apaiser par son mouvement de vagues et masser en douceur les organes abdominaux. Chez certaines personnes, cet exercice simple est déjà une énorme prise de conscience de leur corps, car, souvent, le ventre est comme mort, immobile et tendu, serré dans les vêtements et nos réflexes de ventre plat ! Pour retrouver ce mouvement naturel, il suffit de regarder respirer les bébés.

Pratiquer donc douze respirations profondes avec l'abdomen. Puis poser ses mains sur la poitrine et, de la même façon, respirer calmement pendant douze cycles, naturels mais profonds. Cette respiration thoracique est réconfortante.

Il existe bien sûr de nombreuses variantes de respiration, au niveau du ventre, de la poitrine et des clavicules. Nous ne donnons ici que la version la plus simple, accessible à tout un chacun.

Deux postures de yoga accessibles à tous

On a parfois du yoga l'image de yogis très expérimentés, dans des postures très sophistiquées nécessitant une grande souplesse. Pourtant, le hatha yoga commence par des choses très simples et accessibles.

Shavasana

C'est la posture de détente profonde (voir p. 172). S'allonger sur le dos, de tout son long ; le corps est bien aligné, les jambes sont légèrement écartées, les bras sont le long du corps, légèrement écartés eux aussi, paumes vers le ciel. Essayer de limiter les cambrures lombaire et cervicale, en basculant le bassin et en rentrant le menton vers le sternum, sans excès et sans tension musculaire.

Se laisser complètement aller sur le sol, en prenant conscience des points de contact de son corps avec le sol (mollets, talons, etc.).

À plat ventre

S'allonger à plat ventre, les bras le long du corps, légèrement écartés ou croisés sous le menton. Les pieds sont tournés vers l'intérieur, les jambes légèrement écartées.

Garder cette position une vingtaine de minutes, en respirant naturellement et calmement.

Outre qu'elle procure un excellent repos, cette posture est très bénéfique en cas d'hypertension.

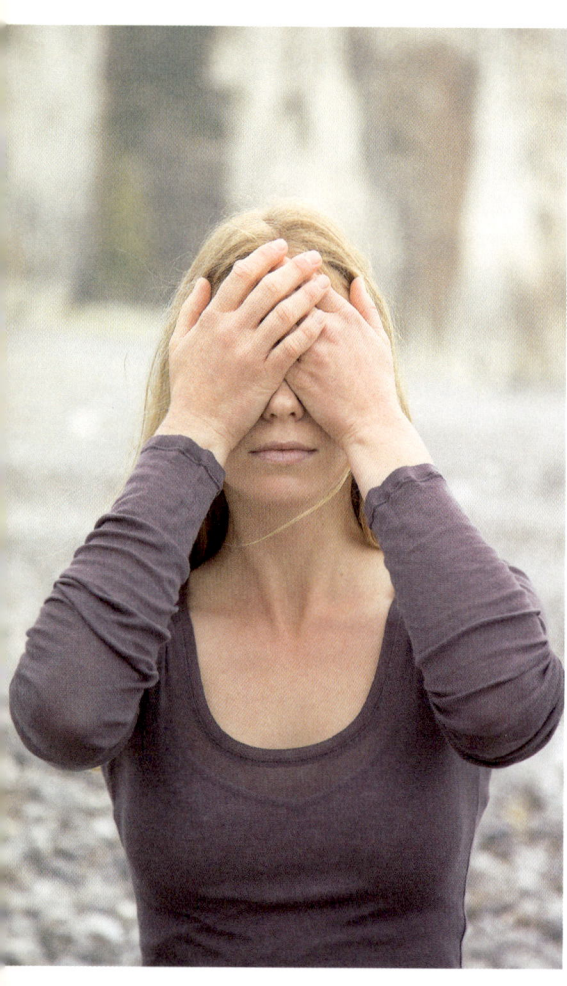

Le yoga des yeux

Marche trois pas, deux pas

Marcher tranquillement, en fermant les yeux pendant trois pas ; puis, ouvrir les yeux pendant deux pas. Au bout de quelques instants, votre vision de ce qui vous entoure sera différente et vos yeux seront très reposés.

Palming

S'asseoir sur une chaise, les coudes sur une table. Frotter ses mains l'une contre l'autre jusqu'à ce qu'une bonne chaleur s'en dégage. Poser les paumes des mains en coque sur les yeux fermés, ceci pendant cinq minutes environ. Excellent pour le repos des yeux, après une longue lecture ou un travail sur écran, mais aussi une minipause appréciable en toutes circonstances.

Ce *palming* peut bien sûr s'effectuer n'importe où et à n'importe quel moment de la journée : chez vous, sur votre lieu de travail aussi bien qu'en promenade.

Pour le bienfait de vos yeux, essayez de regarder autant que possible au loin, dans la nature, au bord de la mer, dans les champs, et dans tout endroit où votre regard ne rencontre aucun obstacle.

Les bains

Les bains sont un des constituants d'une cure. Ils revêtent plusieurs aspects et sont intimement liés aux Éléments : bain d'air, de lumière, d'eau, de terre, etc. Pour le curiste, ils tissent une toile de fond à leur expérience de soins, par le lieu, le paysage, la décoration. Mais en quoi consistent-ils exactement et comment, de retour chez soi, les retrouver ?

Passer un moment au soleil est un plaisir accessible à tous. Il suffit de savoir profiter de cette parenthèse, d'acquérir le réflexe d'y avoir recours dès qu'on se sent fatigué ou déprimé. Ceux qui vivent à la campagne n'ont pas besoin de longues explications, ils baignent déjà en permanence dans les Éléments…

Les bains d'Eau

Ce sont les bains de mer, en rivière, en étang ou dans un lac, à la piscine ou dans une baignoire. On privilégiera les bains en milieu naturel et en particulier dans les eaux non stagnantes. Nous avons tous ressenti l'effet unique que procurent les vagues de la mer, la présence vivifiante d'une cascade, etc., effet que nous ne retrouvons pas dans une piscine.

Il existe aussi des bains partiels, comme les bains de siège. S'asseoir dans une bassine d'eau en a fait glousser plus d'un, mais il est possible d'avoir une compréhension plus fine du processus, si on garde en mémoire l'importance des Éléments dans les médecines énergétiques (ayurvédique comme chinoise). Par ailleurs, si on observe des planches anatomiques décrivant les méridiens et les canaux énergétiques, on constate également que la région du périnée est riche en points clés. Les stimuler a un effet bénéfique sur la santé.

Une autre façon d'être en contact avec l'Élément Eau, s'il n'est pas possible de se baigner dans la nature, consiste à simplement prendre une douche après une journée de travail ou un moment éprouvant, à consommer de l'eau pure et cristalline, des jus de fruits et de légumes. On peut également observer des images aquatiques, ou écouter l'enregistrement de bruits de vagues ou de cascades.

Les bains de lumière

Ils sont associés à l'Élément Feu. Le soleil et la lumière ont une action prouvée sur le fonctionnement des glandes du cerveau (hypophyse, hypothalamus,

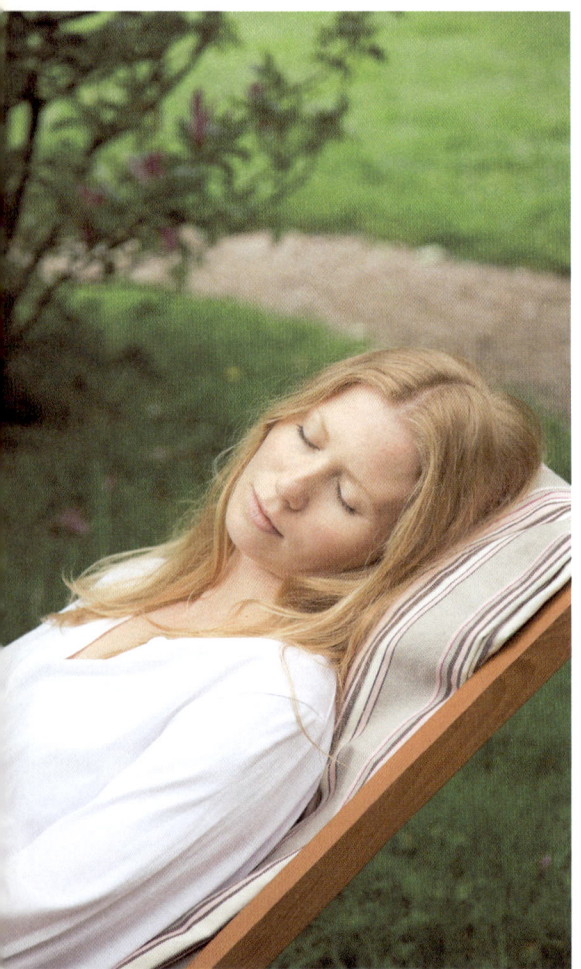

etc.) et agissent sur la biosynthèse de la vitamine D, sur le sommeil, sur les états dépressifs. Les bains de soleil sont donc bénéfiques, si l'on sait bien sûr les gérer avec précaution : l'ayurvéda conseille de ne pas rester au soleil direct plus de 48 minutes, entre 11 h et 15 h (une durée équivalente à celle d'un *abhyanga* pour obtenir un effet régénérant !).

Pour se baigner de lumière et de soleil, pas besoin de mode d'emploi… Mais pensez aussi à porter des vêtements colorés et gais, lumineux. Chez vous, regardez un feu de cheminée ou la lueur d'une bougie.

Les bains d'Air

L'air n'est, la plupart du temps, en contact qu'avec une toute petite partie de notre corps : mains, visage. Mais le corps entier a besoin de ce contact. L'ayurvéda conseille de rester, autant que possible, entièrement nu une heure par semaine au minimum. Le bain d'air peut également revêtir la forme de promenades ou d'exercices physiques en plein air.

Les bains de Terre

Ce sont les bains de boue, de pâtes préparées avec des herbes, mais aussi toute activité qui nous met en contact avec la terre ou le sol : le jardinage, les exercices physiques au sol, le modelage, la sculpture, l'observation de la nature, le contact avec les pierres précieuses ou semi-précieuses.

Les bains d'Éther

On pourrait les appeler des bains d'atmosphère ! L'Éther est, quoi qu'il en soit, un Élément omniprésent. Une atmosphère subtile, élevée, peut donner une compréhension de l'Élément Éther : intériorisation, méditation, prière. Vous pouvez aussi simplement vous asseoir quelques instants dans un lieu chargé de présence spirituelle, selon vos convictions, ou simplement devant un magnifique paysage…

L'ALIMENTATION APRÈS LA CURE

De même qu'une préparation est conseillée durant la semaine précédant la cure, il est préférable de ne pas revenir immédiatement à votre alimentation habituelle et de respecter ces quelques conseils pendant au moins une ou deux semaines. Une phase d'adaptation doit être respectée, et un retour progressif sera un gage de réussite de votre expérience. Peut-être pouvez-vous informer votre entourage et demander sa contribution. Ce sera pour vous aussi l'occasion d'expliquer ce que vous avez vécu.

Après une cure, le bienfait ressenti est tel que l'on repart avec la motivation et l'envie de réformer sa façon de se nourrir au quotidien. Certains changements seront évidents et immédiats, d'autres seront peut-être plus longs à s'installer. Ce temps d'évolution est variable selon chaque individu, selon chaque situation. Il faut se laisser le temps d'intégrer les changements, sans précipitation ni culpabilité, en gardant seulement à l'esprit le désir d'aller de mieux en mieux et de prendre en charge sa santé, son bien-être, en connaissance et en conscience.

JUSTE APRÈS LA CURE

Si vous n'êtes pas végétarien, reprenez progressivement l'alimentation habituelle. Poursuivez ce qui vous a été conseillé pendant la cure, ou ce que vous avez découvert et apprécié : réduire tout produit concentré en protéines animales, source d'acide urique (viande, œuf, fromage gras) ; limiter la consommation de pain blanc ; si possible, éviter les excitants (alcool, café, tabac) ; alléger le repas du soir avec une soupe de légumes ; privilégier la consommation de fruits et de légumes frais (à choisir selon la saison) ; boire des tisanes ou de l'eau bouillie au cours de la journée ; si votre vie vous le permet, prendre encore beaucoup de repos.

ET PLUS TARD...

Essayez, si ce n'est déjà fait, de privilégier progressivement l'alimentation bio, au moins pour les produits de base, faciles à trouver dans le commerce aujourd'hui. (Choisissez de préférence les farines complètes ou semi-complètes, plutôt que les farines blanches et raffinées.) Changer d'habitudes alimentaires n'est pas toujours facile, même si on est motivé. Il faudra parfois plusieurs années, peut-être plusieurs cures, pour qu'un changement notable se mette en place de façon durable. Mais chaque petit pas fait pour adopter une meilleure alimentation est une bonne chose.

Après la cure, quelques habitudes sont relativement faciles à mettre en place, comme boire de l'eau chaude, boire de l'eau cuivrée, manger des graines germées, manger les fruits en dehors du repas, cuisiner avec des épices et du *ghee*.

Table des matières

Ce qu'il faut connaître de l'ayurvéda — 8

Histoire de l'ayurvéda — 10
Les védas et autres textes sacrés de l'Inde — 10
Les grands traités d'ayurvéda — 13
Les huit branches de l'ayurvéda — 14
L'ayurvéda de nos jours — 14

Les concepts de base de l'ayurvéda — 15
Les cinq Éléments — 15
Les trois *doshas* : *vata, pitta, kapha* — 18
La constitution : *prakruti* et *vikruti* — 20
Les sept *dhatus* ou tissus — 22
Les treize *agnis* ou Feux — 24
Les trois *malas* ou éliminations — 25
Les *végas* ou besoins physiques — 26
Les cinq *koshas* ou corps — 26

Anatomie subtile du corps physique — 32
Les *chakras* — 32
Les *srotas* — 35
Les *nadis* — 36
Les *marmas* — 37

Santé et maladie selon l'ayurvéda — 38
Être en bonne santé — 38
La maladie comme signal d'alarme — 38

Donner un sens nouveau à votre santé — 41

Ahara, la diététique — 43
Des aliments sains et bien préparés — 45
Les *gunas*, qualités intrinsèques des aliments — 45
La qualité ayurvédique des aliments — 46
La préparation des aliments — 50
Les repas — 52

Vihara, le mode de vie — 56

Manovyapara, les pensées — 57

La cure bien-être — 61

Les principes généraux — 62
Philosophie et objectif de la cure — 62
Quand faire une cure ? — 63

Les différentes étapes de la cure — 64

Le lieu — 65

Le déroulement de la cure — 69
Les grandes lignes — 69
L'approche personnalisée — 72

L'alimentation — 84
Avant la cure — 84
Pendant la cure — 84
La composition des repas — 85
Les boissons — 93
Le petit déjeuner — 100
Les plats principaux — 104
Les desserts — 110
Les assiettes végétariennes complètes — 112

Les massages	**116**
Le massage du dos	116
Le massage des pieds	124
Pagatchampi	130
Le massage des mains	134
Le massage du ventre	138
Abhyanga	140
Pichauli	146
Shastishalipindsweda, le massage au riz au lait	148
Udvartana, le massage à la farine de pois chiche	151
Kesardudh, le massage au lait safrané	152
Pizzichili	153
Ghritadhara	154
Shirodhara	155
Sapta sthiti, les sept postures	156
Les soins	**163**
Padaprakshalan, les soins des pieds	163
Swedana, la sudation	166
Gandouche	166
Le sel et le sable chauds	167
Shita vastra, l'enveloppement dans des linges mouillés	167
Les soins des yeux	168
Kati basti, soin pour le dos	169
Quelques autres soins	169
Le yoga	**170**
Shavasana, la détente profonde	172
Respiration avec mouvement synchrone de la nuque	174
Pavanmuktasana, la posture du fœtus	175
Ardha matsyendrasana, la posture de torsion	177
Vrikshasana, la posture de l'arbre	178
Ardha Chandrasana, la posture de demi-lune	179
Naukasana, la posture du bateau	180

Bhujangasana, la posture du cobra	181
Ardha Shalabhasana et Shalabhasana, la demi-sauterelle et la sauterelle	182
Dhanurasana, la posture de l'arc	183
Sarvangasana, la posture de la chandelle	185
Halasana, la posture de la charrue	186
Matsyasana, la posture du poisson	187
La salutation au soleil	188
Autres exercices physiques	195
Le repos et la relaxation	**196**
Le sommeil	196

Prolonger les bienfaits de la cure 202

Les automassages	**204**
Auto-abhyanga	204
Auto-pagatchampi	206
Automassage des mains	208
Automassage du visage	210
Automassage des seins	212
Exercices physiques et respiratoires	**214**
Deux respirations pour chaque jour	214
Deux postures de yoga accessibles à tous	215
Le yoga des yeux	216
Les bains	**217**
Les bains d'Eau	217
Les bains de lumière	217
Les bains d'Air	218
Les bains de Terre	218
Les bains d'Éther	218

Du même auteur

Ayurvéda au quotidien, Éditions Recto Verseau

Le massage indien, Éditions Recto Verseau

Le massage des bébés selon la tradition ayurvédique, avec Danielle Belforti et Sandrine Testas, Marabout

La science secrète des marmas, Éditions Recto Verseau

Recettes végétariennes de l'Inde, La Plage

Le Yoga (édition accompagnée d'un DVD), Marabout

Yoga des yeux, guérison de la vue, Éditions Recto Verseau

Remerciements

Tous mes remerciements vont tout d'abord aux éditions Marabout pour m'avoir invité à écrire ce livre.

À Danielle Belforti sans qui cet ouvrage n'aurait jamais vu le jour, et qui a recueilli et transcrit mes propos dans un langage accessible au public francophone.

À Pankaj Vyas, au Dr Falguni Vyas et au Dr Claire Cascalès-Vyas.

Aux thérapeutes Manjusha et Jibin.

À Chantal et Corinne,

À Thérésa, Muriel, Sandrine, Doris et Florence.

À Haribhai et à Jitu pour la cuisine ayurvédique.

Modèle : Vanessa Muller
Masseur : Pankaj Vyas

Stylisme par Elisabeth Tensorer
American Vintage (tenues) • Habitat (vaisselle, drap de hammam) • Maisons du Monde (vaisselle) • ALM Ramatuelle, www.alm-ramatuelle.com (draps en lin)

L'éditeur remercie le centre Tapovan (www.tapovan.com.fr)
qui a mis à disposition son centre en Normandie pour la réalisation des photographies

Imprimé en Espagne par Estella Graficas
Dépôt légal : mars 2010
ISBN : 978-2-501-06250-3
4078895